全国高等院校健康服务与管理专业规划教材

健康药膳学

（供健康服务与管理、中医学、针灸推拿学、
中西医临床医学、中医养生学、护理学、食品
卫生与营养学、预防医学等专业用）

主　编　孙贵香（湖南中医药大学）
　　　　苏　鑫（长春中医药大学）

U0302424

中国中医药出版社

·北　京·

图书在版编目（CIP）数据

健康药膳学 / 孙贵香，苏鑫主编 . -- 北京 ：
中国中医药出版社，2024. 10. --（全国高等院校健
康服务与管理专业规划教材）.
ISBN 978-7-5132-8902-3

Ⅰ．R247.1

中国国家版本馆 CIP 数据核字第 2024ZX1843 号

资源访问说明

扫描右方二维码下载"医开讲 APP"或到"医开讲网站"（网址：www.e-lesson.cn）注册登
录，输入封底"序列号"进行账号绑定后即可访问相关数字化资源（注意：序列号只可绑定
一个账号，为避免不必要的损失，请您刮开序列号立即进行账号绑定激活）。

融合出版数字化资源服务说明

全国高等院校健康服务与管理专业规划教材为融合教材，各教材相关数字化资源（电子教材、PPT 课件、视
频、复习思考题等）在全国中医药行业教育云平台"医开讲"发布。

资源下载说明

本书有配套 PPT 课件，供教师下载使用，请到"医开讲网站"（网址：www.e-lesson.cn）认证教师身份后，
搜索书名进入具体图书页面实现下载。

中国中医药出版社出版

北京经济技术开发区科创十三街 31 号院二区 8 号楼
邮政编码　100176
传真　010-64405721
北京盛通印刷股份有限公司印刷
各地新华书店经销

开本 850×1168　1/16　印张 16　字数 387 千字
2024 年 10 月第 1 版　2024 年 10 月第 1 次印刷
书号　ISBN 978 – 7 – 5132 – 8902 – 3

定价　64.00 元

网址　www.cptcm.com

服 务 热 线　010-64405510　　微信服务号　zgzyycbs
购书热线　010-89535836　　微商城网址　https://kdt.im/LIdUGr
维 权 打 假　010-64405753　　官方微博　http://e.weibo.com/cptcm
天猫旗舰店网址　https://zgzyycbs.tmall.com

《健康药膳学》编委会

主　编

孙贵香（湖南中医药大学）　　　　　苏　鑫（长春中医药大学）

副主编

刘泽萱（南京中医药大学）　　　　　夏道宗（浙江中医药大学）

刘志勇（江西中医药大学）　　　　　尹德辉（海南医科大学）

张　弛（成都中医药大学）　　　　　赵海音（上海中医药大学）

张冀东（湖南中医药大学）

编　委（以姓氏笔画为序）

王　丹（湖南工商大学）　　　　　　王麒琰（山西中医药大学）

刘立萍（辽宁中医药大学）　　　　　李　玲（湖南中医药大学）

张　聪（北京中医药大学）　　　　　陈山泉［香港中文大学（深圳）］

范丽丽（广西中医药大学）　　　　　欧　莉（陕西中医药大学）

胡晨霞（广州中医药大学）　　　　　徐亚静（安徽中医药大学）

高伟芳（河北中医药大学）　　　　　唐华伟（河南中医药大学）

黄双燕（福州理工学院）　　　　　　黄书婷（贵州中医药大学）

黄昕红（黑龙江中医药大学）　　　　韩　娟（天津中医药大学）

焦鸿飞（山东中医药大学）　　　　　谢明征（大连医科大学）

学术秘书

吴泳蓉（湖南中医药大学）

全国高等院校健康服务与管理专业规划教材

专家指导委员会

田小英（湖南医药学院教授）

史哲新（天津中医药大学教授）

朱燕波（北京中医药大学教授）

安　辉（福州理工学院教授）

孙贵香（湖南中医药大学教授）

阳吉长［谷医堂（湖南）健康科技有限公司董事长］

严小军（江西中医药大学教授）

苏　鑫（长春中医药大学教授）

李荣源（广西中医药大学教授）

李艳玲（天津中医药大学教授）

杨　芳（浙江中医药大学教授）

杨巧菊（河南中医药大学教授）

肖　炜（广东药科大学教授）

何　强（天津中医药大学教授）

沈敬国（广州柔嘉生物科技有限公司董事长）

张丽青（河南中医药大学教授）

张英杰（山东中医药大学教授）

张持晨（南方医科大学教授）

张俊杰（浙江中医药大学教授）

陈志恒（中南大学教授）

邵玉萍（湖北中医药大学教授）

尚　东（大连医科大学教授）

罗铁清（湖南中医药大学副教授）

金荣疆（成都中医药大学教授）

周尚成（广州中医药大学教授）

胡宗仁（湖南医药学院副教授）

饶利兵（湖南医药学院教授）

施洪飞（南京中医药大学教授）

骆　敏（湖南医药学院教授）

郭　清（浙江中医药大学教授）

唐春桥（湖南云医链生物科技有限公司董事长）

唐炳华（北京中医药大学教授）

曹　煜（贵州医科大学教授）

温红娟（长春中医药大学副研究员）

樊　旭（辽宁中医药大学教授）

鞠宝兆（辽宁中医药大学教授）

学术秘书

胡宗仁（湖南医药学院中西协同 5G 健康管理研究所副所长、副教授）

前　言

2016 年 8 月，习近平总书记在全国卫生与健康大会上指出："没有全民健康，就没有全面小康。要把人民健康放在优先发展的战略地位，以普及健康生活、优化健康服务、完善健康保障、建设健康环境、发展健康产业为重点，加快推进健康中国建设，努力全方位、全周期保障人民健康。"根据习近平总书记的指示精神，中共中央、国务院于 2016 年 10 月 25 日印发并实施的《"健康中国 2030"规划纲要》指出："积极促进健康与养老、旅游、互联网、健身休闲、食品融合，催生健康新产业、新业态、新模式。"应将健康融入人民衣食住行的各个产业，从而全方位、全周期地保障人民健康。

目前，医学模式已经由传统的疾病医学向健康医学转变。健康医学包含诊前、诊中、诊后的线上、线下一体化医疗服务模式。随着国民经济高质量发展，人民对健康的关注程度越来越高。加之人口老龄化加剧，慢性病发病率突增，医疗资源严重不足，目前急需从事健康服务与管理的人才。根据《"健康中国 2030"规划纲要》的要求，到 2030 年我国每千个常住人口会有医师 3 人，但即使是这个医师人数，也远不能满足人民群众对健康服务的需求。在健康医学模式下，未来需要大量的健康管理师来协助临床医师进行健康服务与管理。到 2030 年，我国健康服务业总规模将达 16 万亿元，这势必要求数量众多的具有一定医学专业知识的人才从事健康服务与管理。目前，社会对从事健康服务与管理工作的应用型人才需求急迫。

在此时代背景下，2016 年 2 月 16 日，教育部发布《教育部关于公布 2015 年度普通高等学校本科专业备案和审批结果的通知》，正式批准设立健康服务与管理专业，专业代码为120410T，学位授予门类是管理学，修业年限为 4 年。这标志着我国健康服务与管理专业正式作为独立设置专业进入本科院校，健康服务与管理专业将成为支撑健康管理产业的核心专业之一。2016—2023 年，教育部已批准全国 147 所本科院校开设健康服务与管理专业。

《"健康中国 2030"规划纲要》指出："到 2030 年，中医药在治未病中的主导作用、在重大疾病治疗中的协同作用、在疾病康复中的核心作用得到充分发挥。""实施中医治未病健康工程，将中医药优势与健康管理结合，探索融健康文化、健康管理、健康保险为一体的中医健康保障模式。鼓励社会力量举办规范的中医养生保健机构，加快养生保健服务发展。"中医药在治未病、养生与慢病调理等方面有独到的优势，国家对中医药在健康管理中的作用高度重视。健康服务与管理一定要与中医药融合，才能更好地为人民的健康服务。2021 年 5 月，习近平总书记在河南南阳考察时发表了重要讲话："中医药学包含着中华民族几千年的健康养生理念及其实践经验，是中华民族的伟大创造和中国古代科学的瑰宝。要做好守正创新、传承发展工作，积极推进中医药科研和创新，注重用现代科学解读中医药学原理，推动传统中医药和现代科学相结合、相促进，推动中西医药相互补充、协调发展，为人民群众提供更加优质的健康服务。"总书记充分肯定了中医健康养生的作用，并强调要中西医协同，为人民群众提供更加优质的健康服务。

目前，对于健康服务与管理专业，还没有贯彻中西医协同理念的规划教材，这不能满足中国健康管理行业以及医疗卫生事业发展的要求。因此，很有必要组织全国各大高校、医院的相关专家学者编写具有中西医结合特色的健康服务与管理专业的规划教材。截至2022年，已有136所院校被批准设立健康服务与管理专业，未来将会有越来越多的高校开办本专业。因此，本套教材的编写适应时代要求，以推进健康中国建设为使命，将成为全国高等院校健康服务与管理专业规划教材。本套教材将体现医与管协同、中西医协同的思想，在推动我国健康服务与管理专业的发展和学科建设、规范健康服务与管理专业的教学模式、培养新时期健康服务与管理专业人才等方面起到重要作用。

健康服务与管理专业培养具备健康监测、健康评估、健康干预、健康教育、健康管理等技能，能够胜任互联网医院、医疗服务机构、社区卫生服务机构、健康保险机构、社会福利机构、健康体检和管理中心、养生保健中心、康养中心、功能食品和保健产品生产销售等企事业单位工作的复合型专业人才。因此，本专业的教材建设应以健康监测、评估、干预的核心技能为中心，坚持中西医协同理念。在此原则下，要做到科学性、实用性、先进性、系统性与协同性的结合。

本套教材包括《基础医学概论》《临床医学概论》《中医学概论》《中医临床辨治》《健康养生学》《健康管理学》《健康心理学》《健康营养学》《健康运动学》《康复医学》《健康服务与管理技能》《互联网健康服务与管理技术》《老年照护学》《健康药膳学》《社区健康服务与管理》《健康企业管理》《内经选读》《健康教育与健康促进》等18本，在国家中医药管理局的指导下进行编纂，由中国中医药出版社负责组织出版，依托中国中西医结合学会教育工作委员会、世界中医药联合会慢病管理专业委员会、中华中医药学会治未病专业委员会等学术团体，邀请湖南医药学院、湖南中医药大学、浙江中医药大学、南方医科大学、北京中医药大学、上海中医药大学、山东中医药大学、广州中医药大学、广东药科大学、广西中医药大学、辽宁中医药大学、大连医科大学、福建中医药大学、南京中医药大学、长春中医药大学、天津中医药大学、河南中医药大学、江西中医药大学、湖北中医药大学、贵州医科大学、成都中医药大学等全国各大高校以及谷医堂（湖南）健康科技有限公司、湖南云医链生物科技集团、广州柔嘉生物科技有限公司等健康管理企业的相关专家学者进行编写。由于时间仓促，本套教材难免有不足之处，请业界同道多提宝贵意见，以便再版时修订完善。

何清湖

2023 年 8 月

编写说明

《健康药膳学》是全国医学高等院校健康服务与管理专业规划教材之一。

本教材分为健康与亚健康、中医体质学概述、健康药膳学概述、健康药膳制作、药膳常用食物、药膳常用药物、养生保健类药膳应用、不同体质的药膳应用、常见亚健康状态的药膳应用、常见疾病的药膳应用共十章。其中,第一、二、三章由张冀东、李玲、黄双燕编写,第四、五章由张弛、刘立萍、高伟芳编写,第六章由刘泽萱、胡晨霞、黄昕红、陈山泉编写,第七章由刘志勇、唐华伟、王丹编写,第八章由赵海音、欧莉、王麒琰编写,第九章由尹德辉、韩娟、徐亚静、范丽丽、黄书婷编写,第十章由夏道宗、张聪、谢明征、焦鸿飞编写。全书由主编孙贵香、苏鑫负责审稿。

本教材秉承科学性、系统性、实用性和先进性的编写原则,使读者在认识健康、亚健康相关知识及掌握中医体质学基本理论的基础上,熟悉健康药膳学的基本理论、健康药膳制作的基本技能、常用药膳原料的功效,以及常用药膳的配方与功效,并能在养生保健、体质调养、亚健康调理及常见疾病防治方面灵活运用药膳,达到健康养护与健康促进的目的。

本教材可供全国高等中医院校、烹饪学院(校)及有关中医养生保健机构的培训使用,亦可供广大中医爱好者参考。

本教材的编纂得到了国内同行专家的悉心指导和帮助,在此表示衷心感谢!书中所涉配方,请在专业人员指导下使用。编写本教材,编委会尽心尽力,但因学术水平有限,难免有纰缪和疏漏之处,敬请各位专家和读者提出宝贵意见,以便进一步修订和完善。

《健康药膳学》编委会

2024 年 8 月 7 日

目录

第一章 健康与亚健康

第一节 健康概述

一、健康的概念

健康在古英语中被诠释为强壮（hale）、结实（sound）、完整（whole）。健康是人类社会生存发展的一个基本要素，没有健康就一事无成。因此，健康问题既属于个人问题又属于社会问题。不同时代对健康概念的诠释受到历史条件的制约，对健康的认识亦随着科学的发展和时代的进步而发生变化。

20世纪50年代以前，人们普遍认为健康就是没有疾病。1948年《世界卫生组织宪章》开宗明义地指出："健康不仅为疾病或羸弱之消除，而系体格、精神与社会之完满健康状态。"20世纪50年代以后，随着科技发展和生活水平提高，人们开始关注生活质量，重视情绪心理因素与健康的关系。《渥太华宪章》认为："良好的健康是社会、经济和个人发展的主要资源，也是生活质量的重要部分。"1984年，世界卫生组织在《世界保健大宪章》中指出："健康不仅是没有疾病和虚弱，而且包括身体、心理和社会适应能力的完好状态。"1992年世界卫生组织在《维多利亚宣言》中首次提出了健康的四大基石为合理膳食、适当运动、良好生活习惯和平衡心理。四大健康基石是有史以来人类康寿经验的大总结，人类从此步入了自觉的健康时代。

1989年，世界卫生组织将道德健康纳入健康概念之中，形成了现代"四维健康"概念，"健康不仅是没有疾病，而且包括躯体健康、心理健康、社会适应良好和道德健康"。只有当这四方面都处在一个良好状态时，才是真正的健康。现代健康观的核心思想应该是"人人为健康，健康为人人"，这是一种社会协调发展型的健康观。

二、健康的内涵及外延

1. 健康的内涵 主要包括躯体健康、心理健康、社会适应性良好和道德健康四个方面。

（1）躯体健康 是指人体各器官组织结构完整、发育正常、功能良好、生理生化指标正常、没有疾病或虚弱状态。

（2）心理健康 是指各类心理活动正常、关系协调、内容与现实一致和人格处在相对稳定的状态，主要表现为三方面：第一，心理健康之人通常具有完整的人格和良好的自我感觉。情绪稳定，积极情绪多于消极情绪，有较好的自控能力，能保持心理上的平衡。自尊、自爱、自信及有自知之明。第二，适应环境，有充分的安全感，且能保持正常的人际关系，能很好地处理来自各方面的压力，受到别人的欢迎和信任。第三，对未来有明确的生活目标，有幸福感。在工作中能充分发挥自己的能力，过着有效率的生活。能切合实际地、不断地进步，有理想和追求。

（3）社会适应性良好　是指对社会环境和有益或有害的刺激能积极调整并适应，不让自己长期处于封闭和压抑的状态。社会适应性是否良好主要有两层含义：一是人的心理和行为是否严重违背一定社会公认的道德规范和行为准则规范；二是人一贯的心理活动和行为表现如何。

（4）道德健康　包括不损害他人利益来满足自己的需要，具有辨别真伪、善恶、美丑、荣辱等是非观念，能按照社会认可的道德行为和规范准则约束、支配自己的思维和行为。

2. 健康的外延　主要体现在三个方面：时间性、动态性及地域性。

（1）时间性　在社会发展的不同时期，对于不同的群体或个体，健康的概念是不断发展变化的，不能用同一标准来衡量。健康不能单纯由主观或客观的标准来衡量，群体健康是代表各时代的总体健康水平，是一种理想的状态。其衡量标准取决于当时的科技水平和对人体病理状态的认识程度。

（2）动态性　健康是一个动态的概念，是机体维持动态平衡的过程，健康与疾病同处在一个轴线上，在健康与疾病之间不存在明确的界限。人们生活的目的就是维持身体健康、心理健康、社会适应良好三者的和谐。但是健康状态的维持也是最难的，任何一种不良因素的干扰，都会打破原有的平衡而陷入不健康的状态。因此，健康是相对的、随时变化的。

（3）地域性　不同国家、不同地区，人们对健康有着各自不同的概念和标准，应根据国家、地区的不同，理解其可能达到的良好状态，逐步建立理想的健康标准。

三、中医对健康的认识

中医对健康有自己的认识，随着时代的发展，这些认识也在进步与更新。中医学认为，健康的含义是平衡，平衡才能无疾病，以寿命长短和机体的活动能力来判断。在认识群体健康状态时，正如《黄帝内经》（以下简称《内经》）中记载："上古之人，春秋皆度百岁，而动作不衰；今时之人，半百而动作皆衰……"在对健康状态的判断上，各年代都遵从《内经》的思想，认为人是一个有机的整体，并与社会、自然环境息息相关，人体生命活动是在内外环境的作用下，多种因素相互作用而维持的一种动态的、相对平衡的过程。平衡即健康，平衡的失调即为疾病。

《内经》提出一个"和"字，即"血和""卫气和""志意和""寒温和"。此"血和""卫气和"可概括为血气运行和畅；"志意和"可理解为精神活动正常；"寒温和"意指机体能适应外界寒温环境。从中可领悟中医学关于健康的标准有三条：一是人体功能活动正常，以血气运行和畅为标志；二是人的精神活动正常，即"志意和"；三是机体能适应外界的环境，即"寒温和"。概括地说，中医学认为健康的本质是人与自然、心与身、气与血的和谐。此三条内容与近年世界卫生组织关于健康的定义（躯体无异常、心理活动正常、能适应外界环境）有异曲同工之妙，然而一个"和"字充分凸显了中国数千年传统文化的积淀，而且其内涵更加深刻、丰富。中文中健康的"健"字，最早是指形体健壮、强盛，因此有健身、健壮的习用词，《易经》曰："天行健，君子以自强不息。"即为此意；健康的"康"字，主要指心态坦荡、宁静，因此有康宁、康泰的说法。所以，我国古代的健康观就包含了身心的健康。中医学认为，形与神是生命的基本要素。"形"指形体，包括脏腑、组织、器官等；"神"指生命功能，包括心理功能和生理功能，人的生命是肉体（形）与精神（神）的统一体。所谓健康，就是人体形神的统一，人体的生命活动与社会和自然环境维持在一种动态的、相对平衡的状态中。也就是说，人体的正气和内在调节功能正常，各种"邪"（即病理因素）就不能侵袭人体，正所谓"正气存内，邪不可干"，这种处于动态平衡的状态即为健康，是所谓"阴平阳秘，精神乃治"。

中医学将人体生理活动及其与外界环境处于相互协调的动态平衡状态的人形容为"平人"。"平人"的判断是通过观察症状、舌象、脉象进行的。《素问·平人气象论》云："黄帝问曰：平人何如？岐伯对曰：人一呼脉再动，一吸脉亦再动，呼吸定息脉五动，闰以太息，命曰平人。平人者，不病也。常以不病调病人，医不病，故为病人平息以调之为法……平人之常气禀于胃，胃者，平人之常气也……"对"平人"的描述非常详细。而四季的正常脉象和异常脉象也各有不同特点，如"夫平心脉来，累累如连珠，如循琅玕，曰心平；夏以胃气为本……平肺脉来，厌厌聂聂，如落榆荚，曰肺平；秋以胃气为本……平肝脉来，耎弱招招，如揭长竿末梢，曰肝平；春以胃气为本……平脾脉来，和柔相离，如鸡践地，曰脾平；长夏以胃气为本……平肾脉来，喘喘累累如钩，按之而坚，曰肾平；冬以胃气为本……"详细描述了如何区别正常人的脉象，并强调"人的健康以胃气为本"的重要思想。

此外，中医对健康状态的维持也非常重视。《素问·上古天真论》云："上古之人，其知道者，法于阴阳，和于术数，食饮有节，起居有常，不妄作劳，故能形与神俱，而尽终其天年，度百岁乃去……夫上古圣人之教下也，皆谓之虚邪贼风，避之有时，恬淡虚无，真气从之，精神内守，病安从来？"其中，中医学在养生保健防病过程中讲究"异法方宜""天人相应""四时更替""五运六气"等，不同地域的健康标准不同，维持健康状态所需的客观条件和人的饮食习惯均不同；同时人的健康与天气变化有关，受四季气候变化影响，不同年份的气候变化有一定的规律和特点，与疾病发生存在内在的联系，所以要随四季特点而采取不同的养生方法，做好防病的准备。《素问·四气调神大论》记载："春三月，此谓发陈，天地俱生，万物以荣，夜卧早起，广步于庭，披发缓行，以使志生，生而勿杀，予而勿夺，赏而勿罚，此春气之应，养生之道也……夏三月，此谓蕃秀，天地气交，万物华实，夜卧早起，无厌于日，使志无怒，使华英成秀，使气得泄，若所爱在外，此夏气之应，养长之道也……秋三月，此谓容平，天气以急，地气以明，早卧早起，与鸡俱兴，使志安宁，以缓秋刑，收敛神气，使秋气平，无外其志，使肺气清，此秋气之应，养收之道也……冬三月，此谓闭藏，水冰地坼，无扰乎阳，早卧晚起，必待日光，使志若伏若匿，若有私意，若已有得，去寒就温，无泄皮肤，使气亟夺，此冬气之应，养藏之道也……所以圣人春夏养阳，秋冬养阴，以从其根，故与万物沉浮于生长之门。"详细讲述了四季不同的养生原则。

总之，对于年龄、性别，以及生理状态的不同阶段，健康标准是不同的，需要全面综合考虑。中医学不仅讲究人体生理活动与外界环境动态平衡的健康状态，更加注重健康状态的维持，保持"正气存内"，才能"邪不可干"，一旦正气不足，则会"邪之所凑"。

第二节　亚健康概述

一、亚健康概念的提出

苏联学者 Berkman 等研究发现，人体除了健康状态（第一状态）和疾病状态（第二状态）外，尚存在一种介于这两者间的状态，称为"第三状态"。"亚健康"是我国学者王育学于 20 世纪 90 年代中期基于"第三状态"提出的"中国式"名称。2007 年，中华中医药学会发布的《亚健康中医临床指南》中将亚健康定义为：亚健康是指人体处于健康与疾病之间的一种状态。处于亚健康状态者不能达到健康的标准，表现为一定时间内活力降低、功能和适应能力减退的症状，但不符合西医学有关疾病的临床或亚临床诊断标准。

中医古籍中没有明确提出"亚健康"这个名词，却蕴含了亚健康的宗旨。《内经》中的"未病"并不是指无病，而是身体出现了阴阳、气血、脏腑营卫不调导致的整体功能失调的表现。中医学一贯强调预防为主，也就是"治未病"的理念，所以《素问·四气调神大论》中提出："圣人不治已病治未病，不治已乱治未乱。"唐·孙思邈在《备急千金要方·论诊候第四》提出"欲病"之说："古人善为医者，上医医未病之病，中医医欲病之病，下医医已病之病。若不加心用意，于事混淆，即病者难以救矣。"所谓欲病之病，就是病者虽有不适症状，仅仅是"苦似不如平常"，但是还不足以诊断为某种疾病。西医学提出"健康－亚健康－疾病"的动态生命观，与孙思邈提出"未病－欲病－已病"的模式有异曲同工之处。

二、亚健康的内涵与外延

亚健康是人体对各种致病因素的一种反映，在无器质性病变情况下发生一些功能性改变，不是独立的单病种功能性疾病。作为一种中间状态，亚健康既是一种动态过程，又是一个相对独立的阶段。亚健康主要是指人体开始有病理信息，直到形成"已病"之前的各种状态，虽有症状，甚或体征，但未达到疾病的诊断标准。不良的生活方式、环境因素、遗传因素和健康养护不及时等因素，是引起亚健康状态并继而引发疾病的根源。多数情况下，健康、亚健康、疾病状态是一个不间断的动态过程。亚健康状态居中，其上游部分与健康状态重叠，其下游部分又与疾病相重叠，在重叠部分可能与健康或疾病状态模糊而难以区分，因其主诉症状、表现多种多样，且不固定，也被称为"不定陈述综合征"。因此，亚健康状态上有因、下有果，不能认为它是"生病之源"和"罪魁祸首"。

亚健康的内涵主要表现为以下四个方面。

1. 亚健康是健康与疾病之间的动态过渡过程。亚健康是处于健康与疾病之间的"中间状态"，因此其发展具有双向性：若亚健康状态听之任之，未得到及时干预则会进一步恶化变为疾病状态；若亚健康状态及时干预，则可以逆转为健康状态。

2. 亚健康状态是身心处于健康与疾病之间的一种低质状态。根据临床症状的数据统计结果可见，亚健康的主要症状以虚弱性症状为主，表现为一定时间内的活力降低、功能和适应能力减退的症状。从中医证型的角度分析，亚健康的中医证型主要以虚证为主。

3. 亚健康状态表现为无临床症状或症状感觉轻微，但已有潜在病理信息。在常规体检中，往往会发现体检报告中有若干临床生化指标有轻微异常，但并未达到疾病的诊断标准，本身也无临床症状或仅有轻微的非特异性症状。此时提示已处于亚健康状态，要格外关注病理性生化指标的变化。

4. 亚健康状态表现为虽未患病，但已有程度不同的患病危险因素，具有发生某种疾病的高危倾向。疾病的产生往往是不良的生活习惯和生活方式日积月累的结果。在漫长的不良因素的积累过程中，人体已处于亚健康状态。而这些危险因素就成为诱发疾病的主要因素。

亚健康的外延广泛，涉及多个领域。亚健康的概念与健康和疾病的概念是平级的，即健康概念的范围有多大，亚健康的涵盖范围就有多大；疾病所涉及的领域有多广，亚健康所涉及的范围就有多广。

三、亚健康的分类

目前学术界对亚健康的分类主要有以下三种分类方法。

（一）根据亚健康状态的轻重程度进行分类

对亚健康状态人群症状、程度，从时间和影响程度进行定量，将亚健康分为轻重两类：轻度亚健康和重度亚健康。

1. 轻度亚健康　处于轻度身心失调阶段，常以疲劳、失眠、纳差、情绪不稳定等为主要表现，有较好的自愈倾向，以简单、非药物疗法为主要的干预手段，主要从自我保健、自我养生进行群体自我干预。

2. 重度亚健康　轻度心身失调进一步发展，则进入前临床状态，在非干预情况下容易向疾病发展，这时已经呈现出可能发展成某些疾病的高危倾向，突出的表现是：三种减退（活力、反应能力、适应能力）和三高一低（高血脂、高血糖、高血黏、低免疫力），并有向"五病"（肥胖、高血压、冠状动脉粥样硬化性心脏病、糖尿病、脑卒中）综合发展的趋势。

（二）根据亚健康状态的症状表现进行分类

《亚健康中医临床指南》根据亚健康状态的临床表现，将其分为以下四类。

1. 躯体亚健康　躯体亚健康状态总的特征是持续的或难以恢复的疲劳，常感体力不支，懒于运动，容易困倦疲乏。但由于还伴有多种躯体表现，故分为以下四种亚型。

（1）疲劳性亚健康　以持续 3 个月以上的疲乏无力为主要表现，并排除一切可能导致疲劳的疾病（如病毒性肝炎、肿瘤、糖尿病、重症抑郁等）。

（2）睡眠失调性亚健康　以持续 3 个月以上的失眠（入睡困难，或多梦、易惊醒，或睡眠不实，或早醒而醒后难以入睡等），或嗜睡，晨起时有明显不快感，或不解乏的睡眠为主要表现，并排除可能导致睡眠紊乱的各种疾病（重症抑郁、睡眠呼吸暂停综合征、发作性睡眠病等）。

（3）疼痛性亚健康　以持续 3 个月以上的各种疼痛为主要表现，并排除可能导致疼痛的各种疾病。头痛：多为全头部或额部、颞部、枕部的慢性持续性的钝痛、胀痛、压迫感、紧箍感，属于肌紧张性头痛，另一种更为强烈的慢性头痛是血管性头痛，伴有头昏或眩晕。其他部位疼痛：肌肉酸痛、关节疼痛、腰酸背痛、肩颈部僵硬疼痛、咽喉痛等。

（4）其他症状性亚健康　以持续 3 个月以上的其他任何症状为主要表现，并排除可能导致这些症状的各种疾病。以上各类型的症状如果同时出现，以最严重的症状作为归类依据。

2. 心理亚健康　心理亚健康是由于社会竞争日趋激烈，生活节奏不断加快，人们不可避免地要面对各种矛盾和冲突，承受极大的心理压力，造成情绪被压抑和心理冲突，对机体的生理过程有明确的影响，引起自主神经系统、内分泌系统和免疫系统的一系列变化。最常见的心理亚健康类型有：

（1）焦虑性亚健康　持续 3 个月以上的焦虑情绪，并且不满足焦虑症的诊断标准。焦虑情绪是一种缺乏具体指向的心理紧张和不愉快的情绪，主要表现为精神焦虑不安、急躁易怒、恐慌，可伴有失眠、噩梦及血压增高、心率增快、口干、多汗、肌肉紧张、手抖、尿频、腹泻等自主神经症状，也可因这些躯体不适而产生疑病和忧郁。

（2）抑郁性亚健康　持续 3 个月以上的抑郁情绪，并且不满足抑郁症的诊断标准。抑郁情绪是一种消极情绪，主要表现为情绪低落、郁郁寡欢、兴趣减低、悲观、冷漠、自我感觉很差和自责，还可以有失眠、食欲和性欲减低、记忆力下降、体重下降、兴趣丧失、缺乏活力等，有的甚至产生自杀欲念。

（3）恐惧或嫉妒性亚健康　持续 3 个月以上的恐惧情绪，并且不满足恐惧症的诊断标准。主要表现为恐惧、胆怯等不良情绪，还有妒忌、神经质、疑病、精神不振、记忆力下降、注意力不集中、失眠、健忘、反应迟钝、想象力贫乏、情绪易激动、遇小事容易生气、爱钻牛角尖、过于在乎别人对自己的评价等。

（4）记忆力下降性亚健康　持续 3 个月以上的近期记忆力下降，或不能集中注意力做事情为主要表现，且排除器质性疾病或非器质性精神类疾病者。

心理亚健康状态普遍存在，可导致工作效率降低，人的社会适应能力下降，人际关系不和谐，以致造成认知和决策偏差，严重影响生活质量和生命价值，对自己、对家庭、对他人造成不应有的伤害。但是，它又常常不被个人所认识，不被社会所承认，不为医学所确认，因而使人感到莫名的痛苦。不良情绪持续存在，最终导致病理改变，即心身疾病，如常见的高血压、冠状动脉粥样硬化性心脏病（以下简称冠心病）、胃和十二指肠溃疡以及癌症等。

3. 社会交往亚健康　以持续 3 个月以上的人际交往频率减低或人际关系紧张等社会适应能力下降为主要表现。现代社会是开放和信息爆炸的社会，观念不断更新，竞争激烈，新事物层出不穷，要求人们具备良好的社会适应能力，不能很好地处理社会与人际关系的个体，会出现适应不良的征象。

（1）青少年社会交往亚健康　青少年因家庭教养方式不良及个人心理发育等因素，导致社会适应困难，一旦离开家庭，独立生活能力差，难以适应新的生活环境，处理不好各种人际关系，从而阻碍了有益的信息交流，导致情绪压抑、苦闷烦恼，常见的如考试综合征。

（2）成年人社会交往亚健康　成年人面对的问题有许多，如工作环境变换、复杂的人际关系、建立家庭、养育子女、工作压力、知识更新等，一旦不能解决这些问题，就会陷入不良情绪当中，常见的如都市孤独综合征、假日综合征等。

（3）老年人社会交往亚健康　老年期退休后生活内容、社会地位的改变，都要求老年人不断调整行为方式，积极地适应，常见的亚健康状态如离退休综合征。

社会适应的亚健康状态，明显影响人们的学习进取、生活安宁和身心健康。引起程度不等的心理障碍，压抑、苦闷、自卑、孤僻、意志脆弱，缺乏应对生活矛盾和克服困难的决心及毅力。人际关系适应不良，则不能融入群体，不能获得"社会支持网"的援助，自怨自艾，无端猜疑，表现出某些偏离行为，或成为时代的落伍者，还可能诱发种种心身症状。

4. 道德（思想）亚健康　持续 3 个月以上的道德问题，直接导致行为的偏差、失范和越轨，从而使人产生一种内心深处的不安、沮丧和自我评价降低的状态。由于思维方法不科学、错误选择接受、从众、去个性化等心理影响，很多人在某些特定的时空，会产生一定程度的思想道德及行为的偏差，出现道德亚健康。

（三）根据亚健康的型态进行分类

型态是个体生理、心理、社会、文化和精神的综合，体现了"亚健康者－环境"的互动，在进行亚健康型态的判定基础上，结合亚健康状态者脏腑、气血、阴阳盛衰情况的病理阶段概括的证的因素及相对稳定的体质因素，进行亚健康"三位一体"分级分类判定，具体可分为以下 6 种型态亚健康。

1. 活动－休息型亚健康　活动－休息型亚健康指个体在活动运动、睡眠休息、能量平衡、心肺－血管性反应方面的亚健康状态。常见表现包括虚弱、疲劳、精力不足、易患感冒、关节疼痛、肌肉酸痛、颈肩僵硬、失眠、早醒、多梦、困倦、起立时眼发黑、心慌、心悸、畏寒、手足发凉、头昏沉、偏头痛等。常见中医证型以肺脾气虚、肝郁脾虚、心脾两虚、肝肾阴虚为主，兼见脾肾阳虚、肝郁化火、气滞血瘀等证；常见中医体质类型为气虚质、阳虚质、阴虚质、血瘀质等。

2. 营养－代谢型亚健康　营养－代谢型亚健康指个体在吞咽、消化、吸收、代谢、水化方面的亚健康状态。常见表现包括食欲缺乏、体质量减轻或超标、易患感冒、大便中含有不消化的食物、口臭、呃逆、恶心、泛酸、腹胀、腹痛、咽干、口渴、眼睛干涩、皮肤干燥、皮肤瘙痒等。常见中医证型以肝郁脾虚、脾虚湿阻、脾胃虚弱为主，兼见肺胃阴虚、肺气不足等；常见中医体质类型为气虚质、湿热质、痰湿质、阴虚质等。

3. 排泄型亚健康　排泄型亚健康指个体在排尿、排便、排汗、气体交换方面的亚健康状态。常见表现包括尿频、尿急、尿无力、腹泻、便秘、大便时干时稀或先干后稀、多汗、无汗、盗汗、皮疹、脱发、咽干、咽痛、咽喉异物感、咳痰、气短、少气懒言、胸闷等。常见中医证型以肾气虚、肝郁脾虚、湿热内蕴为主，兼见肺气虚、痰湿蕴肺等；常见中医体质类型为气虚质、气郁质、湿热质等。

4. 感知型亚健康　感知型亚健康指个体在视觉、听觉、味觉、痛觉、平衡觉等各种感觉方面的亚健康状态。常见表现包括视力下降、耳鸣、颅鸣、听力减退、口中异味、疼痛、眩晕等。常见中医证型以肝肾阴虚为主，兼见气血两虚、肝阳上亢等证；常见中医体质类型为气郁质、气虚质、血虚质、阴虚质等。

5. 性－生殖型亚健康　性－生殖型亚健康指个体在性特征、性功能、生殖方面的亚健康状态。常见表现包括性功能异常、腰痛、腰膝酸软、遗精、月经不调、白带异常等。常见中医证型以肾气虚、肝气郁结为主，兼见肾阳虚、气血不调等；常见中医体质类型为气虚质、阳虚质、气郁质等。

6. 认知－应对－关系型亚健康　认知－应对－关系型亚健康指个体在注意力、认知、沟通、自我感知、自尊、创伤后反应、应对反应、家庭关系、角色履行方面的亚健康状态。常见表现包括注意力不集中、健忘、反应迟钝、孤独、自卑、精神压力大、紧张、恐惧、焦虑、抑郁、角色错位、对工作、学习、生活环境难以适应、人际交往频率减低、人际关系紧张等。常见中医证型以肝气郁结、心肾不交证为主，兼见心胆气虚、肝胆火旺等；常见中医体质类型为气郁质、气虚质、阴虚质、湿热质等。

四、中医学对亚健康的认识

（一）中医学对亚健康本质的认识

从中医学角度认识，亚健康属于中医学"疾病"和"未病学"的范畴。中医学认为，疾病是机体在一定致病因素作用下，人体稳定有序的生命活动遭到破坏，出现气血紊乱、阴阳失调、形质损伤、功能失常或心理障碍，表现出一系列的临床症状和体征的异常生命过程。中医学认为，健康状态应该为"阴平阳秘"。人体的阴气平顺，阳气固守，两者互相调节，维持其相对平衡，是进行正常生命活动的基本条件。这种平衡是体内外各种因素相互作用，并在机体的自身调节下达到内外环境和谐统一的结果。这是一种动态平衡，既包括机体内部的阴阳平衡，又包括机体与外界环境的阴阳平衡。如果机体能够维持平衡，则各系统功能正常，表现为健康有活力。若内外环境中的各种因素引起机体气血阴阳偏盛偏衰，失去应有的调节能力，则会逐渐出现内外环境的失衡。这种从平衡到失衡的变化，即人体由健康到不健康的演变过程，亚健康状态就是这个过程的中间阶段。

当人在某些因素的影响下，体内出现轻度阴阳失衡，引发相应的症状，产生了人体自身或人体与社会环境相处的不协调，但尚未达到西医疾病诊断的标准，即为亚健康状态。中医未病思想古已有之，"萌芽""欲病""未病""微病"等术语所表示的内容相当于亚健康状态。亚健康状态与现代未病学中的潜病未病态和欲病未病态的内涵接近，亚健康不是无病，而是已涉及人体自我平衡稳定系统的失调，如果不采取有效的措施就会发展到"已病"的层次。

亚健康所反映的理念早在《内经》时代的"治未病"思想中就有体现，也就是要重视疾病的预防，提高健康质量及生活质量。如《素问·四气调神大论》指出："圣人不治已病治未病，不治已乱治未乱……夫病已成而后药之，乱已成而后治之，譬如渴而穿井，斗而铸锥，不亦晚乎。"这是"治未病"最经典的论述，即处于健康状态时，要未病先防。《内经》中还有其他篇章提到"治未病"。如《素问·刺热》指出："肝热病者，左颊先赤，心热病者，颜先赤……病虽未发，见赤色者刺之，名曰治未病。"这里的"治未病"是指在疾病初发之际，症状轻微不明显时（热病首先通过面色赤表现出来），就及时予以治疗。又如《灵枢·逆顺》指出："上工，刺其未生者也，其次，刺其未盛者也，其次，刺其未衰者也。下工刺，其方袭者也，与其形之盛衰者也，与其病之与脉相逆者也。故曰：方其盛也，勿敢毁伤，刺其已衰，势必大昌。故曰：上工治未病，不治已病。此之谓也。"这里的"治未病"，主要强调在疾病未发、病后邪气未盛、病后正气未虚时要及时治疗。

（二）中医学在认识亚健康方面的优势

亚健康状态是健康和疾病之间的临界状态，是从健康向已病的过渡，虽然中医学目前尚未明确提出亚健康的概念，但是古代医贤早就认定医学的目的首先是"消患于未兆""济羸劣以获安"，其次才是治病。"未兆"即未有显著疾病征兆之时；"羸劣"即虚损或不太健康，但不一定是有病，这些正是亚健康状态。而中医学一直倡导"上工治未病"，主张"未病先防""天人合一""形神统一"和"动静结合"等思想，这些均与人类健康观念的变化及医学模式的转变相适应。正是中医这种特有的理论体系及其整体观、辨证观，使得中医防治常见亚健康的方面有着独特的优势。

首先，中医学对人体的认识区别于西医学最显著的特点，是注重研究人体的功能状态。在中医发展过程中形成的望、闻、问、切四种诊查方法，实际上是中医整体观念在诊断学上的具体体现，是了解症状、体征和诊断病理状态的重要手段。而亚健康状态是人体生理功能失调的综合表现，是人在躯体、精神心理及社会适应性等方面的不适应感觉所反映出的种种症状。西医运用物理及生化的检查方法往往难以诊断。中医四诊合参能够比较全面而可靠地了解疾病状态，动态地把握各种病理信息。将通过四诊收集的各种现象和体征加以分析、综合和概括，可为进一步分析疾病的病变机理提供客观依据，有利于对亚健康状态进行早期诊断和观察。

其次，西医认为亚健康状态是一种尚未达到器质性改变的功能性变化，因其理化检查达不到明确诊断为"某病"的标准，而不能算作疾病。因此，西医学很难把握亚健康状态的诊治规律。而中医学"辨证论治"思想和理论就突显了其优势。中医学认为，亚健康状态是人体阴阳、气血津液、脏腑经络出现超出正常消长范围的偏颇所致，是一种以主观感觉为主的状态，具有明显的个体差异，其诊断及治疗均不可一概论之，因此结合患者的病因及症状进行"辨证论治"尤为重要。利用"辨证论治"思维研究及处理亚健康状态具备极大的灵活性，既可以对亚健康进行准确辨识，又可在亚健康状态的不同阶段实施个体化的预防及干预措施，做到"对症下药"，从而达到"谨察阴阳所在而调之，以平为期"（《素问·至真要大论》）的目的。"证"是一种状态，对于亚健康而言，不管西医学的诊断能否成立，总能依据四诊合参得出中医辨证，然后做出适当的调治。通过运用中医辨证论治，对亚健康常见证候进行辨识及调摄，具有极重要的意义。

再次，中医体质学说认为体质禀受于先天，得养于后天。先天禀赋决定着体质的特异性和相对稳定性，而后天的环境、营养、精神、锻炼、疾病等各种因素的影响又可使体质发生变化，使体质具有可变性。这是调整体质的理论基础。体质的可调性使调节体质、防病治病成为可能。体质实质上是体内阴阳、气血津液、脏腑经络的生理性偏向，一般情况下其偏颇在正常消长范围内。多数人的体质不能用一种类型来概括，表现为多种类型的混合，从而形成复杂多样的个体差异。中医通过四诊，结合辨证论治思维，可以诊断出体质偏颇，如气虚质、血虚质、痰湿质等。偏颇体质是导致疾病发生的关键因素，具有发生相关疾病的倾向性。而且体质的差异决定着疾病发生、发展、转归及预后的差异。因此根据个体体质的不同进行辨证，并给予相应的中医药干预，有针对性地纠正偏颇体质，可以降低机体对疾病的易感性。体质的调整优化，可达到预防疾病或延缓疾病发生发展的目的，有助于保持或促进健康状态。通过筛检，早期诊断出偏颇体质，予以积极调整，进行病因预防，将成为有效预防亚健康状态的重要方法。

从健康到疾病，需经过"健康－亚健康－疾病"的演变，是一个连续渐进的过程。中医可以在早期就开展体质辨识从而进行干预调摄。此时若能及时调整机体的阴阳偏颇，则可促进机体恢复健康或防止其进一步加重。反之，则机体的"阴平阳秘"被进一步破坏，阴阳偏差加剧，导致气血紊乱、阴阳失调、脏腑经络功能异常，不仅对外界环境适应能力下降，劳动能力明显降低或丧失，还会出现一系列的病理损伤而发展为真正的疾病。另外，亚健康状态的出现与体质密切相关，受体质差异的制约和影响。因此，正确判断体质，因时因地因人制宜，通过辨证论治调节偏颇体质是防治亚健康的重要手段。中医历代医家在《内经》基础上发展"治未病"的内涵，其范畴可以概括为以下几个方面：①未病养生，防病于先。②欲病救萌，防微杜渐。③已病早治，防其传变。④瘥后调摄，防其复发。

最后，中医学"治未病"思想为亚健康的调摄指明了方向，其理论体系可指导亚健康的临床辨识及干预，其优势具体可表现为以下几个方面：①中医学"天人相应""形神合一"等整体观的思想为亚健康的辨识与干预提供了理论依据。②中医"三因制宜"思想为亚健康人群的个体化诊疗提供了基本原则。③中医学"四诊合参"的诊察手段，有利于对亚健康状态的早期诊察。④中医体质学说与辨证理论有利于对亚健康状态的辨识与分类。⑤中医学丰富多样的治疗方法和技术为亚健康的干预提供了手段。⑥中医科学的养生理念及丰富的保健手段可运用于亚健康的预防和调摄。中医对于亚健康状态的调治，有着极其丰富多样的方法。在长期的临床实践中，总结了调摄情志、适度劳逸、合理饮食、谨慎起居等养生调摄之术，形成了食疗、针灸、推拿、按摩、气功、导引、内外药物治疗等多种调治方法，正所谓"杂合以治，各得其所宜"（《素问·异法方宜论》）。中医治疗方法的多样化，在亚健康状态的预防及治疗中拥有毋庸置疑的优势。

亚健康状态的发生是先天不足、后天失调共同作用的结果，是机体内在因素和外界环境因素、社会因素共同作用的结果，其发病原因复杂，需要根据不同情况具体分析。要改变亚健康状态，就要积极调整，改变不良生活习性，形成健康的生活习惯，保持机体的阴阳平衡。正如《素问·上古天真论》所云："食饮有节，起居有常，不妄作劳，故能形与神俱，而尽终其天年，度百岁乃去。"

第二章 中医体质学概述

第一节 中医体质学的概念

一、体质及其相关概念

（一）体质

所谓体质，有身体素质、身体质量、个体特质等多种含义。体，指身体、形体、个体；质，指素质、质量、性质。中医体质是指人体生命过程中，在先天禀赋和后天获得的基础上所形成的形态结构、生理功能、心理状态和适应能力方面综合的、相对稳定的固有特质，是人类在生长、发育过程中所形成的与自然、社会环境相适应的人体个性特征。其表现为结构、功能、代谢及对外界刺激反应等方面的个体差异性，对某些病因和疾病的易感性，以及疾病传变转归中的某种倾向性。它具有个体差异性、群类趋同性、相对稳定性和动态可变性等特点。这种体质特点或隐或显地体现于健康和疾病过程之中。

不同学科对体质的内涵有不同的界定。如体育学所关注的体质多是身高、体重、坐高、胸围、腰围等外在形态特征及个体的竞技能力。体质人类学是从生物和文化的视角，研究人类体质特征在时间上和空间上的变化及其发展规律，所关注的体质多指人类群体（种族、民族）体质特征，以阐明人类的起源问题、人类的种族变异问题。西医学对体质内涵的诠解是：特定的形态结构决定相应的生理功能，并影响个性心理特征。形态结构不仅包括外在的体形、体态和内在的宏观的组织、器官，而且包括微观的细胞、分子和基因，只有合理组合才能表现出良好的生理功能。

中医学的体质概念，强调人体体质的形成因素有先天禀赋和后天获得两个方面。先天因素是人体体质形成的重要基础，而体质的转化与差异性在很大程度上还取决于后天因素的影响，反映了机体内外环境相统一的整体观念，说明个体体质也是在后天生长、发育过程中与外界环境相适应而逐步形成的个性特征，即人与社会的统一、人与自然的统一。可以看出，中医学的体质概念充分体现了"形神合一"的生命观和"天人合一"的整体观，与其他学科的体质概念有所不同。

（二）素质

在现代生理学概念中，素质包括身体素质和心理素质两个方面。身体素质是指人体的各种基本活动能力，是人体各器官系统的功能在生命活动或形体运动中的反映。人体功能在形体运动中反映出来的力量、速度、耐久力、灵敏性、柔韧性、协调性和平衡性等能力，统称为身体素质。心理素质概括了人体心理上的本质特征，是人在心理活动中表现出来的智力、情感行为、感知觉、态度、个性、性格、意志等现象。身体素质和心理素质密切相关，身体素质是心理素质的基础，心理素质在长期的显现中又影响着身体素质。在中医体质学中，体质是特定身体素质和相关心理素质的综合。

（三）气质

在古代中医文献中，气质往往与体质混称。中医学中的"气质"也是中国传统文化的固有术语，它源于中国古代哲学的"气一元论"思想。"人由气生，形以气充"，"人生气禀不齐"，所以人的品行、道德也各不相同。气质，又称为气禀、气性、禀性等。故中医学所说的气质，是指个体出生后，随着身体的发育、生理的成熟发展起来的人格心理特征，包括性格、态度、智慧等。现代心理学认为，气质是人的心理特征之一，是个体心理特征的总称。其主要表现为情绪体验的快慢、强弱、外在表现的隐显及动作的灵敏迟钝等方面的心理特征，即表现在心理活动的强度、速度和灵活性方面典型的稳定的人格心理特征。气质有体液说、体型说、激素说、血型说等，它与人的生物学素质有关。

（四）性格

在现代心理学概念中，性格是指一个人在现实中习惯化了的稳定态度和行为方式中所表现出来的个性心理特征，如骄傲、谦虚、勤劳、懒惰、勇敢、怯懦等，是人格组成的最核心、最本质的心理成分，是个性心理特征的重要组成部分。性格是一个人的遗传、生长发育、环境影响、学习教育、自我锻炼等多种先、后天因素相互作用的结果。

气质和性格都具有其相应的生理学基础。体质与气质、性格分别是生理与心理两方面不同的概念，如同物质与运动、物质与精神的关系一样，既有区别，又相互联系、相互作用。中医学多从体质与气质或性格的关系中去探讨体质问题。因此，中医体质学所说的体质和气质、性格，与西方体质学和心理学所说的体质、气质和性格，其含义不尽相同。

二、中医体质学的概念与内涵

20世纪70年代至今，是中医体质学理论体系的构建、发展和不断完善阶段。1978年，以王琦为代表的学者们发表了《略论祖国医学的体质学说》论文，首次明确提出了"中医体质学说"的概念。1982年《中医体质学说》专著问世，比较系统地论述了体质的分类、形成，体质与发病，体质与辨证，体质与治疗等内容，初步建立了中医体质学说的理论体系。1995年《中医体质学》专著出版，标志着中医体质理论体系的初步构建。2005年"基于因人制宜思想的中医体质理论基础研究"成为国家"973"计划项目课题，标志着中医体质研究进入了国家最高科研层次。同年，《中医体质学》教材出版，标志着中医体质学完成了从一门学说到学科的转变，成为从中医基础理论中分化出来的新的学科；"辨体 – 辨病 – 辨证诊疗模式"的提出突破了辨证论治的思维定式，拓展了中医临床思维空间，丰富了中医临床诊疗体系。

中医体质学是以中医学理论为指导，研究人类各种体质特征、体质类型的生理、病理特点，并以此分析疾病的反应状态、病变的性质及发展趋向，从而指导疾病预防、治疗及养生康复的一门学科。

"以人为本，因人制宜"，重视个体化诊疗是中医学的重要思想。中医体质学的基本内涵是以中医学理论为基础，以人类体质为研究对象，以指导疾病防治和养生康复为研究目的，包含相关概念阐述，体质分类，疾病预防、诊断、治疗，以及现代体质研究方法等一系列重要内涵的学术体系，它的研究范畴主要包括以下几个方面：①体质特征：包括人类体质的基本特征、构成要素与相互关系。②体质类型：包括各年龄段与各群体间的体质类型、表现特征及差异规律。③体质与发病：包括体质与疾病的易发性、多发性、病变趋向性的关系。④体质与诊断：包括体质与疾病诊断、辨证规律，不同体质类型与疾病诊断、辨证之间的关系。⑤体质与治疗：包括各类体质发病后的治疗与预后关系及其内在规律，体质与治疗方法的选择，不同体质对药物治疗的反应差异与用药宜忌，药物对体质的调节作用及其与疾病治疗的关系。⑥体质与预防：包括不同体质与预防、养生的关系，各类体质的养生方法及其规律，偏颇体质的中药干预。中医体质学属于基础理论与临床应用、传统医学与现代相关学科紧密结合的新兴交叉学科。

第二节　中医体质学基本原理

科学研究活动一般基于经验基础和理论背景，中医体质研究的经验基础是对人群中个体差异性的观察与总结，而理论背景则是人们对这种个体差异性的基本看法。王琦经过 40 多年的深入研究，总结出"禀赋遗传论""生命过程论""形神构成论""环境制约论"四个基本原理，奠定了中医体质学研究的出发点和理论基础。

一、禀赋遗传论

禀赋遗传是决定体质形成和发展的主要内在因素。不同个体的体质特征分别具有各自不同的遗传背景，而这种遗传背景所决定的体质差异，是维持个体体质特征相对稳定性的一个重要因素。

中医学认为，先天禀赋的不同决定了体质差异的存在。《灵枢·寿夭刚柔》云："人之生也，有刚有柔，有弱有强，有短有长，有阴有阳。"说明了由遗传决定的个体差异，既可表现在形态结构方面的"长短、肥瘦、大小"和功能方面的强弱不同，还可体现在个体阴阳气血质与量的差异方面。如先天禀赋充足，阴阳气血平衡，则体质无偏，即属平和质；若阴阳气血失衡，可导致多种偏颇体质类型的出现。由此可见，先天禀赋的差异是导致体质差异的重要内在条件。

二、生命过程论

体质是一种按时相展开的生命过程。中医体质学认为，体质是一个随着个体发育和发展的不同阶段而不断演变的生命过程。在个体生命进程中，体质的发展经历了"稚阴稚阳"（幼年）、"气血渐充"（青年）、"阴阳充盛"（壮年）和"生理功能衰退"（老年）等不同的体质阶段，从而反映出个体体质发展的时相性或阶段性。

"生命过程论"的基本观点是：①体质是一种按时间展开的，与机体发育同步的生命过程。②体质发展的过程表现为若干阶段，每个阶段的体质特性也有相应的差异，这些不同的体质阶段依机体发育的程序而连续渐变，共同构成个体体质发展的全过程。③不同个体的体质发展过程，由于先天禀赋的不同而表现出个体间的差异性，其中影响较大的因素是性别差异、某些生理缺陷与遗传性特禀质。

三、形神构成论

体质是特定躯体素质与一定心理素质的综合体。形神构成论是中医"形神统一"思想在中医体质学中的具体体现。其基本内涵是：①体质是特定躯体素质（包括形态和功能两个方面）与相关心理素质的综合体。②构成体质的躯体素质和心理素质之间的联系是稳定性与变异性的统一。③体质分型或人群个体差异性的研究应注意躯体 – 心理的相关性。

四、环境制约论

环境包括自然环境和社会环境，对体质的形成和发展起着重要的制约作用，不同社会背景或不同地方区域或饮食起居的差异，均会形成人群不同的体质类型。自然环境因素如气候、地理环境等对体质有一定影响，故体质分布有明显的地域差异，如东部和北部气虚质、阳虚质较多，西部气虚质、阴虚质、痰湿质较多，南部湿热质较多。社会环境因素如饮食起居、生活习惯等也会影响体质的形成，人们长期的饮食习惯和相对固定的膳食结构可以通过脾胃运化影响脏腑气血阴阳的盛衰偏颇，从而形成稳定的功能趋向和体质特征。长期不健康的生活方式，如晚睡晚起、睡眠不规律、吸烟、饮酒、喜甜食、缺乏运动等，会促进偏颇体质的形成。

第三节　中医体质分类

体质形成因素的多样性使个体在生理、病理方面的差异也是错综复杂的。然而体质的特点不仅存在个体差异性，同时也存在群体趋同性，也就是说个体体质的差异是有规律可循的。因为不同的体质是产生疾病差异的内在基础，因而体质分类是从深层次认识疾病，实现个体化诊疗的前提，也是中医体质理论与应用研究的核心与基础。因此，如何对人群体质现象做出客观的分类，建立规范化的分类方法与标准，是现代体质研究中一个不容忽视的重要问题。体质现象虽纷繁复杂，但有规律可循。体质分类就是将人群中的个体体质，根据其各自不同的表现，按照一定的标准，采用一定的方法，通过整理分析与归纳，进行全面系统地分类，分成若干类型。

一、体质分类依据

中医学的体质分类通过对人体形、色、神、体、态等方面的长期仔细观察，以"司外揣内""取象思维"为基本研究方法，以整体观念为指导思想，以阴阳五行学说为思维方法，充分考虑到体质之间实质存在的形态结构、脏腑功能、阴阳气血，以及生存环境之间的差异性与特殊性，围绕体质构成要素，体质形成的哲学基础和生理学基础，以及影响体质的各种因素，对人类体质进行分类，这些分类均是在大量人群调查、对比、观察的基础上进行归类的，但角度不同，标准不一，方法多样。关于体质分类的依据，可概括为五个方面：即依据阴阳五行理论分类、依据体质构成要素分类、依据影响体质的因素分类、依据体质的生理病理特性分类、依据综合因素分类。

二、体质分类方法

中医学对体质划分的类型、命名方法各有不同。较有代表性的分类方法有三分法、四分法、五分法、六分法、七分法、八分法、九分法、十二分法等。

王琦国医大师及团队依据体质特征将人群分为九类，运用标准化工具对体质进行量化分析。该标准将体质分为平和质、气虚质、阳虚质、阴虚质、痰湿质、湿热质、血瘀质、气郁质、特禀质九个类型，并于 2009 年由中华中医药学会发布了团体标准——《中医体质分类与判定》。该标准是我国第一部指导和规范中医体质研究和运用的文件，旨在为体质的辨识和防治、与九种体质相关的疾病的养生保健、健康管理提供理论依据，使体质分类更加科学化。此后，在临床上对于不同人群的体质辨识均以此为标准。本节介绍九种体质的定义、特征、成因，并对体质特征进行分析。

（一）平和质

1. 定义 先天禀赋良好，后天调养得当，以体态适中、面色红润、精力充沛、脏腑功能状态强健壮实为主要特征的一种体质类型。

2. 体质特征 ①形体特征：体形匀称健壮。②心理特征：性格随和开朗。③常见表现：面色、肤色润泽，头发稠密有光泽，目光有神，鼻色明润，嗅觉通利，味觉正常，唇色红润，精力充沛，不易疲劳，耐受寒热，睡眠安和，胃纳良好，二便正常，舌色淡红，苔薄白，脉和缓有神。④对外界环境适应能力：对自然环境和社会环境适应能力较强。⑤发病倾向：平素患病较少。

3. 形成原因 先天遗传良好，后天饮食起居生活习惯适宜，即后天调养得当。

4. 体质分析 平和质先天禀赋良好，后天调养得当，故其神、色、形、态，局部特征等方面表现良好，性格随和开朗，平素患病较少，对外界环境适应能力较强。

（二）气虚质

1. 定义 由于一身之气不足，以气息低弱、肾脏功能状态低下为主要特征的体质类型。

2. 体质特征 ①形体特征：肌肉松软。②心理特征：性格内向，情绪不稳定，胆小不喜欢冒险。③常见表现：主项：平素气短懒言，语音低微，精神不振。肢体容易疲乏，易出汗，舌淡红、胖嫩、边有齿痕，脉象虚缓。副项：面色萎黄或淡白，目光少神，口淡，唇色少华，毛发不泽，头晕，健忘，大便正常，或虽便秘但不结硬，或大便不成形，便后仍觉未尽，小便正常或偏多。④对外界环境适应能力：不耐受寒邪、风邪暑邪。⑤发病倾向：平素体质虚弱，卫表不固易患感冒；或病后抗病能力弱，易迁延不愈；易患内脏下垂、虚劳等病。

3. 形成原因 先天禀赋不足，后天失养，如孕育时父母体弱、早产、人工喂养不当、偏食、厌食，或因病后气亏、年老气弱等。

4. 体质分析　由于一身之气不足，脏腑功能衰退，故出现气短懒言语音低怯、精神不振、目光少神；气虚不能推动营血上荣，则头晕、健忘、面色少华、舌淡红；卫气虚弱，不能固护肤表，故易出汗；脾气亏虚，则口淡、肌肉松软、肢体疲乏、大便不成形、便后仍觉未尽；脾虚气血不充，则舌胖嫩、边有齿痕；气血生化乏源，机体失养，则面色萎黄毛发不泽；气虚推动无力，则便秘而不结硬；气化无权，水津直趋膀胱，则小便偏多；气虚鼓动血行之力不足，则脉象虚缓。气虚阳弱故性格内向，情绪不稳定，胆小不喜欢冒险；气虚卫外失固，故不耐受寒邪、风邪、暑邪，易患感冒；气虚升举无力，故多见内脏下垂、虚劳，或病后迁延不愈。

（三）阳虚质

1. 定义　由于阳气不足，失于温煦，以形寒肢冷等虚寒现象为主要特征的体质类型。

2. 体质特征　①形体特征：多形体白胖，肌肉松软。②心理特征：性格多沉静、内向。③常见表现：主项：平素畏冷，手足不温，喜热饮食，精神不振，睡眠偏多，舌淡胖嫩、边有齿痕，苔润，脉象沉迟。副项：面色㿠白，目胞晦暗，口唇色淡，毛发易落，易出汗，大便溏薄，小便清长。④对外界环境适应能力：不耐受寒邪，耐夏不耐冬；易感湿邪。⑤发病倾向：发病多为寒证，或易从寒化，易病痰饮、肿胀、泄泻、阳痿。

3. 形成原因　先天不足，或后天失养。如孕育时父母体弱，或年长受孕、早产，或年老阳衰等。

4. 体质分析　由于阳气亏虚，机体失却温煦，故形体白胖，肌肉松软，平素畏冷，手足不温，面色㿠白，目胞晦暗，口唇色淡；阳虚神失温养，则精神不振，睡眠偏多；阳气亏虚，肌腠不固，则毛发易落，易出汗；阳气不能蒸腾、气化水液，则见大便溏薄，小便清长，舌淡胖嫩、边有齿痕，苔润；阳虚鼓动无力，则脉象沉迟；阳虚水湿不化，则口淡不渴；阳虚不能温化和蒸腾津液上承，则喜热饮食。阳虚阴盛故性格沉静、内向，发病多为寒证，或易寒化，不耐受寒邪，耐夏不耐冬；阳虚失于温化故易感湿邪，易患痰饮、肿胀、泄泻；阳虚易致阳弱，则多见阳痿。

（四）阴虚质

1. 定义　由于体内津液精血等亏少，以阴虚内热等表现为主要特征的体质类型。

2. 体质特征　①形体特征：体形瘦长。②心理特征：性情急躁，外向好动，活泼。③常见表现：主项：手足心热，平素易口燥咽干，鼻微干，口渴喜冷饮，大便干燥，舌红少津少苔。副项：面色潮红，有烘热感，两目干涩，视物模糊，唇红微干，皮肤偏干，易生皱纹，眩晕耳鸣，睡眠差，小便短，脉象细弦或数。④发病倾向：平素易患有阴亏燥热的病变，或病后易表现为阴亏症状。⑤对外界环境适应能力：平素不耐热邪，耐冬不耐夏；不耐受燥邪。

3. 形成原因　先天不足，如孕育时父母体弱，或年长受孕、早产等，或后天失养，纵欲耗精，积劳阴亏，或曾患出血性疾病等。

4. 体质分析　体液亏少，机体失去濡润滋养，故体形瘦长，平素易口燥咽干，鼻微干，大便干燥，小便短，眩晕耳鸣，两目干涩，视物模糊，皮肤偏干，易生皱纹，舌少津少苔，脉细；同时由于阴不制阳，阳热之气相对偏旺而生内热，故表现为一派虚火内扰的证候，可见手足心热，口渴喜冷饮，面色潮红，有烘热感，唇红微干，睡眠差，舌红脉数等。阴亏燥热内盛故性情急躁，外向好动，活泼；阴虚失于滋润，故平素易患有阴亏燥热的病变，或病后易表现为阴亏症状，平素不耐热邪，耐冬不耐夏，不耐受燥邪。

（五）痰湿质

1.定义　由于水液内停而痰湿凝聚，以黏滞重浊为主要特征的体质类型。

2.体质特征　①形体特征：体形肥胖，腹部肥满松软。②心理特征：性格偏温和，稳重恭谦，和达，多善于忍耐。③常见表现：主项：面部皮肤油脂较多，多汗且黏，胸闷，痰多。副项：面色黄胖而暗，眼胞微浮，容易困倦，平素舌体胖大，舌苔白腻，口黏腻或甜，身重不爽，脉滑，喜食肥甘，大便正常或不实，小便不多或微浑。④发病倾向：易患消渴、中风、胸痹等病证。⑤对外界环境适应能力：对梅雨季节及潮湿环境适应能力差，易患湿证。

3.形成原因　先天遗传，或后天过食肥甘。

4.体质分析　痰湿泛于肌肤，则见体形肥胖，腹部肥满松软，面色黄胖而暗，眼胞微浮，面部皮肤油脂较多，多汗且黏；"肺为贮痰之器"，痰浊停肺，肺失宣降，则胸闷，痰多；"脾为生痰之源"，故痰湿质者多喜食肥甘；痰湿困脾，阻滞气机，困遏清阳，则容易困倦，身重不爽；痰湿上泛于口，则口黏腻或甜；脾湿内阻，运化失健则大便不实，小便微浑；水湿不运，则小便不多。舌体胖大，舌苔白腻，脉滑，为痰湿内阻之象。痰湿内盛，阳气内困，不易升发，故性格偏温和，稳重恭谦，和达，多善于忍耐；痰湿内阻，易患消渴、中风、胸痹等病证；痰湿内盛，同气相求，对梅雨季节及潮湿环境适应能力差，易患湿证。

（六）湿热质

1.定义　以湿热内蕴为主要特征的体质类型。

2.体质特征　①形体特征：形体偏胖。②常见表现：主项：平素面垢油光，易生痤疮粉刺，舌质偏红苔黄腻，容易口苦口干，身重困倦。副项：心烦懈怠，眼筋红赤，大便燥结，或黏滞，小便短赤，男易阴囊潮湿，女易带下量多，脉象多见滑数。③心理特征：性格多急躁易怒。④发病倾向：易患疮疖、黄疸、火热等病证。⑤对外界环境适应能力：对湿环境或气温偏高，尤其夏末秋初的湿热交蒸气候较难适应。

3.形成原因　先天禀赋，或久居湿地，喜食肥甘，或长期饮酒，湿热内蕴。

4.体质分析　湿热泛于肌肤，则见形体偏胖，平素面垢油光，易生痤疮粉刺；湿热郁蒸，胆气上溢，则口苦口干；湿热内蕴，阳气被遏，则身重困倦；热灼血络，则眼筋红赤；热重于湿，则大便燥结；湿重于热，则大便黏滞；湿热循肝经下注，则阴囊潮湿，或带下量多。小便短赤，舌质偏红苔黄腻，脉象滑数，为湿热内蕴之象。湿热郁于肝胆则性格急躁易怒，易患黄疸、火热等病证；湿热郁于肌肤则易患疮疖；湿热内盛之体，对湿环境或气温偏高，尤其夏末秋初的湿热交蒸气候较难适应。

（七）血瘀质

1.定义　体内有血液运行不畅的潜在倾向或瘀血内阻的病理基础，以血瘀表现为主要特征的体质类型。

2.体质特征　①形体特征：瘦人居多。②心理特征：性格内郁，心情不快、易烦，急躁健忘。③常见表现：主项：平素面色晦暗，皮肤偏暗或色素沉着，容易出现瘀斑，易患疼痛，口唇暗淡或紫，舌质暗有瘀点，或片状瘀斑，舌下静脉曲张，脉象细涩或结代。副项：眼眶暗黑，鼻部暗滞，发易脱落，肌肤干或甲错，女性多见痛经、闭经，或经色紫黑有块，崩漏。④发病倾向：易患出血、癥瘕、中风、胸痹等病证。⑤对外界环境适应能力：不耐受风邪、寒邪。

3. 形成原因　先天禀赋，或后天损伤，忧郁气滞，久病入络。

4. 体质分析　血行不畅，气血不能濡养机体，则形体消瘦，发易脱落，肌肤干或甲错；不通则痛，故易患疼痛，女性多见痛经；血行瘀滞则血色变紫变黑，故见面色晦暗，皮肤偏暗，口唇暗淡或紫，眼眶暗黑鼻部暗滞；脉络瘀阻，则见皮肤色素沉着，容易出现瘀斑，妇女闭经，舌质暗有瘀点、片状瘀斑，舌下静脉曲张，脉象细涩或结代；血液瘀积不散而凝结成块，则见经色紫黑有块；血不循经而溢出脉外，则见崩漏。瘀血内阻，气血不畅故性格内郁，心情不快、易烦，急躁健忘，不耐受风邪、寒邪，瘀血内阻，血不循经外溢，易患出血、中风；瘀血内阻则易患癥瘕、胸痹等病证。

（八）气郁质

1. 定义　由于长期情志不畅、气机郁滞而形成的，以性格内向不稳定、忧郁脆弱、敏感多疑为主要表现的体质类型。

2. 体质特征　①形体特征：形体偏瘦。②心理特征：性格内向不稳定，忧郁脆弱，敏感多疑。③常见表现：主项：平素忧郁面貌，神情多烦闷不乐。副项：胸胁胀满，或走窜疼痛，多伴善太息，或嗳气呃逆，或咽间有异物感，或乳房胀痛，睡眠较差，食欲减退，惊悸怔忡，健忘，痰多，大便偏干，小便正常，舌淡红，苔薄白，脉象弦细。④发病倾向：易患郁证、脏躁、百合病、不寐、梅核气、惊恐等病证。⑤对外界环境适应能力：对精神刺激适应能力较差，不喜欢阴雨天气。

3. 形成原因　先天遗传，或因精神刺激，暴受惊恐，所欲不达，忧郁思虑等。

4. 体质分析　肝性喜条达而恶抑郁，长期情志不畅，肝失疏泄，故平素忧郁面貌，神情多烦闷不乐；气机郁滞，经气不利，故胸胁胀满，或走窜疼痛，多伴善太息，或乳房胀痛；肝气横逆犯胃，胃气上逆则见嗳气呃逆；肝气郁结，气不行津，津聚为痰，或气郁化火，灼津为痰，肝气夹痰循经上行，搏结于咽喉，可见咽间有异物感，痰多；气机郁滞，脾胃纳运失司，故见食欲减退；肝藏魂，心藏神，气郁化火，热扰神魂，则睡眠较差，惊悸怔忡，健忘；气郁化火，耗伤气阴，则形体消瘦，大便偏干；舌淡红，苔薄白，脉象弦细，为气郁之象。情志内郁不畅，故性格内向不稳定，忧郁脆弱，敏感多疑，易患郁证、脏躁、百合病、不寐、梅核气、惊恐等病证，对精神刺激适应能力较差，不喜欢阴雨天气。

（九）特禀质

1. 定义　由于先天禀赋不足和禀赋遗传等因素造成的一种特殊体质。包括先天性、遗传性的生理缺陷与疾病，过敏反应等。

2. 体质特征　①形体特征：无特殊，或有畸形，或有先天生理缺陷。②心理特征：因禀质特异情况而不同。③常见表现：遗传性疾病有垂直遗传、先天性、家族性特征；胎传性疾病有母体影响胎儿个体生长发育及相关疾病特征。④发病倾向：过敏体质者易患哮喘、荨麻疹、花粉症及药物过敏等；遗传疾病如血友病、先天愚型及中医所称"五迟""五软""解颅"等；胎传疾病如胎寒、胎热、胎惊、胎肥、胎弱等。⑤对外界环境适应能力：适应能力差，如过敏体质者对易致过敏季节适应能力差，易引发宿疾。

3. 形成原因　先天禀赋不足、遗传等，或环境因素、药物因素等。

4. 体质分析　由于先天禀赋不足、遗传等因素，或环境因素、药物因素等的不同影响，故特禀质的形体特征、心理特征、常见表现、发病倾向等方面存在诸多差异，病机各异。

第三章　健康药膳学概述

第一节　健康药膳学的特点

中华大地自古以来就有"药食同源"之说。药膳是中国传统医学和饮食文化共同孕育的一枝"奇葩"。从古至今，源远流长；自宫廷到民间，广为传播。药膳学，坚守于中医药学理论的指导，得益于千百年来药膳实践，是中医学的重要组成部分，在防病治病、保健强体、抗老延年等方面独具优势。健康药膳学是中医学的一门重要分支学科，是在中医学理论指导下，以健康养护和健康促进为宗旨，对中医药膳的起源、形成、发展、理论基础、临床应用等进行研究的一门学科。

药膳作为一种特殊膳食，既能果腹又可满足人们对美味食品的追求，同时具有预防、保健、辅助治疗、促进机体康复等重要作用。它是在传统中医药理论指导下，将中医药与食物按照合理组方进行配伍，经过传统制作工艺或现代加工技术制作，形成色、香、味、形、效俱全的美味膳食。

健康药膳具有如下特点。

一、历史悠久

中医药膳起源于数千年前，历史悠久，最早可见诸文字记载的《医官·食医》表明，药膳早已存在于周代帝王宫廷中。在现存医药文献及药膳的专科文献中，可以看到药膳原料在不断地增多，临床适应证在不断扩大，药膳理论在不断完善，药膳疗效在不断增强。伴随中医学的不断发展兴盛，在中医理论指导下的这种饮食文化不但未被淘汰，反而随着历史进程愈加完善和系统，成为一门具有独特体系的学科。

二、隐药于食

膳食是人体营养物质的主要来源，用以保证人体生长发育及生命活动；药物的重要作用，在于药品的不同性能和功效，能用于调节生命体的各种生理功能、防病治病、促进机体健康。一般而言，用药是治疗疾病的手段，是在疾病状态下使用的方法。将药物的保健、治疗、预防及增强体质的这些作用融入日常膳食，使人们能在必需的膳食中享受到食物营养和药物防治调节两方面的作用。中华民族的先人们很早就认识到了"食药同源""食养""食治"的道理，把膳食与药治有效地结合在一起，形成独具特色的"药膳"。这一方法的显著特点是融药物的治疗特性于日常膳饮中，既具有膳食提供机体营养的基本功能，也具有一般食物的色、香、味、形特征，独特处即在于同时拥有防治疾病、保持健康、改善体质的重要作用。

三、辨证配伍

辨证施治是中医学特点之一，在施用药膳时，也是以这一理论为指导，根据用膳者的具体情况，以及季节、气候、地理环境等因素进行全面考虑，在辨证的基础上有针对性地施以药膳，它强调治疗的目的是调节机体整体的阴阳气血，改善整体功能状态，而不是仅仅针对个别的病证。这一原则毫无疑问地更符合 21 世纪人们关于健康与疾病的新观念。只有在辨证的基础上施用药膳，才能充分发挥其作用。中医药膳有别于现代营养学，它不仅提供机体所需的营养物质，同时还能起到调理机体与辅助治疗的作用。它也有别于单纯药物疗法，创造了以饮食为主治疗疾病的新途径，避免了人们对药物治疗的紧张心理，于日常餐饮中即可获得疗效。这种双效作用在理论上的依托就是辨证施膳。

四、制作独特

由于药膳在组成上的特殊性，其在制作方面具有独特的方法。药膳烹调是依照中医理论和用药要求，根据药物的性能，应用食品烹调技术和药物炮制加工技术而成的一套独特的制作方法。因此在制作上除了要具备一般的烹调技术外，还应掌握中医药的基本理论和药物炮制方法。

五、注重调理

药物治疗的特点，一般是在机体具有疾病表现，存在不健康状态时所采取的应对措施，具有很强的针对性。药品的应用里有补养滋润的方面，但总以保养正气、祛除病邪为目的。从总的原则上说，是调节阴阳气血，但其重点是治疗疾病，一旦正复邪除，原则上即不再施药，而代之以饮食调理。《内经》中已确立了这一原则。药膳固然对某些疾病具有治疗作用，而其基本立足点，则是通过药物与食物的结合，对机体进行调理；它不以急功近利为务，而以持久的、日常的调理获得康复、强壮。因而药膳既可以是药治后的补充，同时更是慢性病症，或体弱之人，或机体阴阳气血偏颇时适宜的调理方法。

六、影响广泛

药膳是在日常膳饮中对机体进行调治，且随着饮食形式的变化，又衍变出不同的药膳形式，成为一类养生防病的特殊食品。它具有普通食物所不能达到的疗效，又具有一般治疗性药物所不具备的膳饮方式，成为适用于各种年龄性别、疾病状态、生活习惯人群的养生防病方法，适应证极其广泛。在中华民族的繁衍中起到了重要作用，广泛流传于我国各民族中。即使在国外其他民族中亦具有深远影响，如今意大利盛行的"大黄酒""杜松子酒"就是 700 年前马可·波罗从我国带回的药膳方。目前在东南亚如日本、韩国，乃至欧美等国家和地区，愈来愈多的人开始青睐中医药膳。

第二节　健康药膳的分类

　　由于人体有脏腑气血之别，药食有四性五味之异，制膳有煎炒浸炸之殊，药膳也根据人体的不同需要、原料的不同性质、药膳的不同功效，区分为不同类别。

　　药膳的分类方法很多，古代有关药膳的文献中有多种不同的分类方法。如《食医心鉴》根据疾病类分为 15 类，每病类又各分粥、菜、酒等不同膳型。《太平圣惠方·食治类》按病分 28 类，各类亦含粥羹、饼、酒各种。《遵生八笺》根据药膳加工工艺分为 10 余类，如花泉类、汤品类、熟水类、果实面粉类等。《饮食辨录》按膳食原料属性分类，如谷类、茶类等。

　　根据不同需要，健康药膳常从以下三个方面进行分类。

一、根据功效分类

　　由于药膳原料中有中药的成分，并且是根据中医理论进行组方配伍，因此药膳也具有功效特点和对疾病的防治作用。

　　1. 解表类　用于六淫之邪侵入肌表，或麻疹、疮疡初起，浮肿兼见表证者，如生姜粥、银花茶、淡豉葱白煲豆腐等。

　　2. 清热类　用于各种里热证，如邪热内盛，或暑热中人，或阴虚内热等证，以消解热毒，或滋阴除热，如石膏粳米汤、绿豆粥、鱼腥草饮、菊苗粥、青蒿粥等。

　　3. 泻下类　用于里实证，或肠燥便结证，以攻下、峻下或润下，如蜂蜜决明茶、苏子麻仁粥等。

　　4. 温里祛寒类　用于里寒证，如寒邪内盛，或阳虚寒邪内生，或寒滞经脉，以温中祛寒，或温阳救逆，或温经散寒，如干姜粥、艾叶生姜煮鸡蛋等。

　　5. 祛风散邪类　用于风寒湿诸邪留滞肌肉、经络、筋骨等处诸证，以祛风散寒化湿、通络止痛，如五加皮酒、独活壮骨鸡等。

　　6. 利水渗湿类　用于各种水湿证、湿热蕴结诸证，以渗利水湿，或通淋利水，或利湿退黄，如茯苓粥、滑石粥、茵陈粥等。

　　7. 化痰止咳类　用于各种咳喘证，以化痰消饮、止咳除嗽，如瓜蒌饼、蜜蒸百合、杏仁粥等。

　　8. 消食解酒类　用于伤食、食积或饮酒酒醉病证，以健脾和胃、导滞消食，或解酒醒醉，如山楂麦芽茶、健脾消食蛋羹、葛根枳椇子饮等。

　　9. 理气类　用于气滞或气逆诸证，以理气疏肝，或降气行气，如姜橘饮、陈皮牛肉等。

　　10. 理血类　用于瘀血阻滞，或出血诸证，以活血化瘀、止血，如三七蒸鸡、艾叶炖母鸡等。

　　11. 安神类　用于各种因素导致的心神不安、烦躁失眠诸症，以养心安神，或重镇安神，如百合枣仁汤、朱砂煮猪心等。

　　12. 平肝潜阳类　用于肝阳上亢、肝风内动诸证，以滋阴养肝、潜阳息风，如天麻鱼头、菊花绿茶饮等。

13. 固涩类　用于气、血、精、津耗散或滑脱不禁诸证，以固表止汗、固肠止泻、涩精止遗、固崩止带，如浮小麦饮、乌梅粥、金樱子粥、菟丝子粥等。

14. 补益类　用于气血阴阳虚衰诸证，以补养气血阴阳，如四君蒸鸭、当归生姜羊肉汤、十全大补汤、鹿角粥、清蒸人参元鱼等。

15. 养生保健类　本类包含各种保健药膳，如减肥降脂，有荷叶减肥茶等；美发乌发，有乌发鸡蛋等；润肤养颜，有珍珠拌平菇等；延年益寿，有长生固本酒、补虚正气粥等；明目增视，有芝麻羊肝、首乌肝片等；聪耳助听，有磁石粥、法制黑豆等；益智健脑，有金髓煎等；增力耐劳，有芪燕鹌鹑等。

二、根据食品性状分类

膳食具有多样化的特点，人们不仅需要各种不同的食物以满足机体营养成分的需要，也需要不同形式、不同形态的膳食以满足视觉、嗅觉和口味的需要。药膳作为特殊的膳食，同样也需不同的形态，以体现药膳的色、香、味、形。

1. 菜肴类　这是东方民族每日膳食不可或缺的种类。此类药膳主要是以肉类、蛋类、水产类、蔬菜等为基本原料，配合一定的药物，以爆、炖、炒、蒸、炸、烤等制作方法加工的食物，如天麻鱼头、紫苏鳝鱼、香椿鸡蛋等。

2. 粥食类　常以大米、小米、玉米、大麦、小麦等富含淀粉的原料，配以适合的药物，经熬煮等工艺制作的半流质状食品，如山楂粥、人参粥、杜仲粥等。本类食品尤宜于老年人、病后调理、产后特殊状态的"糜粥浆养"。

3. 糖点类　这类食品属非主要膳食的点心类、零食类。常以糖为原料，加入熬制后的固体或半固体状食物，配以药物粉末或药汁与糖拌熬，或掺入熬制的糖料中；或者选用某些食物与药物，经药液或糖、蜜等煎煮制作而成，如糖渍陈皮、茯苓饼等。

4. 饮料类　属佐餐类或日常饮用的液体类食物。是将药物与食物经浸泡、绞榨、煎煮、蒸馏等方法加工制作而成。包括鲜汁，如鲜藕汁、荷叶汁；茶，如菊花茶、决明子茶；露汁，如银花露、菊花露；药酒，如木瓜酒、枸杞酒；浓缩精汁，如虫草鸡精、人参精等。

5. 其他　上述各类之外的一些品类，如葛粉、山药泥、桃杞鸡卷、芝麻核桃糊、虫草鸭子罐头等。

三、根据作用分类

1. 滋补强身类　滋补强身类药膳，主要是供体弱或病后体虚之人食用，这类药膳主要是通过对脏腑器官组织功能的调理，使之恢复或重建其功能的协调性，从而达到增强体质、恢复健康的作用，如十全大补汤、人参汤圆、健脾抄手、茯苓包子等。

2. 治疗疾病类　治疗疾病类药膳，是针对各种患者的具体情况，在辨证的基础上采用的治疗或辅助治疗性药膳。如凉拌马齿苋可治疗痢疾，地黄米粥治睡起目赤，芹菜煎治疗高血压等。这类药膳对慢性病患者尤其适宜，有利于患者长期服用从而达到较好疗效的目的。

3. 保健抗衰老类　保健抗衰老类药膳，主要是针对老人、妇女和儿童的生理、病理特点而采用的性味较平和的补益、调理性药膳。该类药膳有的能滋补强身、抗老延年，有的能调理气血，促进发育，如人参防风粥、参麦团鱼、虫草鸭子等，具有补益、健身、抗衰老的作用；

乌鸡白凤汤、血藤河蟹等，可调理气血，用于妇女月经失调；小儿八珍糕、芡实粥等，能健脾胃、促进小儿发育。

第三节 健康药膳的应用

一、应用原则

药膳必须包含传统中药的成分，具有药物的性能与功效，从而有辅助治疗作用。这种有功效类食品，一般都必须具有较明确的适应证方能施用，这与药物治疗目标是一致的。因此健康药膳不同于一般膳食，使用必须遵循一定的原则。

1. 平衡阴阳 阴阳是包括人体生理、病理的基础理论，代表相互对立统一的因素。阴阳在正常状态下处于平衡状态，即所谓"阴平阳秘"；一旦发生偏盛或偏衰的变化，出现了不平衡，就成为病理状态，表现为不同程度的病证。如阴盛则阳衰、阳盛则阴衰、阴虚则阳亢、阳虚则阴盛，分别表现为实寒证、实热证、虚热证、虚寒证等。调治的途径，需遵循《内经》所说的："谨察阴阳所在而调之，以平为期。"即审清阴阳的虚实盛衰所在，恰当地使用药食，以恢复阴阳的平衡。具体原则："有余者损之"，如阴盛的实寒证必须驱寒以泻阴，阳盛的实热证必须泄热以救阴；"不足者补之"，如阴虚的虚热证当补阴以除虚热，阳虚的虚寒证当温补阳气以祛内外之寒等。当阴阳恢复到平衡状态时，机体即表现为康复。寒热反映阴阳的基本特性，能正确识别寒热，也就能在相应的程度上辨明阴阳。因此，平衡阴阳是施膳的重要原则。

2. 调理脏腑 人体各组织器官的功能，表现为以五脏为中心的功能系统。通过相合、开窍、在体、其华等联系，把全部人体功能概括为五大系统，每一脏都代表一个功能系统。如胆、筋、爪甲、眼、肝胆经脉均属于肝系统。临床的多种病证，均以脏腑功能失调为其主要机理，表现为各脏的或虚或实，或此虚彼实，或虚实兼见。五脏之间又存在相互资生、相互制约的生理状态及相互影响的病理变化。对脏腑功能的调治，就是消除病理状态，以恢复人体的生理功能。

这种调治，可能是对某一脏的或补或泻，也可能是对多个相关脏腑的调理，药膳也同样按照辨证论治理论，调治脏腑以恢复正常生理功能。药膳中以脏补脏的方法，如肝病夜盲用羊肝、鸡肝等治疗，肾虚腰痛用杜仲炒腰花，肝阳上亢头晕头痛用天麻蒸鱼头等，是临床调治脏腑功能的常见方法。

3. 扶正祛邪 中医学认为，人体之所以生病，是由于病邪的侵袭，制约或损伤了正气，扰乱了人体的脏腑气血阴阳，治疗的目的就是祛除邪气，扶助正气，以正胜邪却，恢复健康。正邪的相争可能出多种情况，表现出不同病证，基本观点是"正气内存，邪不可干""邪之所凑，其气必虚"。故病证总与正虚邪犯相关。邪气有外来和内生的区别，正虚有虚甚和被制约的不同。施膳必须认识是正虚为主还是邪盛为主，是内生病邪还是外侵病邪，然后决定施膳方法。其基本原则是，邪气盛必须先祛邪，使邪去正复；正气虚甚者宜以扶正为主，使正气复而邪自却。如果邪盛而补正，或正虚而攻邪，都会使病证进一步发展，甚或恶化。

4. 三因制宜 三因制宜是指"因人、因时、因地"制宜。人有男女、老幼、壮衰的不同，对病邪的抵抗力、病后恢复的能力等均存在明显差异。时序有四时寒暑的变更，在时序的这些变化中，人体的阴阳气血随之变化，在病理过程中对病邪的抗御能力亦不同。地理的南北高下，环境的燥湿温凉，也使人体正气产生很多变数。由于这些差异的存在，对同一病证的施膳就不能千篇一律，必须根据各自的不同状态，制订相应的适宜措施，才能达到良好的调治效果。

5.勿犯禁忌　禁忌，是药治与药膳应用时均需注意的问题。禁忌表现在几个方面：一是有些药相互之间不能一起配伍应用，如中药配伍的传统说法"十八反""十九畏"。二是某些特殊状态时的禁忌，如妇女妊娠时各种生理状态都发生了变化，胎儿的生长发育易受外界影响，因而有妊娠禁忌，主要禁用一些性能峻猛或毒性剧烈类药，如芫花、巴豆等；破血逐瘀类药，如水蛭、三棱等；催吐类药，如常山、藜芦等；通窍攻窜类药，如麝香等，以防伤胎、动胎。三是用膳禁忌，俗称忌口，指在应用某些药或药膳时不宜进食某些药、食。如服用治疗感冒的药膳时，不宜进食过分油腻的食物，以防滞邪；用地黄、首乌忌葱、蒜、萝卜。四是病症禁忌，某些病症也须禁忌某些食物，如糖尿病忌高糖饮食，体质易过敏者当忌鱼、虾等。

二、药膳的应用研究

药膳应用广泛，既可养生、延年抗衰老，又可保健强身、防治疾病。药膳从理论走向临床，从书本走向应用，近数十年来已日渐兴盛。一些传统药膳产品一直为人们所喜爱，如茯苓饼、山楂片（糕、饼）、陈皮梅、绿豆糕及各种药酒，新开发的药膳保健产品也如雨后春笋般出现。仅在二十世纪八九十年代就已达数十种之多。常见的如蜂产品系列、鳖产品系列、人参产品系列等。药膳应用的另一形式是药膳餐馆，一些传统的药膳名方成为各药膳餐厅的主流菜肴，并同时创出各自的名点名膳。如开创较早的成都同仁堂药膳餐厅，即有药膳食谱近百种，品种有冷盘、小吃、热菜、饮料、药酒五大类，并自创一批名牌药膳，如荷叶凤脯、虫草汽锅鸡、六味牛肉脯等。目前，几乎全国各地均有各具特色的药膳餐厅。受此影响，世界其他地区和民族也极推崇中医药膳，如韩国、日本、马来西亚、新西兰、新加坡等均有发展势头良好的药膳饮食业，亦受到欧美等国家的喜爱。

第四章　健康药膳的制作

第一节　药膳原料的炮制

一、炮制目的

药膳所用的原料（食材、药材等）在制作及烹调之前，要进行加工炮制，使其符合养生防病、烹调食用的标准。其中，"炮"代表各种与火有关的加工处理技术，而"制"则代表各种更广泛的加工处理技术，通过炮制，可达到以下目的。

（一）净化原料，去除杂质

原料一般都带有少许泥沙、杂质和非食用部分，在制作药膳之前，须经过清洗、分离，去除杂质，使原材料洁净、可食用。例如，冲洗原料的泥沙，鱼去除鳞片、内脏，核桃去皮等。

（二）精选部位，一物多用

同一种原材料，不同部位具有不同功效。比如莲肉能健脾止泻，莲心可清心除烦；全当归既可补血又可活血，当归头可补血，当归尾可行血，当归身能养血。根据需要达到的功效，选取不同原料的部位，并通过选取适当的部位，使药食相宜，更好地发挥药膳的功效。例如，发汗解表药膳制作时，宜选用麻黄须和温性食物制作；止汗药膳制作时，则宜选用麻黄根及平性或凉性食物制作。

（三）矫味增香，良药可口

制作药膳的过程中，选取的食材和药材多样化，一些药物和食物不可避免地会有特殊气味，比如羊肉和鱼肉的腥膻、鸡内金的臭味、墨鱼的咸味、鲜竹笋的苦涩味等。通过适当的炮制方法，可以矫正其原有的气味、增香，并且不改变或增强原有功效。例如，鸡内金使用米炒法，可以去除鸡内金的臭味，并可增强其健脾消积的功效；羊肉鱼肉均属腥膻之物，但煮羊肉汤的时候用鱼骨焯水，煮鱼汤的时候适当放一点羊肉汆烫，都可去除腥膻。

（四）增效减毒，温和施膳

一些原材料未经炮制时，作用不明显，经过炮制后，可使功效增强。另有一些原料具有一定毒性或副作用，可通过炮制消除或减轻这些毒性，并增强所需要的功效，达到食用安全、温和施膳的目的。例如，茯苓经过乳制后可增强其补益的作用；苦杏仁有小毒，用炒法炮制后，可降低其毒性，增强其止咳平喘的作用，并且保留一定的润肠作用。

（五）改变性能，扩大应用

一些药膳原材料经过炮制后，可以改变其性味、归经、功效，从而扩大其应用范围。例如，生藕性凉，善于清热除烦，熟藕性温，长于健脾益胃；麦芽生用时，入肝经，具有发乳的功效，适用于产后缺乳、需要增加奶量者；而麦芽炒用，则具有回乳效果，适用于需要断奶的产妇；麦芽焦制，则改变其归经，不入肝经而入脾、胃经，具有消食导滞的效果，适用于食滞胃肠者。同一种原材料，根据不同的需求，采用适当的炮制方法，可以达到不同的功效。

二、炮制方法

（一）净选

根据具体情况，去除非药用部位、霉变、虫蛀、灰屑泥沙杂质等，留取药用部分，以满足药膳需求，常采用如下方法。

1. 挑选　去除灰屑泥沙杂质，除去虫蛀、霉变、腐烂者，选择外形美观、质地饱满者，如枸杞子以粒大、肉厚、种子少、色红、质柔软者为佳，而粒小、肉薄、种子少、色灰红者质量较差，不宜选用。

2. 刮　去除原料表面的不可食用部位，如杜仲、肉桂去粗皮，鱼去鳞等。

3. 火燎　在火上短时灼烧原料，使药材表面刺或绒毛等迅速受热焦化，而内部不受影响，如禽肉燎去绒毛。

4. 去壳　除去硬壳果类原料的硬壳，便于食用，如白果、板栗等。

5. 捻　除去原料表层柔软琐碎的非食用部分，保证口感、便于调剂，如松仁、炒制的红衣花生等。

6. 碾　将原料放在石碾上，经过转压或转磨，使之成为碎块或粉末，或脱去非食用部位，如刺蒺藜、苍耳子碾去尖刺、制作豆制品碾碎大豆等。

（二）漂制

采用不同的溶剂对原料进行清洗，包括清水漂、酒漂、药物汁漂等，以达到清洁和降低原料毒性和异味的目的，如漂半夏。

（三）浸润

采用液体对原料进行加工处理的方法。根据原料特性不同，选择不同的处理方法。

1. 洗　除去原料表面的泥沙、异物等非药用成分。

2. 泡　加水泡制，达到去除残留农药或软化原料的目的。

3. 润　除水以外，还可采用其他液体浸润，使其软化而又不致丢失有效成分。包括水润（如贝母、冬虫夏草等）、奶汁润（如茯苓、人参等）、米泔水润（如苍术、天麻等）、药汁润（如吴茱萸汁浸黄连等）、碱水润（如鱿鱼等）等方法。

（四）焯烫

将原料放入沸水中，翻动片刻，立即取出的方法。如除去种皮，焯烫杏仁，桃仁等；如焯菠菜，以便调剂食用；焯去血水，如去鸡、鸭等肉类的血水，使食品味鲜汤清；除腥膻味，如猪腰，牛鞭等。

（五）切制

经过净选，根据需要，切制成一定规格的片、块、丁、节、丝等不同形状，以备制作药膳需要，如茯苓宜切块，生姜宜切片或丝等。

（六）炒制

1.清炒法　不加任何辅料的炒制方法，包括炒黄、炒香、炒焦。

（1）炒黄　将原料在锅内用文火炒至表面微黄。

（2）炒焦　将原料在锅内翻动，炒至原料表面焦黑，内部焦黄存性，如焦山楂。

（3）炒香　将原料在锅内炒出香气，一般用文火，如炒芝麻、花生、瓜子等。

2.麸炒法　是指将切制后的原料用一定量的麦麸加以拌炒的炮制方法，如炒川芎、白术等。

3.米炒法　是指将切制后的原料与米同炒的方法，如米炒党参等。

4.盐炒或砂炒法　先将油制过的盐或砂在锅内炒烫，加入原料，炒至表面酥脆，然后筛去盐砂，如盐炒花生、砂酥鱼皮。

（七）煮制

利用清水或液体辅料与原材料共同加热的方法，一般煮至刚透心为度，其目的是降低原料的毒性、刺激性或涩味，减少其副作用，如燕窝、鱼皮等。

（八）蒸制

利用水蒸气或隔水加热原料的方法，包括清蒸、辅料蒸等，如清蒸鲤鱼等。

（九）炙制

将原料加入一定量的液体辅料拌炒，使辅料逐渐渗入原料内部的炮制方法。通常使用的液体辅料有蜜、酒、醋、姜汁、盐水及食用油等。主要目的是改变药性、增强疗效或减少副作用，如蜜炙甘草、酒炙白芍、盐炙杜仲、醋炙元胡等。

炮制注意事项：炮制过程中，操作场所的清洁卫生和安全防火，工具的洁净、保养，药材和食材的防霉、防腐、防冻，以及操作人员的劳动保护等，与炮制的质量和操作人员的健康以至生命安全存在着密切的关系，必须予以充分关注。

第二节　药膳制作工艺

一、原料来源

药膳原料主要由食物和中药组成，还包括一些调味品、香料、茶和代茶饮品等。食物包含的种类繁多，涉及常见的"谷、肉、果、菜"，如谷物粮食和薯芋、豆类，鱼类和龟鳖、蚌蛤、蟹虾，禽兽肉类，水果、干果和部分野果，以及各种蔬菜野菜等。用于制作药膳的中药除用其功效外，还应有不同程度的可食性，且具无毒性、可咀嚼食下和较好气味等特点。中药有中药材和中药饮片之分，中药材即中药原材料，而中药饮片即中药材经炮制加工后可调配服用的药物。用于药膳制作的药物大部分为中药饮片。药膳所用中药饮片应从《可用于保健食品的物品名单》《既是食品又是药品的物品名单》中选取。

既是食品又是药品的物品名单（110种）：

丁香、八角、茴香、刀豆、小茴香、小蓟、山药、山楂、马齿苋、乌梢蛇、乌梅、木瓜、火麻仁、代代花、玉竹、甘草、白芷、白果、白扁豆、白扁豆花、龙眼肉（桂圆）、决明子、百合、肉豆蔻、肉桂、余甘子、佛手、杏仁（甜、苦）、沙棘、牡蛎、芡实、花椒、赤小豆、阿胶、鸡内金、麦芽、昆布、枣（大枣、酸枣、黑枣）、罗汉果、郁李仁、金银花、青果、鱼腥草、姜（生姜、干姜）、枳椇子、枸杞子、栀子、砂仁、胖大海、茯苓、香橼、香薷、桃仁、桑叶、桑椹、橘红、桔梗、益智仁、荷叶、莱菔子、莲子、高良姜、淡竹叶、淡豆豉、菊花、菊苣、黄芥子、黄精、紫苏、紫苏籽、葛根、黑芝麻、黑胡椒、槐米、槐花、蒲公英、蜂蜜、榧子、酸枣仁、鲜白茅根、鲜芦根、蝮蛇、橘皮、薄荷、薏苡仁、薤白、覆盆子、藿香、人参、山银花、芫荽、玫瑰花、松花粉、油松、粉葛、布渣叶、夏枯草、当归、山奈、西红花、草果、姜黄、荜茇、党参、肉苁蓉、铁皮石斛、西洋参、黄芪、灵芝、天麻、山茱萸、杜仲叶。

可用于保健食品的物品名单（114种）：

人参、人参叶、人参果、三七、土茯苓、大蓟、女贞子、山茱萸、川牛膝、川贝母、川芎、马鹿胎、马鹿茸、马鹿骨、丹参、五加皮、五味子、升麻、天门冬、天麻、太子参、巴戟天、木香、木贼、牛蒡子、牛蒡根、车前子、车前草、北沙参、平贝母、玄参、生地黄、生何首乌、白及、白术、白芍、白豆蔻、石决明、石斛、地骨皮、当归、竹茹、红花、红景天、西洋参、吴茱萸、怀牛膝、杜仲、杜仲叶、沙苑子、牡丹皮、芦荟、苍术、补骨脂、诃子、赤芍、远志、麦门冬、龟甲、佩兰、侧柏叶、制大黄、制何首乌、刺五加、刺玫果、泽兰、泽泻、玫瑰花、玫瑰茄、知母、罗布麻、苦丁茶、金荞麦、金樱子、青皮、厚朴、厚朴花、姜黄、枳壳、枳实、柏子仁、珍珠、绞股蓝、胡芦巴、茜草、荜茇、韭菜子、首乌藤、香附、骨碎补、党参、桑白皮、桑枝、浙贝母、益母草、积雪草、淫羊藿、菟丝子、野菊花、银杏叶、黄芪、湖北贝母、番泻叶、蛤蚧、越橘、槐实、蒲黄、蒺藜、蜂胶、酸角、墨旱莲、熟大黄、熟地黄、鳖甲。

二、制作特点

药膳首先是膳食，要具备一般膳食色、香、味、形俱全的特点。除此之外，药膳又是一种功效型膳食，需要具有治病强身、美容养颜、延缓衰老等多种功效，因此在选料、配伍制作方面有其自身的特点。

（一）中医指导，合理选材

与一般膳食不同，药膳的原材料选取不仅要按照营养学的标准选取具有一定能量与营养的原材料，还要根据不同体质，不同病证、不同季节、不同地域，在中医理论指导下，根据炮制适度理论、炮制药性理论、辅料作用理论选取适当的原材料。此外，还要适当兼顾施膳对象的口味。在原材料选取时，要考虑如下三点：

1.原材料选用要针对用膳对象 不同体质和病证的人，需用不同的食材。食物原料有丰富的营养，但并不适宜所有人群。例如鹿茸、红参、狗肉等具有温补功能的原材料，适合阳虚者，当具有畏寒怕冷、腰膝冷痛、阳痿早泄等症状时选用，但并不适合阴虚火旺者。幼儿体弱者，需要根据先天体质选用健脾胃、调阴阳、养气血等药膳；年老体弱者，需要根据不同状态选用调补脾肾、滋阴养血等药膳。

2.原材料选用要讲究科学配伍 原材料选用时，要考虑药材和食材之间、食物和食物之间、口味和功效的相互适宜，配伍在一起不能出现难以接受的味道，更不能出现功效相克的搭配。例如，螃蟹要与生姜、紫苏等去腥、散寒之品相搭配，口味更好且功效相宜，而不应与寒凉之品或味道腥膻的食物搭配。

3. 原材料选用要考虑季节和产地　要在中医炮制理论指导下，参考季节、产地选料配方。要做到应季而食，多选用当季时令食品。由于生长地的自然环境不同，相同药材、食材功效相差较大，因此选择道地药材、道地食材对于药膳的制作也非常重要。

（二）科学烹调，保证食效

由于药膳选材会用到一些中药饮片或者功效显著的食品，在烹饪过程中，除了对其进行加工炮制，使之更好地发挥功效，还要注意烹饪形式和方法，避免有效成分的丧失，以保证达到相应的功效。传统药膳制作方法常以炖、煮、蒸、焖为主，药膳的展现形式主要以汤、羹为主。这是因为通过炖、煮、蒸等方式可以使药物和食物中的有效成分最大限度地溶解并保存于汤中，以发挥其应有的功效。如雪羹汤、十全大补汤、当归生姜羊肉汤、川贝炖雪梨等都是以炖、煮、蒸等方法为主制作的。因此，合理烹调，以保证药膳的色、香、味、形，同时保证药膳疗效。

（三）善用五味，巧妙调味

药膳的本质是膳食，要有良好的口感。但药膳的调味并不提倡过多使用调味品，而是要尽可能使用天然食物和中药原本的味道，通过五味调和，使口感鲜美。在药膳烹调的过程中，应遵循以下原则及方法。

1. 保持原汁原味　一般而言，药膳原材料经过烹调后，应尽量保持其原汁原味，不宜多用调味品改变其原味，因为各种食物、药物的味就是其功能组成的一部分。但有些药膳药味较重，人们难以接受，则需要经过适当的调味。一般的调味品如油、盐、酱、醋等，在药膳制作中比较常用。但是需要注意的是，五味之中存在生克制化，苦味较重，则可以用咸味去除；若酸味较重，则可以用辛味去除。需要五味突出时，增酸可用柠檬，提甜味可选甘草，总而言之，尽量运用食材、药材的本味相互作用而调味。另外，一些具有腥、膻味的原料，如羊肉、鱼、虾等，则需要选用生姜、辣椒、大蒜等调味品进行必要的矫正异味。

2. 辨证选择调味品　一些具有辛香味的食物和中药材，通常其本身就具备调味品的功能，如花椒、茴香、肉桂、肉豆蔻、丁香、木香、生姜、砂仁等。这类调味品本身具有浓烈的香味，且多为辛甘温热类，有辛温升散的特性，大多具有行气活血、辛香发散的功效。因而，在药膳制作过程中，要根据用膳对象的不同体质和病证，在辨证施膳的理论指导下，有针对性地选用此类调味材料。例如，用于风寒感冒的药膳可使用生姜调味，用于风热感冒的药膳可使用薄荷调味，它们既是调味品，又是药物；活血化瘀类药膳中可选用辛香行气的原材料调味，既可增香，又可增强行气活血的功效；补益脾胃类药膳中常用砂仁等芳香醒脾的原材料调味，以达到醒脾开胃的功效。

在制作温阳化湿、活血养颜等药膳时，适宜用辛香类原材料进行调味，如果是阴虚燥热的用膳对象，则不宜选用此类原材料进行调味。另外，在辨证选材的时候，还应注意一些药膳原料本身会带来的弊端和副作用，选用适当的调味品来矫正这些副作用。例如血虚证者常会用阿胶补血，调味可选用辛香类原材料，达到补而不滞的目的；阴虚证者常会用到滋阴类药膳，调味品可选用辛香化湿类原材料，可达到补而不腻、补中兼行的功效。

三、制作要求

药膳是一种特殊的膳食，其制作必须满足符合卫生法规、选料必须精细、烹调讲究技艺、调味适当可口的要求，还需掌握药膳烹调的特殊要求。

（一）基于中医药理论，精于烹饪

因药膳中有药物，且药物的理化性质及功效与药物的加工有着密切的关系，如根茎等质地坚硬的药物，必须久煎，才能更好地发挥药效，而含有挥发油类的药物则不宜久煎。补气的药膳不宜多加芳香类调味品，以防伤气；滋阴的药膳则不宜多用辛辣类调味品，以防伤阴等。

（二）遵循四气五味，严谨配料

遵循中医理法方药的原则，注重配料间性效组合，选料注意药与药、药与食之间的性味组合，尽量应用相互促进的协同作用，避免相互制约的配伍，更须避免配伍禁忌的药食搭配，以免出现副作用。

（三）讲究色香味形，藏药于食

药膳的功效很重要，而药膳烹调的感官感觉更重要。因此，药膳的制作在某些情况下还要求将药物"隐藏"于食物中，在感官上保持膳食的特点，并具有普通膳食的色、香、味、形诸方面制作加工的特点，才能激发用膳者的食欲。

大多数单味药或较名贵的药物，或本身形、质、颜色很好的药物不必"隐藏"，如天麻、枸杞、人参、黄芪等，可直接与食物一同烹调，作为"膳"的一部分展现于用膳者面前，这属于看见药的药膳。某些形色不佳的药物则不宜将药物本身呈现于药膳中，必须药食分开制作，这属于看不见药的药膳。如将食物按照工艺制作后，取一定的有效部分如药汁、药粉、中药提取物等与食物混合制作。这类药膳的制法还可将药食共烹后去除药渣，仅留食物供食用等。这种方法还适合含有纤维较多、让人无法咀嚼药材的药膳。

四、制作方法

药膳的品类繁多，根据不同的方法可制作出不同的药膳，以适应人们的不同偏好、不同口味及不同需求。常用膳饮可分为面点类、热菜类、凉菜类、饮料类和药酒类等。

（一）面点类

面点类指以谷类、薯类、杂豆类食物为主料，加入其他食物或药物，如大枣、龙眼肉、山药、党参等，经蒸煮而成的固体状食品，又是面食与点心的合称。

1.药膳面条　主要是在面条的配料、汤汁或面粉中添加适量的药物或药物有效成分烹制而成，属花色面条的范畴。在制作药膳面条时，若使用市场上供应的成品面条，可将所要添加的药物煎汤取汁后，与面条的高汤混合使用；药食两用的食物经炖、煨、煮等预先处理后，可直接作为面条的配料和高汤一起使用。

手工药膳面条制作主要有三步：面团调制（由适量的面粉、药物成分、蛋清和冷水调制）、面条擀制和面条煮制。

夏季要制作药膳凉拌面，可使用手工药膳面条制作方法，将煮熟的药膳面条放入冷开水中（水中也可加适量冰块），使面条迅速变凉，捞出面条，控水，用适量香油拌匀，再添加相应的调味品、佐料等拌匀即可；若使用市场上供应的成品面条，则可用适量中药成分制作成调味品、佐料调制。

2. 药膳包子　是在常用的包子馅或包子皮中，加入适量中药或其有效成分制作而成。所用中药可以煎药取汁，也可研磨成细粉，有些粉末状的中药也可直接作馅。药膳包子如豆沙包、茯苓包、天冬羊肉包等。包括在面粉中添加适量中药成分和酵母粉制作面团、药膳馅料制作、包馅和隔水蒸熟等步骤。除蒸熟外，还可以用油煎、生煎等方法。

3. 药膳饺子　本药膳多以面粉制皮，偶用芋粉、糯米粉制皮。饺子按制熟方法，可分为水饺、蒸饺与煎饺三类。

药膳饺子是在常规饺子皮或饺子馅中加入适量的中药或其有效成分制作而成，其成分添加的方法与药膳包子相同。包括制备含中药成分的面团、药膳馅料制作、饺皮制作、包馅成型和制熟等步骤。

4. 药膳馅饼　药膳馅饼是在家常馅饼的基础上添加适量中药或有效成分而制成的馅饼。添加的药用部分要适量。药物可以煎药取汁或将药粉加在饼皮中，也可放在馅内。制作方法：添加适量中药成分和酵母粉制作面团，把准备好的馅料包馅成型，放入容器里煎制成熟（以馅饼较为松软为宜）。在面团揉制过程中，要求做到"三光"，即面团光、手光、容器光。

（二）药膳粥饭

药膳粥饭是用小米，糯米、粳米等粮食类原料，选配适当中药，经煮或蒸制而成的粥和饭。

1. 药膳粥　是将部分具有健脾益气、益肾养精等作用的中药与养胃米粥有机地结合起来，寓药效于米粥之中的特殊粥。具有扶正、祛邪、益气、健脾或养肾的特点，是深受喜爱的药膳种类。药膳粥的制作方法有4种。

（1）谷米与药物同煮法　对药食原料进行预处理（包括药食挑选、淘洗干净及其他处理如浸泡、改刀等），先武火煮沸，再改用中、小火，煮至米粒膨开、粥汤黏稠适中。

（2）先煮谷米，后下药物同煮法　淘净谷米，置锅内，加适量清水煮沸，使米粒煮至膨胀后，加入预先处理好的药物，与其同煮，至药味析出、原料酥烂、粥汤黏稠。

（3）先煮药材或药食两用的原料，后下谷米同煮法　将药物或难以煮烂的药食两用的原料洗净下锅煮至软烂、药味析出，放入谷米，煮至米粒膨开、粥汤黏稠适中。

（4）药物取汁煮谷米法　把难以咀嚼和吞咽的药物用布包扎紧，放入水中煮至药味析出，取出药包，留汤待用（有些药汤还需沉淀和过滤），然后放入谷米，熬制成粥。

2. 药膳饭　是在煮、蒸饭时，适量添加适宜功效的中药或中药有效成分所制成的特殊米饭。根据所制药膳饭的需要，可选用粳米、糙米、糯米、黑米等作为主料，然后再配制适量的药物或其成分进行煮或蒸。药膳饭的制作方法有两种。

（1）煮制方法　选取适量的米置容器内，用冷水淘洗3次，取出，倒入电饭煲，加入预处理过的药物或药食两用的原料拌匀，再倒入开水（也可用煎煮药物的汤水或炖鸡、煨肉的汤水）煮制成饭。

（2）蒸制方法　蒸饭在米的用量、淘洗方面与煮饭相同。将米与预处理过的药物或药食两用的原料置于容器里混匀，再倒入开水（或用煎药的汤水或炖鸡、煨肉的汤水），置于蒸锅或蒸笼内，加盖，蒸至米饭成熟、软糯即可。

（三）药膳菜肴

是以中医药理论为指导，将具有一定功效的食物和药物相结合，采用中国特有的烹调技术，加工制作而成的具有防病治病、保健益寿作用的美味可口的食品。药膳菜肴将食药相互搭配调制，取药材之性，用食之味，食借药力，药助食威，二者相辅相成，从而达到食养和食疗的最佳效果。一般可分为热菜类药膳、凉菜类药膳两类。

1. 热菜类药膳 所用原料十分广泛，如蔬菜、肉类、禽蛋、鱼虾等，制作方法也多种多样。为了充分发挥药膳菜肴保健、预防、治疗的功效，通常采用以水或水蒸气作为传热介质的烹调方法，如炖、焖、煨、煮、烧、扒、蒸、熬、烩等，也可适当选用炒、爆、熘、炸等以油作为传热介质的烹调方法。

热菜类药膳以味鲜、性平宜，展现原汁原味，常有咸鲜、咸甜和咸香等味型。也可制成纯甜、酸甜、香辣和鱼香味等味型，使药膳菜肴的口味尽可能满足大多数人的需要。热菜类药膳的制作方法有12种。

（1）炒法 将经加工成适宜大小的药食原料放入有少量油的锅中，武火加热，快速翻炒至熟。如砂仁炒猪肚，该药膳为抗衰老、延年益寿之滋补佳品。

（2）烧法 取适量油，置炒锅烧热，下姜、葱、蒜，煸炒出香味，放入处理好的药食原料，煸炒片刻，添加适量黄酒、清水或汤和调味料，待烧沸后，改文火烧至原料酥烂，最后以武火收稠汁。注意：烧法的时间一般需40分钟左右，清水或汤要适量。在烧制过程中，使用咸味调味料，如酱油、黄酱、盐等，要分两次投放，前期投放总量的70%，待原料酥烂、武火收汤时，视菜肴的色泽和口味，再决定二次投放量，以防菜色深、味过咸。如板栗烧鸡，原料有鸡、板栗、枸杞子、绍酒、葱、姜、淀粉、食盐、生抽各少许。功效健脾补肾，益气填精。

（3）炸法 将经过加工处理的药食原料放入有油的热锅中，经初炸、复炸，使原料里面成熟、表面酥脆。如紫菜鳕鱼酥，有增强免疫力、预防心脑血管疾病的作用。

（4）煨法 将药食原料用湿面或湿纸包裹，埋于热火灰中缓慢加热。现代对煨法进行改良，常用滑石粉或麦麸加热后煨制药物，也属于煨法。煨法的目的主要是降低副作用，或缓和药性，或增强药物作用。如川花椒煨梨，具有健脾开胃、润肺化痰之功，一般人群皆可食用，尤适宜急慢性气管炎者。

（5）煮法 将经加工后的药食原料置于锅内，加适量清水或汤及调味品，武火烧沸，再用文火加热至成熟。如羊肉枸杞炖山药，该药膳酥烂绵软，香醇味浓，咸鲜味美，营养滋补，具滋肝明目、减肥降脂之功。

（6）熘炒法 将经加工处理后的药食原料通过油炸，或滑油，或蒸，或煮的方法加热成熟，再浇淋调味汁成菜。如溜猪肝，可养肝补血、明目护肤。

（7）扒法 将经过前期加工处理的药食原料在扣碗（盆）或锅中码放整齐，再添加处理好的药物，加入适量汤水和调味料，或蒸，或烧，使原料酥烂入味。如京葱扒鸭、白扒鱼翅、德州五香扒鸡等。

（8）蒸法 将药食原料拌好调料后，放入碗中，利用水蒸气加热烹熟。如清蒸药膳土鸡，具有补血、活血、增强抵抗力之功。

（9）烩法 将易熟的两种或两种以上的药食原料，或经过初步熟处理的药食原料，刀工处理后与药物同置于锅内，加汤汁及调味料，用中火烧沸至原料入味，再勾芡稠汁成菜。如补肾药膳——虾丸烩。

（10）炖法　采用动物类原料，如鸡、鸽、牛肉、猪排骨等，适量搭配根茎类或叶菜类原料，经清洗、去掉非食用部分、刀工成形、焯水等加工后，投放药物（补益类药物、非补益类药物都需稍加清洗，后者洗后用布包扎，再与动物性原料同放砂锅内），加适量水（以漫过原料高度3～5cm为宜），以保持其原汁原味，加热，先用武火煮沸撇去汤面浮沫，使汤汁清澈，放入调味料（如葱、姜、蒜、料酒、盐等），文火慢炖1～3小时至原料酥烂。如当归炖鸡，适用于血虚、月经不调、产后虚弱和跌打损伤等。

（11）油爆法　又称爆炒，将经过刀工或上浆处理后的动物性原料放入五成热（约150℃）的油锅中加热至原料刚熟后滤油，用武火热油炒制配料，然后再倒入主料，放入芡汁快速翻炒成菜。如腰花炒木耳，具有养气补血、润肺镇静之功，常吃可减少心血管病发病率，起到养颜抗衰老作用。

（12）涮法　利用火锅中的沸汤对药食原料进行加热并使其熟透。将预先制好的红汤、白汤或清汤等汤料用火锅煮沸，将所要涮的原料分别装在盘中，并准备好相应的调味料碟，即可涮食。用涮火锅法制作药膳，可将所用的药物或药物的汁液放入火锅汤中同煮，也可将药物的汁液与所蘸的调味料混合。如涮羊肉，对动脉硬化、冠心病、高血压人群具有保健作用，可增强老人、儿童、体弱者的抗病康复能力。

2. 凉菜类药膳　将药膳原料或经制熟处理，或生用原料，经加工后冷食的药膳菜类。尽管一年四季均可食用，但最适宜于夏季食用，制作方法主要有拌、炝锅、腌、卤、冻等方法。

（1）拌法　将药膳原料的生料或已凉后的熟料加工切制成一定形状，再加入调味品拌匀。特点是清凉爽口，理气开胃。如枸杞拌昆布，具补益肝肾、消肿散结之功，可用于甲亢和肝肾亏虚之证。

（2）炝锅法　将药食原料切制成所需形状，经热处理后，加入各种调味品拌制，或再加热花椒炝锅成药膳。特点是口味或清淡或鲜咸麻香。如活炝锅闸蟹，主要由成活闸蟹、姜丝、八角茴香、花椒等组成，补骨髓，滋肝阴，舒筋活血，可抗氧化，对儿童佝偻病和老年人骨质疏松具有营养作用。

（3）腌法　将药食原料浸入调味卤汁中，或以调味品拌匀，腌制一定时间排出原料内部的水分，使原料入味。特点是清脆鲜嫩，浓郁不腻。腌法又可分为五种：盐腌、糖腌、醋渍、酒腌、酒糟腌。如醋泡黄豆，具有美容养颜、促进食欲和保护心脑血管的作用。

（4）卤法　将经加工处理后的药食原料放入已制好的卤水中（老卤尤香，所用药物用布袋扎好后也可同置于卤水中），用武火煮沸，撇去浮沫，用中小火煮至原料成熟或酥烂。如药膳卤汁，主要由枸杞子、杜仲、桂枝、熟地黄、川芎、肉桂和辅料等组成，具有温补肝肾之功。

（5）冻法　将含胶原蛋白较多的药食原料，经煮、卤或酱制，原料中的胶原蛋白会逐渐析出与汤融合，冷却后，汤汁即凝固成冻。如冻龟苓膏，具有滋阴润燥、祛火除烦的作用。

（四）药膳汤羹

药膳汤羹是在汤、羹中添加药食原料，经较长时间的煮、炖、煨等加工方法制成的具有特殊疗效的药膳。

汤与羹，均是汤水较多、连汤带水的菜肴，但它们之间仍有一定的差别。汤是将经过加工处理的动植物原料，放于锅内，添适量的清水、调味料，采用炖、煮、余、煨、涮等烹调方法加热至原料酥烂或熟透的加工方法，汤的特点是原材料可大可小，甚至整只烹制，质清、汁宽，过程中无须勾芡。羹将经过前期加工处理后的动植物原料，置于已加入适量清水、调味料的锅中，采用炖、煨、煮、烩、熬的烹调方法，加热至原料酥烂的加工方法，羹的特点是原材料较小，一般为丁、丝、片、粒，口味醇厚，味型多变，制作过程中需要勾芡。

1.药膳汤　药膳汤的制作大多采用炖、煮、涮、煨、氽等烹调方法。炖、煨、煮法前文已有阐述，此处不再赘述，仅介绍氽法。

氽法是将已净化后的形小易熟的药食原料放入沸水（汤）中，用武火加热，使原料在短时间内很快成熟的一种烹调方法。形小原料（形大或整只的原料，如鸡、肉、鱼、笋等，必须加工成薄片、细丝、细条、段等）置沸水或沸汤中氽制，调味（使用无色或白色的咸鲜味类的调味料调味，如盐等，有些汤还需要使用葱、姜、黄酒、胡椒粉、香油等调味料调味）。其特点是氽制的药膳汤大多具有汤宽量多、口感细嫩、汤鲜味美的特点。要注意的是，氽制的原料形小易熟，故不宜久煮；浓汤宜白，清汤宜清。

2.药膳羹　是在普通羹的基础上，适当、适量加入需求药食原料而制成。将前期加工好的所需原料（包括主料、配料和辅助原料）置锅内（已倒入原汤），加入处理好的适量药物或药物成分，用中小火将其煮沸（约15分钟），再加入适量调味料，用淀粉勾芡呈黏稠的汤汁即成。用动物性原料制成的药膳羹，以咸鲜味为主；用植物性原料制成的药膳羹，可以是咸鲜味，也可以是甜味。

（五）药膳茶、饮品

药膳茶、饮品按制作技术一般可分为药茶、药膳饮品和药膳鲜汁三类，由于使用方法均同日常饮茶，因此统称为茶饮。

1.药茶　也称"代茶饮"，是指药物（带有茶叶或不带茶叶）经粉碎、混合而成的粗末制品（有些药物粉末不经粉碎亦可），或加入黏合剂制成的块状物，前者称为粗末茶，后者称为块状茶。

（1）粗末茶　将药茶方的各味原料，经晒干或烘干，切成小丁或制粗末，搅拌均匀后进行包装（用防潮性能好的纸张或聚乙烯薄膜袋）。如玫瑰花红茶，有活血调血功效，适用于冬季手脚冰冷或贫血者。

（2）块状茶　将药茶方的各味原料，经晒干或烘干后，研磨成粗粉，加黏合剂混匀。揉成团并制成小方块形或长方块形；亦可制成饼状，置通风阴凉处晾至半干，再晒干或低温烘干，分块包装（用防潮性能好的纸张）。如沙棘茶，主要由沙棘叶或其提取物组成，是有益身心的健康饮品。

2.药膳饮品　指以药食、水等为原料，用煎煮方法制成的具有保健作用的饮品，像平常饮品一样饮用。将药膳方的各味原料，用水浸泡，加水煎煮，分离药液，经沉淀过滤制得澄清液，加入糖或蜂蜜进行调味。如五汁饮，可清热润肺，生津止渴，适宜于肺脏燥热，津液失布者。

3.药膳鲜汁　指新鲜果蔬或中药材压榨得的汁液。该鲜汁可像喝茶、喝饮料一样饮用。将药膳方的药食原料用水洗净，淋水，捣烂，压榨取汁或用榨汁机榨取汁液，如西瓜汁。

（六）药膳膏方

将制作药膳原料放入非金属容器，加水反复煎煮至一定程度，去滓取汁，再浓缩，加入其他辅料煎熬成膏，取出，凉透，装入干净的容器里，置阴凉处储存。如三红膏，由红枣、山楂、枸杞子和白糖组成，主要适用于体质虚弱、免疫力弱的人群。

（七）药膳糕点

该类药膳的制作方法因原料而异，制作方法繁多。其主要的制法是将药膳原料混合研磨成极细粉后，与米粉混合，加白糖水或其他辅料调匀，置于蒸笼中用武火蒸熟，或隔水蒸熟即可，如玫瑰五花糕，可行气解郁、凉血活血、疏风解毒，适用于肝气郁结证。

（八）药膳酒剂

是由药食原料与酒浸泡或发酵而制成的一种液体，可用浸渍法或酿制法制备。药膳酒剂按制作技术一般可分为药酒、药膳醪糟和醴酒等品种，是一类含有酒精的药膳。

1. 药酒 将药食原料用酒浸渍制成的液体，在传统制法中也有加入药食原料酿造制成者。其主要制作方法有以下两种。

（1）浸渍法 用酒直接浸渍药食原料制作药酒，具体又分为冷浸法与热浸法两种，前者制法简单，尤其适合家庭药酒配制；后者是一种古老而有效的药酒制法。

（2）酿造法 加入食物、药材酿造制作酒剂，属于传统药酒制法之一。

2. 药膳醪糟 醪糟，又称甜白酒、酒酿、江米酒，是用糯米（北方称江米）加入酒曲发酵而成的、广泛流行于南北各地的饮品。醪糟本身是亦食亦药的品种，而药膳醪糟则是加上药食原料酿成的特殊醪糟，或普通醪糟加药食原料或药材经烹制后的醪糟。

（1）药膳醪糟的制法 药膳醪糟的制法基本同药酒的酿造法。醪糟发酵后无须压榨、过滤，澄清即可食用。

（2）醪糟与食品、药材同煮的制法 取适量醪糟与药食原料加水同煮，沸后加糖或不加糖食用。

3. 醴酒 即果酒、甜酒，是以水果为主料酿制的药膳酒剂。在中国古代以谷物为发酵原料的酿造酒是醴酒和黄酒，从某种意义上来讲，也可以说，"醴酒"就是中国古代的啤酒。将洗净、沥干水的水果切碎或不切碎，按一层水果、一层糖的顺序放在容器内，加白酒或不加白酒，经4周左右，发酵成酒，取上清液，药渣压榨液与上清液混匀，静置、过滤即可。

第五章　药膳常用食物

药膳常用食物包括粮食类、蔬菜类、果品类、肉禽乳蛋类、水产类、调料及其他等。《素问·脏气法时论》曰："五谷为养，五果为助，五畜为益，五菜为充，气味合而服之，以补精益气。"可见，食物既是人体生存的需求，亦是促进人体健康的物质保证。根据药食同源原理，食物在性能、功效、应用、药理作用及使用注意上与中药类似，可按性味归经、功效、药理作用及使用注意等来指导应用。

食物的偏性不如中药显著。中药的偏性强，用药正确时效果突出，而用药不当时，则容易出现一些毒副反应。食物除供给人体必需的营养物质外，亦会因食物的性能作用不同程度对机体的阴阳平衡和生理功能产生有利或不利的影响。因食物需经常食用，日积月累，量变到质变，一些不利的影响日渐显现。因此，常人应对食物的性味、功效等进行了解，并辨识体质后选择性食用，而患者则应按其病情辨证施膳。

第一节　粮食类

粮食类多为植物的种仁，常以"五谷"概称。对"五谷"解释古代有不同之意，《周礼·职方氏》曰"黍、稷、菽、麦、稻"，《素问·金匮真言论》中"五谷"指"麦、麻、稷、稻、豆"，现认为"五谷"为谷物豆类粮食作物的总称。

谷物类主要是指粳米、糯米、小麦、荞麦、粟米、玉米等，是我国人民的主食，我国北方居民以小麦为主，南方以大米为主。谷物类大多数性平、味甘，具有益胃健脾、扶助正气之功效；少数性或偏寒（如荞麦），或偏温（如糯米、高粱）。豆类品种繁多，豆类及豆制品大多性平、味甘，具有补益气血、利水解毒之功效。

一、谷物类

粳米

【来源】《名医别录》。

【异名】大米、稻米、白米。

【性味归经】甘，平。归脾、胃、肺经。

【功效】调中和胃，渗湿止泻，除烦。

【应用】

1.纳差泄泻　白粳米 100g，炒焦，煮粥食用。

2. 心烦口渴 粳米 20g，淡竹沥 20mL。粳米炒黄，以水同研，去滓取汁，与淡竹沥和匀顿服。

【用法用量】煮饭、熬粥、制成膏饼，50～200g。

【药理作用】补充机体能量及 B 族维生素；增强机体免疫力等功能。

【使用注意】粳米营养大多存在于谷皮中，加工不宜过于精细。

糯米

【来源】《备急千金要方·食治》。

【异名】江米、稻米、元米。

【性味归经】甘，温。归脾、胃、肺经。

【功效】补中益气，健脾止泻，缩尿，敛汗。

【应用】

1. 体虚不足 糯米蒸熟，放凉，加适量曲末和匀，静置数日制成醪糟。空腹服食，每次半盏。

2. 脾虚久泻 糯米 1kg，山药、芡实、莲肉各 30g，胡椒末 3g，小火炒干研末，每晨取适量，加入砂糖 2 匙，滚汤调服。

3. 自汗不止 陈糯米、麦麸同炒至黄，研末，米汤调服，或熟猪肉蘸末食之亦可。

【用法用量】内服：煎汤，30～60g；煮粥或入丸、散。外用：研末调敷，适量。

【药理作用】补充机体能量及 B 族维生素。

【使用注意】湿热痰火及脾滞者禁服。糯米糕饼黏腻、不易消化，婴幼儿、老年人及大病初愈者宜慎食。

小麦

【来源】《名医别录》。

【异名】䅽、淮小麦。

【性味归经】甘，凉。归心、脾、肾经。

【功效】养心，益肾，除热，止渴。

【应用】

1. 妇人脏躁 小麦 250g，甘草 50g，大枣 10 枚，以水 1.2L，煮取 0.6L，分 3 次温服。

2. 老人小便淋沥，滞涩不通 小麦 30g，通草 10g，加水煎汤服。

【用法用量】内服：煎汤，50～100g；或煮粥。小麦面炒黄，温水调服。外用：小麦炒黑研末调敷，适量。

【药理作用】降低血糖浓度；降低胆固醇吸收，防治高血压心脏病和动脉硬化；抗氧化，抑菌。

【使用注意】气滞、口渴、湿热者宜少食。

玉蜀黍

【来源】《滇南本草图说》。

【异名】玉米、苞谷。

【性味归经】甘，平。归胃、大肠经。

【功效】调中开胃，利水消肿。

【应用】

1. 高血压，高脂血症　玉米油烹菜，玉米须煎汤代茶。

2. 小便不利，水肿　玉米粉 90g，山药 60g，加水煮粥。

【用法用量】内服：煎汤，30～60g；煮食或磨成细粉做饼。

【药理作用】利尿、利胆、降压、降脂和降糖；对维生素 K 缺乏所致凝血功能障碍有治疗作用。

【使用注意】脾胃虚弱者食后易腹泻。

粟米

【来源】《名医别录》。

【异名】小米、白粱粟、粟谷。

【性味归经】甘、咸，凉；陈粟米：苦，寒。归肾、脾、胃经。

【功效】和中，益肾，除热，解毒。

【应用】

1. 脾胃气弱　粟米 500g，杵粉，加盐少许，水和丸如梧子大，煮熟，空腹服用适量。

2. 胃热消渴　粟米煮饭。

3. 烧烫伤　粟米炒焦，加水，煎稠如饴，频涂之，能止痛，消瘢痕。亦可半生半炒，研末，酒调敷之。

【用法用量】内服：煎汤，15～30g；或煮粥，适量。外用：研末敷；或熬汁涂，适量。

【药理作用】维生素 B_1 含量较高，有较好的维护神经功能的作用；粟米草乙醇提取物具有抗实验性心律失常作用；其茎含白瑞香苷，苷元有抗菌作用。

【使用注意】粟米不宜与杏仁同食，食则令人呕吐腹泻。

荞麦

【来源】《备急千金要方·食治》。

【异名】荞子、花荞、甜荞、三角麦。

【性味归经】甘、微酸，寒。归脾、胃、大肠经。

【功效】健脾消积，下气宽肠，解毒敛疮。

【应用】

1. 糖尿病　荞麦面煮食。

2. 男子白浊，女子带下　荞麦炒焦为末，与鸡子白和丸如梧桐子大。每服 50 丸，盐汤下，日 3 服。

【用法用量】内服：入丸、散或制面食服，适量。外用：研末掺或调敷，适量。

【药理作用】有降血压、降血脂作用；对胰蛋白酶和糜蛋白酶有一定抑制作用；荞麦花粉的水提取液具有和硫酸亚铁相似的抗缺铁性贫血作用。

【使用注意】不宜久服；脾胃虚寒者忌服；不可与平胃散及白矾同食。

NOTE

番薯

【来源】《本草纲目拾遗》。

【异名】红薯、甘薯、甜薯。

【性味归经】甘，平。归脾、肾经。

【功效】补中活血，益气生津，宽肠胃，通便。

【应用】

1. 酒湿殢泄　番薯煨熟食。

2. 夜盲症　新鲜番薯500g，粳米50～100g，白糖适量，煮稀粥，趁热服食。

3. 酒食内伤，因湿成热，因热成黄者　番薯500g，红糖60g。番薯加水适量煮至熟透，加红糖，食薯喝汤。

【用法用量】内服：生食或煮食，适量。外用：捣敷，适量。

【药理作用】促进胃肠蠕动，防便秘；促进胆固醇排泄，防止动脉硬化；对眼晶体醛糖还原酶有较强的抑制作用。

【使用注意】"中满者不宜多食，能壅气"；胃酸多者不宜多食，多食令人反酸；素体脾胃虚寒者，不宜生食。

二、豆类

黄大豆

【来源】《食鉴本草》。

【异名】黄豆、大豆。

【性味归经】甘，平。归脾、胃、大肠经。

【功效】健脾利水，宽中导滞，解毒消肿。

【应用】

1. 脾气虚弱　黄大豆30g，籼米60g。先将黄大豆清水浸泡过夜，滤出，淘净，再与洗净的籼米一同下锅，加水适量，煮粥，顿服。

2. 催乳　黄大豆适量，猪蹄1只。将猪蹄洗净，与黄大豆一起炖汤，炖至猪蹄软烂，黄大豆酥软，加入少许食盐，撇油、喝汤食肉。

【用法用量】内服：煎汤，30～90g。外用：适量，捣敷；或炒焦研末调敷。

【药理作用】黄大豆所含异黄酮有类雌激素样作用；所含黄豆苷元有神经保护作用。

【使用注意】食用生黄大豆易引起恶心、呕吐、腹泻等，宜熟食；熟黄大豆亦较难消化，不宜过食。

黑大豆

【来源】《本草图经》。

【异名】黑豆、乌豆。

【性味归经】甘，平。归脾、肾经。

【功效】健脾益肾，活血利水，祛风解毒。

【应用】

1. 急、慢性肾炎　黑大豆 60 ～ 100g，鲫鱼 150g，清水炖服。

2. 肾虚腰痛，夜尿频数　黑大豆 100g，猪小肚 1 副。将黑大豆洗净置于猪小肚内炖服。

3. 妊娠水肿　黑大豆 100g，大蒜 1 粒，红糖适量。黑大豆、大蒜水煎，红糖调服。

【用法用量】内服：煎汤，10 ～ 30g；或入丸、散，适量。外用：研末掺，适量；或煮汁擦涂。

【药理作用】降血脂，抗氧化，抗衰老，抗病毒，抗脂肪肝，保肝，抗动脉粥样硬化，扩张冠状动脉，有助于减肥等。

【使用注意】脾虚腹胀、肠滑泄泻者慎服。小儿不宜多食。

绿豆

【来源】《开宝本草》。

【异名】青小豆。

【性味归经】甘，寒。归心、肝、胃经。

【功效】清热，消暑，利水，解毒。

【应用】

1. 暑热烦渴　绿豆 25g，粳米 100g，煮粥，粥成与冰糖调匀食用。

2. 消渴，小便如常　绿豆淘净，煮烂研细，澄滤取汁，早、晚食前各服 1 小盏。

【用法用量】内服：煎汤，10 ～ 15g；外用：研末调敷，适量。

【药理作用】降脂，抗动脉粥样硬化和抗肿瘤；保护肝肾；解毒、抗菌抑菌、补充无机盐及维生素等。

【使用注意】药用不可去皮。脾胃虚寒滑泄者慎服。

绿豆芽

【来源】《本草纲目》。

【异名】豆芽菜。

【性味归经】甘，凉。归心、胃经。

【功效】清热消暑，解毒利尿。

【应用】

1. 解酒毒、热毒　绿豆芽 150 ～ 200g，煎汤服用。

2. 带下，小便不利　鲜绿豆芽 30 ～ 60g，红糖适量。鲜绿豆芽捣烂绞汁，加红糖，顿服；亦可鲜绿豆芽绞汁，加糖适量，代茶饮。

【用法用量】内服：煎汤，30 ～ 60g；或捣烂绞汁。

【药理作用】富含维生素 C，可防治坏血病；降血脂，软化血管，防治心血管病变；对消化道癌变有一定预防作用。

【使用注意】脾胃虚寒者不宜久食。

豆腐

【来源】《本草图经》。

【异名】豆乳，脂酥，豆脯。

【性味归经】甘，凉。归脾、胃、大肠经。

【功效】泻火解毒，生津润燥，补中益气。豆腐渣（为制豆腐时，滤去浆汁后所剩下的渣）：解毒消肿，止血。

【应用】

1. 下痢　醋煎白豆腐食之。

2. 大便下血　豆腐渣炒黄，清茶调服。

【用法用量】内服：煮食，适量。外用：切片敷贴，适量。

【药理作用】补充机体能量及植物蛋白；对预防老年性痴呆有一定作用；降低血铅浓度，保护肝脏、促进机体代谢。

【使用注意】痛风患者慎食。

第二节　蔬菜类

蔬菜，是可作为副食品的草本植物的总称。《尔雅》云："凡草菜可食者，通名为蔬。"《辞海》称"菜"为"蔬类植物的总称"。

蔬菜的种类很多，可分为茎叶类：芹菜、菘菜、芸薹、菠菜、蕹菜、韭菜、冬葵叶、椿叶、芜菁、洋葱、葱白等；根茎类：胡萝卜、藕等；瓜茄类：冬瓜、丝瓜、南瓜、黄瓜、苦瓜、辣椒等。蔬菜类食物大多数性寒凉（如苦瓜、芹菜、藕等），有清热除烦、通利二便、化痰止咳之效，少数性温热（如辣椒等），具温中散寒、开胃消食之功。

一、茎叶类

旱芹

【来源】《履巉岩本草》。

【异名】芹菜、南芹菜、香芹。

【性味归经】甘、辛、微苦，凉。归肝、胃、肺经。

【功效】平肝，清热，祛风，利水，止血，解毒。

【应用】

1. 高血压、动脉硬化　鲜旱芹适量捣汁，煎汤代茶。亦可芹菜 500g，苦瓜 100g，水煎服。

2. 高胆固醇　鲜旱芹根、大枣，洗净捣碎，加水煎熬去滓服用。

3. 小儿吐泻　芹菜切细，煮汁饮之，不拘多少。

【用法用量】内服：煎汤或绞汁，30 ～ 60g。外用：捣敷，或煎水洗，适量。

【药理作用】芹菜甲素、芹菜乙素有对抗实验动物惊厥和抗癫痫作用；芹菜醇提物和粗提物对大鼠、犬、兔均有温和、稳定降压作用；能提高性兴奋，有避孕作用，降低精子生成；全草压榨汁经处理后的片剂，对狗有利尿作用。

【使用注意】慢性腹泻者不宜多食。

菘菜

【来源】《名医别录》。

【异名】小白菜、油白菜、小油菜、小青菜。

【性味归经】甘，凉。归肺、胃、大肠经。

【功效】解热除烦，生津止渴，清肺消痰，通利肠胃。

【应用】

1. 漆毒生疮 菘菜适量捣烂涂之。

2. 酒醉不醒 菘菜籽 200g 细研，水 1 盏调，分 2 服。

3. 老年人便秘 菘菜不拘多少炒食之。

【用法用量】内服：煮食或捣汁饮，适量。外用：捣敷，适量。

【药理作用】降低大鼠血及肝中胆固醇；促进肠壁蠕动，帮助消化；对防治坏血病和增强毛细血管强度有益。

【使用注意】脾胃虚寒，大便溏薄者慎服。

芸薹

【来源】《名医别录》。

【异名】红油菜、寒菜、薹菜、芸薹菜。

【性味归经】辛、甘，平。归肺、肝、脾经。

【功效】凉血散血，解毒消肿。

【应用】

1. 风疹痒不止 用芸薹 3 握，细切烂研，绞取汁，于疹上热敷，时时换药令热彻，又续煎汤洗。

2. 女子吹乳 芸薹菜适量，捣烂敷之。

【用法用量】内服：煮食，30 ～ 300g；捣汁服，20 ～ 100mL。外用：煎水洗或捣敷，适量。

【药理作用】抑制房水生成，降眼压。

【使用注意】麻疹后、疮疥、目疾患者不宜食。

蕹菜

【来源】《本草拾遗》。

【异名】蕹、瓮菜、空心菜、空筒菜。

【性味归经】甘，寒。归肠、胃经。

【功效】凉血清热，利湿解毒。

【应用】

1. 淋浊，尿血，便血 鲜蕹菜适量洗净，捣烂取汁，和蜂蜜服之。

2. 外痔 蕹菜 1kg，水 1L，煮烂去滓，与白糖 120g 同煎如饴糖状。每次服 100g，每日早、晚服，未愈再服。

3. 鼻血不止 蕹菜数根，和糖捣烂，沸水冲服。

【用法用量】内服：煎汤，60 ～ 120g；或捣汁。外用：煎水洗，或捣敷，适量。

【药理作用】紫色蕹菜中含胰岛素样成分，可用于治疗糖尿病；从蕹菜分离出的 N– 反 –
阿魏酰基酪胺和 N– 顺 – 阿魏酰基酪胺，是体外前列腺素合成的抑制剂。

【使用注意】脾虚泄泻者不宜多食。

韭菜

【来源】《滇南本草》。

【异名】起阳草、长生韭、壮阳草。

【性味归经】辛，温。归肾、胃、肺、肝经。

【功效】补肾，温中，行气，散瘀，解毒。

【应用】

1. 阳痿遗精　韭菜 400g，胡桃肉（去皮）100g，用芝麻油炒熟食之。

2. 急性乳腺炎　鲜韭菜 60 ～ 90g，捣烂敷患处。

3. 疗疮　用韭菜适量煎汤洗之，或捣泥敷之。

【用法用量】内服：捣汁，60 ～ 120g；或煮粥，炒熟。外用：适量捣敷；煎水熏洗；热熨。

【药理作用】韭菜叶研磨后的滤液，对阴道毛滴虫有杀灭作用；韭菜对离体子宫有兴奋
作用。

【使用注意】阴虚内热及疮疡、目疾患者慎食。

金针菜

【来源】《滇南本草》。

【异名】萱草花、川草花、萱萼、黄花菜。

【性味归经】甘，凉。归肝、肾经。

【功效】清热利湿，宽胸解郁，凉血解毒。

【应用】

1. 月经量少，贫血，胎动不安，老年性头晕，耳鸣，营养不良性水肿　金针菜 30 ～ 60g，
炖肉服。

2. 暗哑　金针菜 30g，煮熟调蜜糖 15g，分 3 次含咽。

3. 痔疮出血　金针菜 30g，红糖适量，煮熟，早饭前 1 小时服，连服 3 ～ 4 天。

【用法用量】内服：煎汤，15 ～ 30g；或煮汤，炒菜。外用：捣敷，或研末调蜜涂敷，
适量。

【使用注意】食用金针菜以加工的干品为佳，勿食新鲜黄花菜，亦不单炒食，以防中毒。

芥菜

【来源】《备急千金要方·食治》。

【异名】芥、大芥、黄芥。

【性味归经】辛，温。归肺、胃、肾经。

【功效】利肺豁痰，消肿散结。

【应用】

1. 促进代谢　芥菜适量，炒食或煮汤。

2. 身体麻木　芥菜子末适量，醋调涂之。

3. 中风口噤　芥菜子末 1L，加醋 2L，煎取 1L，外敷颔颊下。

4. 漆疮瘙痒　芥菜煎汤洗之。

【用法用量】内服：煎汤，10 ～ 15g；或用鲜品捣汁，适量。

【药理作用】缓解顽固性呃逆；使心脏血容量及心率下降。

【使用注意】目疾、疮疡、痔疮、便血及阴虚火旺者慎用。

<h2 style="text-align:center">冬葵叶</h2>

【来源】《名医别录》。

【异名】冬苋菜、冬葵苗叶、冬寒菜、滑菜。

【性味归经】甘，寒。归肺、大肠、小肠经。

【功效】清热利湿，滑肠，通乳。

【应用】

1. 小便赤涩　择取冬葵叶及嫩心 1.5kg，粟米 450g，葱白 1 握。以水 5L，先煮葵菜至 3L，绞去葵菜，取汁下粟米及葱白，另浓煎豉汁 500mL，同煮为粥，空心顿食之，2 日服尽。

2. 消渴　冬葵根茎叶 250g，与水、姜、豉同煮，去滓饮汤。

3. 疮疖，扭伤，乳腺炎　用鲜冬葵叶适量捣烂外敷患部。

【用法用量】内服：煎汤，30 ～ 60g，或煮粥。外用：捣敷，适量。

【使用注意】脾虚肠滑者禁服。

<h2 style="text-align:center">椿叶</h2>

【来源】《本草纲目》。

【异名】椿木叶、春尖叶、香椿、香椿芽、香椿头。

【性味归经】辛、苦，平。归脾、胃经。

【功效】祛暑化湿，解毒，杀虫。

【应用】

1. 瘴气恶心，四肢疼痛，口吐酸水，不思饮食，憎寒壮热，大渴引饮　嫩椿叶（酒浸、焙）150g，甘草（炙）、南壁土（向日者）各 50g，捣为散，每服 10g，用白酒调下。

2. 气滞食欲不振　嫩椿叶适量，切碎，用开水泼成半生半熟，加酱油食用。

3. 疮痈肿毒　鲜香椿嫩叶、大蒜等量，加食盐少许，捣烂，敷患处。

【用法用量】内服：煎汤，鲜椿叶 30 ～ 60g。外用：煎水洗，或捣敷，适量。

【药理作用】对金黄色葡萄球菌、肺炎球菌、大肠埃希菌、铜绿假单胞菌、伤寒沙门菌均有抑制和杀灭作用；促进肝细胞再生，恢复肝功能；香椿流浸膏治痢疾效佳。

【使用注意】气虚汗多者慎服。

<h2 style="text-align:center">芜菁</h2>

【来源】《名医别录》。

【异名】大芥、诸葛菜、台菜、大头菜。

【性味归经】辛、甘、苦，温。归胃、肝经。

【功效】消食下气，解毒消肿。

【应用】

1. 乳痈疼痛发热　芜菁根或叶适量，去土勿洗，与食盐同捣，敷患乳上，热即换。须避风。

2. 心腹胀痛　芜菁 1kg，拣净捣烂，水 1L 合研，滤汁 1 盏，顿服。少顷自利，或自吐，或得汗，即愈。

3. 二便不利　芜菁种子 50 ～ 100g，捣研成细末，以沸水适量冲入，绞汁，空腹服，少时当泻下，便通即愈。

【用法用量】内服：煮食或捣汁饮，适量。外用：捣敷，适量。

【药理作用】芜菁根、叶的水提取物可抑制大肠埃希菌的生长；块根皮有抑制细菌、真菌及某些人体寄生虫的作用。

【使用注意】不可多食，以免耗气。

洋葱

【来源】《药材学》。

【异名】玉葱、浑提葱、洋葱头。

【性味归经】辛、甘，温。归肺经。

【功效】健胃理气，解毒杀虫，降血脂。

【应用】

1. 高血压　取茶褐色洋葱皮每日 5 ～ 10g，水煎服，长期服用。

2. 牙痛　洋葱捣碎涂擦痛处。

3. 高脂血症　洋葱 60g，菜籽油炒食。

【用法用量】内服：做菜生食或熟食，适量。外用：捣敷或捣汁涂，适量。

【药理作用】预防动脉粥样硬化；平喘、抗炎；提高动物胃肠道张力；对金黄色葡萄球菌、白喉杆菌及滴虫等有杀灭作用。

【使用注意】热病后不宜进食，皮肤疾病患者忌食。

葱白

【来源】《药材学》。

【异名】葱茎白、葱白头、大葱。

【性味归经】辛，温。归肺、胃经。

【功效】发表，通阳，解毒，杀虫。

【应用】

1. 风寒感冒　葱白 2 根，防风 10 ～ 15g，粳米 100g。防风、葱白煎煮，去滓取汁；粳米按常法煮粥；待粥将熟时加入药汁，煮成稀粥服食。

2. 时疾头痛发热者　连根葱白 20 根，和米煮粥，加醋少许，熟食取汗即解。

3. 小便难，小腹胀　葱白 1kg，切细，炒令熟，以布裹之，分作两份，熨脐下。

【用法用量】内服：煎汤，15 ～ 30g；或酒煎、煮粥食。外用：捣敷，炒熨，煎水洗，蜂蜜或醋调敷，适量。

【药理作用】对白喉棒状杆菌、结核分枝杆菌、志贺菌、金黄色葡萄球菌及链球菌、多种皮肤真菌等有抑制作用，对阴道毛滴虫、蠕形住肠线虫有杀灭作用；镇静、镇痛，发汗，祛痰，利尿；促进消化液分泌，其黏液质可保护胃黏膜和皮肤。

【使用注意】表虚多汗者慎服。

毛笋

【来源】《本草纲目拾遗》。

【异名】茅竹笋、竹笋、笋。

【性味归经】甘，寒。归胃、大肠经。

【功效】化痰，消胀，透疹。

【应用】

1. 小儿疹出不畅 嫩毛笋与鲫鱼炖汤令小儿饮服。

2. 糖尿病（肺热型） 鲜毛笋 1 个，去皮切片，同粳米共煮成粥，每日分两次服。

3. 便秘，痰热咳嗽 毛笋适量，同肉煮食。

【用法用量】内服：煮食。

【药理作用】含有大量的胡萝卜素，维生素 B 族、维生素 C、维生素 E 和镁等物质。

【使用注意】脾胃虚弱者慎服。

苦菊

【来源】《嘉祐本草》。

【异名】苦苣、苦菜。

【性味归经】苦，平。归肺、肝经。

【功效】清热解毒。

【应用】

1. 慢性气管炎 苦菜 500g，大枣 20 枚。苦菜煎烂，取煎液煮大枣，待枣皮展开后取出，余液熬成膏。早、晚服药膏 1 匙。

2. 疮痈 苦菊 50g，捣泥外敷，每日换 1 次。

【用法用量】内服：煎汤，30～60g；或鲜品捣汁。外用：捣泥外敷，适量。

【药理作用】降脂、降压，调节交感神经兴奋性；增强机体免疫功能；利胆保肝、抗胃溃疡；有利于伤口愈合、疼痛减轻。

【使用注意】脾胃虚寒者慎服。

马齿苋

【来源】《本草经集注》。

【异名】马齿草、马苋、马齿菜。

【性味归经】酸，寒。归大肠、肝经。

【功效】清热解毒，凉血止痢，除湿通淋。

【应用】

1. 久痢 鲜马齿苋 120g，绿豆 60g，粳米 100g。绿豆、粳米同煮，武火煮沸，放入马齿苋，文火煮至豆烂米熟。

2. 百日咳　马齿苋 30g，百部 10g，水煎，加白糖服用。

3. 黄疸　鲜马齿苋绞汁。每次约 30g，开水冲服，每日 2 次。

【用法用量】内服：煎汤或绞汁，10 ～ 15g，鲜品 30 ～ 60g。

【药理作用】对多种动物离体和在体子宫均有明显收缩作用，兴奋子宫的成分为无机钾盐，以氯化钾为主，主要存在于茎中；抑制子宫的成分为有机化合物，主要存在于叶中；马齿苋的甲醇、乙醚和水提取物有引起肌肉松弛的作用；其提取物对痢疾杆菌、伤寒沙门菌、铜绿假单胞菌和大肠埃希菌等均有显著抗菌作用，对金黄色葡萄球菌也有一定抑制作用。

【使用注意】脾虚便溏者及孕妇慎服。

枸杞叶

【来源】《名医别录》。

【异名】枸杞尖、枸杞苗、枸杞菜、枸杞头。

【性味归经】苦、甘，凉。归肝、脾、肾经。

【功效】补虚益精，清热明目。

【应用】

1. 消渴　鲜枸杞叶 250g，淡豆豉 60g，粳米 250g。粳米洗净，同豉汁一同放入锅内，按常法煮粥；临熟，下洗净的枸杞叶，稍煮几沸，以植物油、葱、盐等调味即成，服食适量。

2. 肺结核　鲜枸杞叶 100g，胡萝卜、苹果各 50g，洗净同入榨汁机内，酌加凉开水制汁，蜂蜜适量调味食用。

3. 房事不兴　枸杞叶 250g、粳米 200g、豉汁少许煮粥。

【用法用量】内服：煎汤，鲜品 50 ～ 250g；或煮食，或捣汁，适量。

【药理作用】参与脂代谢，促进肝细胞再生，防治脂肪肝；提高 T 淋巴细胞活性，增强免疫功能，抗衰老；对抗肿瘤放疗、化疗后白细胞减少。

【使用注意】大便滑泄者忌食，枸杞叶忌与乳酪同食。

二、根茎类

马铃薯

【来源】《广西药用植物名录》。

【异名】洋芋、土豆、洋番薯。

【性味归经】甘，平。归胃、大肠经。

【功效】益气健脾，调中和胃，消肿解毒。

【应用】

1. 脾胃虚寒，短气乏力　马铃薯 100g，牛腹筋 150g，酱油 15mL，糖 5g，葱、姜各 2.5g，文火煮至肉、土豆酥烂入味。

2. 胃、十二指肠溃疡疼痛　新鲜马铃薯适量，洗净（不去皮）切碎，捣烂，挤汁，酌加蜂蜜适量，每日早晨空腹服 1 ～ 2 匙，连服 2 ～ 3 周。

3. 腮腺炎　马铃薯 1 个。将马铃薯以醋磨汁，擦患处，干再擦，不间断。

【用法用量】内服：煮食或煎汤，适量。外用：磨汁涂，适量。

【药理作用】增加缩胆囊素释放，减少食物吸收；外用可使蛋白水解活性恢复正常，胶原生物合成加快；保持动脉血管的弹性，防止动脉粥样硬化过早发生；有抗衰老、抗氧化作用。

【使用注意】易腹泻者不宜多食；用于溃疡疼痛，服食期间，宜禁忌刺激性食物。发芽的马铃薯因含有大量龙葵碱，食用可致中毒。

萝卜

【来源】《新修本草》。

【异名】芦菔、地灯笼、寿星头。

【性味归经】辛、甘、凉；熟者甘，平。归脾、胃、肺、大肠经。

【功效】消食，下气，化痰，止血，解渴，利尿。

【应用】

1. 反胃吐食　萝卜捶碎，蜜煎，细细嚼咽。

2. 痢疾　萝卜捶汁 2 酒杯，生老姜汁半酒杯，生蜂蜜 1 酒杯，陈细茶浓煎 1 杯，和匀频服。

3. 消渴　大萝卜 5 个，煮熟，绞取汁，用粳米 300g，同水煎汁，煮粥食之。

【用法用量】内服：生食，捣汁饮，50～100g；或煎汤、煮食，适量。

【药理作用】有抗革兰阳性菌、抗真菌作用；对感染流感病毒小鼠有治疗作用。

【使用注意】脾胃虚弱，大便溏薄者不宜多食、生食。

胡萝卜

【来源】《绍兴本草》。

【异名】红萝卜、黄萝卜、葫芦菔、红芦菔。

【性味归经】甘、辛，平。归脾、肝、肺经。

【功效】健脾和中，滋肝明目，化痰止咳，清热解毒。

【应用】

1. 夜盲症，眼干燥症　胡萝卜与猪肝同炒食；或胡萝卜 6 根，水煎服；或用胡萝卜 3 根生食，连用 10 天。

2. 小儿百日咳　胡萝卜 125g，红枣 12 枚（带核）。以水 3 碗煮取 1 碗，随意分服。

3. 痔疮，脱肛　胡萝卜切片，小火烧热，趁热敷患处。凉再换，每回轮换 6～7 次。

【用法用量】内服：煎汤，或生吃，或捣汁，或煮食，50～120g。外用：煮熟捣敷，或切片烧热敷，适量。

【药理作用】降血糖、血脂、血压、胆固醇；预防便秘、美容养颜；促进儿童生长发育，增强免疫功能。

【使用注意】胡萝卜忌与过多醋同食。大量食用可致皮肤黄染，是由于脂溶性胡萝卜素在体内蓄积所致，故停食 2～3 个月后将自行消退。

藕

【来源】《本草经集注》。

【异名】莲藕。

【性味归经】甘，寒。归心、肝、脾、胃经。

【功效】清热生津，凉血，散瘀，止血。

【应用】

1. 消渴，烦热　生藕汁、生地黄汁各半盏，和匀，分 3 次温服。

2. 热淋　取生藕汁、生地黄汁、葡萄汁各等份，每服半盏，入蜜温服。

3. 出血　鲜藕汁 500mL，新鲜鸡冠花 500g，白糖 500g。煎新鲜鸡冠花至将成膏时加入鲜藕汁，续文火成膏，离火，加白糖，拌匀，置阴凉干燥通风处阴干备用。对火热鼓动气血，迫血妄行之各种出血有一定效果。

【用法用量】内服：生食，捣汁或煮食，适量。外用：捣敷，适量。

【使用注意】素体脾胃虚寒者忌食生藕。

三、瓜茄类

冬瓜

【来源】《本草经集注》。

【异名】白瓜、水芝、白冬瓜、地芝、枕瓜。

【性味归经】甘、淡，微寒。归肺、大肠、小肠、膀胱经。

【功效】利尿，清热，化痰，生津，解毒。

【应用】

1. 热淋，小便涩痛，腹内气壅　冬瓜、冬麻子各 500g，葱白 1 握去须细切。捣麻子，以水 2 大盏绞取汁，与冬瓜、葱白同煮成羹，空腹食之。

2. 痔疮肿痛　冬瓜煎汤洗之。

3. 汗出不畅、烦闷　鲜荷叶 1 张，鲜冬瓜 500g，食盐适量，加水适量煲汤，临熟弃荷叶，加食盐调味即成，饮汤食瓜。

【用法用量】内服：煎汤，60 ～ 120g；或煨熟；或捣汁。外用：捣敷；或煎水洗，适量。

【药理作用】有助于新陈代谢；有助于减肥；减缓糖吸收。

丝瓜

【来源】《救荒本草》。

【异名】绵瓜、布瓜、天罗瓜、天吊瓜、菜瓜。

【性味归经】甘，凉。归肺、肝、胃、大肠经。

【功效】清热化痰，凉血解毒。

【应用】

1. 痔漏，脱肛　丝瓜烧灰、多年石灰、雄黄各 15g，为末，以猪胆汁、鸡蛋清及香油调和，贴之。

2. 疮毒脓疱　嫩丝瓜适量捣烂，敷患处。

3. 手足冻疮　老丝瓜适量烧灰，和腊猪脂涂患处。

【用法用量】内服：煎汤，9 ～ 15g，鲜品 60 ～ 120g；外用：捣汁涂，或捣敷，或研末调敷，适量。

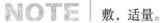

【药理作用】抗病毒，抗过敏，控制血糖，增强人体对外环境的耐受，减少动脉粥样硬化斑块的形成。

【使用注意】脾胃虚寒或肾阳虚弱者不宜多服食。

南瓜

【来源】《滇南本草》。

【异名】番瓜、倭瓜、北瓜、金冬瓜。

【性味归经】甘，平。归肺、脾、胃经。

【功效】解毒消肿。

【应用】

1. 胸膜炎、肋间神经痛　南瓜肉适量煮熟，敷患处。

2. 周身浮肿　南瓜瓤适量煎汤，频饮。

【用法用量】内服：蒸煮或生捣汁，适量。外用：捣敷，适量。

【药理作用】与体内胆固醇结合，起降脂作用；其果胶有很好的吸附性，起到解毒作用；增强胰岛素受体的敏感性，促进胰岛素的分泌，抑制葡萄糖的吸收，降低血糖。

【使用注意】气滞湿阻者禁服。

黄瓜

【来源】《本草拾遗》。

【异名】胡瓜、王瓜、刺瓜。

【性味归经】甘，凉。归肺、脾、胃经。

【功效】清热，利水，解毒。

【应用】

1. 火眼赤痛　取老黄瓜1条，上开小孔，去瓤，入芒硝令满，悬阴处，待硝透出刮下，点眼甚效。

2. 跌打疮疡　取黄瓜适量入瓷瓶中，水浸之，以水扫于疮上。

3. 四肢浮肿　老黄瓜皮30g，加水2碗，煎至1碗，每日2～3次，连续服用；或黄瓜1条破开，以醋煮一半，水煎一半，至烂，合并一处，空心食下。

【用法用量】内服：煮熟或生啖，10～50g；或绞汁服。外用：生擦或捣汁涂，适量。

【药理作用】抑制糖类物质转化为脂肪，有助于减肥；促进胃肠蠕动，加速体内腐败物质排泄，降低胆固醇；抗衰老、美容养颜。

【使用注意】中寒吐泻者禁服。

苦瓜

【来源】《滇南本草》。

【异名】癞葡萄、凉瓜、癞瓜。

【性味归经】苦，寒。归心、脾、肺经。

【功效】祛暑涤热，明目，解毒。

NOTE

【应用】

1. 消渴　取鲜苦瓜适量炒食；或苦瓜晒干碾粉，每次 10～15g，每日 3 次，餐前 1 小时服用。

2. 中暑发热，心烦口渴，小便不利，小儿热痱疮毒　苦瓜 1 个，绿豆 150g，白糖适量。绿豆与水 500mL 小火煮至豆裂，加入苦瓜，煮至酥烂，下白糖，调匀，代茶饮。

3. 痢疾　鲜苦瓜捣绞汁 50mL 和蜂蜜服。

【用法用量】内服：煎汤，6～15g，鲜品 30～60g。外用：鲜品捣敷，或取汁涂，适量。

【药理作用】苦瓜苷有类胰岛素作用，可刺激胰岛素释放；苦瓜水提取物具有抗病毒、抗肿瘤、增强机体免疫力的作用；可加速伤口愈合。

【使用注意】脾胃虚寒者慎服。

辣椒

【来源】《植物名实图考》。

【异名】海椒、辣子、番椒。

【性味归经】辛，热。归脾、胃经。

【功效】温中散寒，下气消食。

【应用】

1. 风湿关节炎　辣椒 20 个，花椒 30g，先将花椒煎水，数沸后放入辣椒煮软，取出撕开，贴患处，再用水热敷。

2. 冻疮未疡者　辣椒粉 30g，加水 250mL，煮沸，擦冻疮患部。

3. 胃脘冷痛　辣椒 1 个，生姜 5 片，加红糖煎水服。

【用法用量】内服：入丸、散，1～3g。外用：煎水熏洗或捣敷，适量。

【药理作用】增加唾液分泌及淀粉酶活性，小剂量可作健胃剂，大剂量对胃有损害；对癌症具有双重效应，食入过多可引起癌症，而少量食用又有预防癌症的作用；扩张局部血管，促进血液循环，并刺激感觉神经末梢。

【使用注意】阴虚火旺及出血者禁服。

茄子

【来源】《本草拾遗》。

【异名】落苏、昆仑瓜、白茄、紫茄。

【性味归经】甘，凉。归脾、胃、大肠经。

【功效】清热，活血，消肿。

【应用】

1. 乳腺炎，疔疮痈疽　将茄子适量捣碎外敷。

2. 皮肤溃疡　茄子煨熟焙干研末，与少量冰片混匀，撒于创面，纱布包扎。

【用法用量】内服：适量。外用：捣敷，适量。

【药理作用】预防毛细血管破裂、硬化；能降低胆固醇，利尿。

【使用注意】茄子性凉，食用往往配以温热之葱、姜、蒜、胡荽等。体质虚冷之人、慢性腹泻者不宜多食。

第三节 食用菌类

食用菌种类繁多，味道鲜美，历来受到大众喜爱，被誉为"山珍之王""庖厨珍品"。食用菌类营养丰富，富含蛋白质、糖类、多种维生素、矿物质等，脂肪含量较低，多为不饱和脂肪酸。在食用菌所含营养成分中，有多种治疗和保健功效，如对恶性肿瘤、心血管系统疾病、肝炎、胃溃疡、贫血、骨质疏松症等有较好的防治作用。

蘑菇

【来源】《医学入门》。

【异名】蘑菰、麻菰、肉蕈。

【性味归经】甘，平。归肠、胃、肺经。

【功效】健脾开胃，平肝提神。

【应用】

1. 消化不良 鲜蘑菇 150g，炒食、煮食均可。

2. 小儿麻疹疹出不畅 鲜蘑菇 18g，鲜鲫鱼 1 条，清炖（少放盐），喝汤。

【用法用量】内服：煎汤，鲜品 150 ～ 180g。

【药理作用】双孢蘑菇中植物凝集素有抗肿瘤活性，水提取物能增强机体免疫功能，多糖有保肝作用；四孢蘑菇有抗菌作用，降血糖作用和抗肿瘤活性等作用。

【使用注意】气滞者慎服；蘑菇性滑，便泄者慎食；禁食有毒野蘑菇。

香菇

【来源】《随息居饮食谱》。

【异名】香蕈、冬菇。

【性味归经】甘，平。归肝、胃经。

【功效】扶正补虚，健脾开胃，祛风透疹，化痰理气，解毒。

【应用】

1. 水肿 干香菇 16g，鹿衔草、金樱子根各 30g，水煎服，每日 2 次。

2. 盗汗 香菇 15g，酒酌量，炖后调白糖服。

3. 脾气虚，食欲不振 香菇 20g，粳米 50g，熬粥温服。

【用法用量】内服：煎汤，6 ～ 9g，鲜品 15 ～ 30g。

【药理作用】调节机体免疫功能、抗肿瘤、抗病毒、抗氧化、抗凝血。

【使用注意】脾胃寒湿气滞者禁服。

猴头菌

【来源】《全国中草药汇编》。

【异名】猴头菇、刺猬菌、小刺猴头、猴菇。

NOTE

【性味归经】甘，平。归脾、胃经。

【功效】健脾养胃，安神，抗癌。

【应用】

1. 消化不良　猴头菌 60g，浸软切片，黄酒为引，水煎服。

2. 神衰体虚　干猴头菌 150g，切片与鸡肉同煮食用。

3. 胃癌，食管癌，肝癌　猴头菌、藤梨根、白花蛇舌草各 60g，煎水，日 3 服。

【用法用量】内服：煎汤，10～30g，鲜品 30～100g。

【药理作用】增强免疫功能、抗疲劳、延缓衰老，抗肿瘤，抗溃疡；促使溶血素生成，减少小鼠血栓形成；猴头菇多糖降低血糖浓度，对血清中甘油三酯和总胆固醇含量有改善作用。

木耳

【来源】《神农本草经》。

【异名】黑木耳、蕈耳、树鸡、木菌、云耳。

【性味归经】甘，平。归肺、脾、大肠、肝经。

【功效】补气养血，润肺止咳，止血。

【应用】

1. 血痢腹痛　木耳 30g，水 150mL，煮木耳令熟，以食盐、醋拌食木耳，尽服其汁，日 2 服。

2. 大便干燥，痔疮出血　木耳 5g，柿饼 30g，同煮烂，随意吃。

【用法用量】内服：煎汤，3～10g；或炖汤，或烧炭研末，适量。

【药理作用】抗凝血，升高白细胞，抗炎，抗溃疡，促进核酸合成；抗肿瘤、抗突变和抗菌等作用；降血糖、血脂，抗动脉粥样硬化；增强免疫功能等。

【使用注意】虚寒溏泻者慎服。

银耳

【来源】《中国药学大辞典》。

【异名】白木耳、白耳、白耳子。

【性味归经】甘、淡，平。归肺、胃、肾经。

【功效】滋补生津，润肺养胃。

【应用】

1. 虚劳咳嗽，痰中带血，阴虚口渴　干银耳 6g，糯米 100g，冰糖 10g，加水煮粥食用。

2. 癌症放化疗期　银耳 12g，绞股蓝 45g，党参、黄芪各 30g，煎水，取银耳，去药渣，加薏苡仁、大米各 30g 煮粥食用，每日 1 剂。

【用法用量】内服：煎汤，3～10g；或炖肉服食，适量。

【药理作用】增强免疫功能，延缓衰老，升高白细胞，促进造血功能；有抗炎、抗溃疡、抗肿瘤；促进蛋白质和核酸生物合成及膜保护；降血脂，降血糖，抗凝血。

【使用注意】湿热酿痰致咳者禁用。

第四节　果品类

果品类包括水果和干果。其中，含水分较多的植物果实为水果，如梨、桃、柿子等。外有硬壳而水分含量较少者为干果，如落花生、核桃、栗子等。另外，晒干了的水果也为干果或称果干，如葡萄干等。

水果多质柔而润，富含液汁，多具有补虚、养阴、生津、除烦、消食开胃、醒酒、润肠通便等作用。适用于病后体虚、津伤烦渴、食欲不振、肠燥便秘等证，对增进食欲、促进消化、维持肠道正常功能、丰富膳食的多样化具有重要意义。经常适量食用果品还可增强人的体力和耐力，调节体液酸碱平衡。果品的保健功能也日益受到重视，对高血压、动脉粥样硬化、冠心病、糖尿病、癌症、痛风、炎症、便秘等多种疾病有防治作用。但果品类食物有寒温之别，寒性疾病不宜食用寒凉性的果品，热性疾病不宜食用温热性果品。

一、鲜果类

桃

【来源】《日用本草》。

【异名】桃实。

【性味归经】甘、酸，温。归肺、大肠经。

【功效】生津润肠，活血消积，益气血，润肤色。

【应用】

1. 夏日口渴，便秘，痛经　新鲜桃子适量生食。

2. 虚痨喘咳　鲜桃 3 个去皮，冰糖 30g，隔水炖烂后去核食用。

【用法用量】鲜吃，或制成桃片、桃汁等，适量。

【药理作用】富含铁元素，参与人体血液合成，长期食用可提高血红蛋白再生能力；利水。

【使用注意】不宜长期食用。

梨

【来源】《名医别录》。

【异名】杜梨、甘棠。

【性味归经】甘、微酸，凉。归肺、胃经。

【功效】止咳化痰，清热降火，清心除烦，润肺生津，解酒。

【应用】

1. 失音　生梨捣汁 1 盏饮之，日再服。

2. 咳嗽　用梨 1 颗，刺 50 孔，每孔纳椒 1 粒，面裹，火煨至熟，去椒食梨。

3. 热病及酒后烦渴　取梨汁、荸荠汁、芦苇根汁、麦门冬汁、莲藕汁各等份，和匀，凉服或温服。

【用法用量】鲜食；或榨汁饮；或炖食，100～200g。

【药理作用】抗炎，镇静、降压、保护神经干细胞损伤。

【使用注意】不宜多食，过则伤脾胃、助阴湿。

枇杷

【来源】《名医别录》。

【异名】金丸、枇杷果。

【性味归经】甘、酸，凉。归肺、脾经。

【功效】润肺止咳，生津止渴，和胃降逆。

【应用】

1. 口干，呃逆，不欲饮食　鲜枇杷100g，去皮，肉核同煮，顿服或分2次服饮汤食果肉。

2. 肺热咳嗽　桑白皮25g，枇杷叶15g，水煎服。

【用法用量】生食，或煎汤，罐头，果酒，果酱等，适量。

【药理作用】抗炎、抗病毒，止咳，抗肿瘤、增强免疫功能。

【使用注意】不宜多食、久食。脾虚便溏及痰湿盛者不宜食用。

石榴

【来源】《滇南本草》。

【异名】安石榴、金樱。

【性味归经】甘、酸、涩，温。归脾、肺经。

【功效】镇咳消痰，涩肠止泻，止血。

【应用】

1. 久泻久痢，便血　陈石榴适量焙干，研末，每次米汤调服10～15g。

2. 咽喉炎，口舌生疮　鲜果1～2个，去皮取籽捣烂，开水浸泡，凉后频频含漱。

3. 崩漏带下　石榴果皮100g，水煎加蜂蜜调服。

【用法用量】水煎服，或制成饮料，或酿酒造醋，10～30g。

【药理作用】解酒，消炎，抗氧化，抗癌。

【使用注意】石榴果皮有毒，勿过量食用。

杏子

【来源】《本草图经》。

【异名】杏实。

【性味归经】酸、甘，温。归肺、心经。

【功效】润肺定喘，生津止渴。

【应用】

1. 干咳，便秘　鲜杏50g，猪肺250g，洗净，切碎，煮汤，饮汤食杏，连服5～7天。或杏子5～10枚，粳米50～100g，冰糖适量。粳米煮粥，粥即成时，加入杏子肉、冰糖同煮。

2. 咳嗽痰多　杏子30g，去皮，煮熟，捣烂，加入沸水，以布过滤取汁，再加水重捣重滤。反复3次弃杏仁滓，其汁即为杏仁酪，加入少许蜂蜜，每次服1匙，开水冲服，每日2

次。或以榨去油后杏仁渣，加水蒸馏，得杏仁水含漱。

【用法用量】水煎服，或生食，或晒干为脯，6～12g。

【药理作用】所含的苦杏仁苷及其类似物维生素 B_{17} 是极为有效的抗癌物质，对癌细胞具有杀灭作用；成熟杏中含有较多的黄酮类化合物，能预防心脏病。

【使用注意】不宜多食。

柿子

【来源】《滇南本草图说》。

【异名】米果、猴枣。

【性味归经】鲜柿：甘、涩，凉。柿饼：甘、平，微温。柿霜：甘，凉。归心、肺、大肠经。

【功效】鲜柿：清热润肺，生津止渴，解毒；柿饼：健脾，涩肠，消宿血，生津润燥，美白；柿霜：润肺止咳，生津利咽，止血。

【应用】

1. 小儿秋痢　柿子适量，做饼及糕，与小儿食；或以粳米煮粥，粥熟再入干柿末适量，再煮三两滚即成。奶母亦食之。

2. 脾虚腹薄，消化不良，面上黑点者　干柿 1kg，酥 500g，蜜 250g。先和酥、蜜，铛中消之，下柿煎十余沸，不津器贮之，每日空腹食三五枚，久服甚良。

3. 嗽痰咯血　青州大柿饼，饭上蒸熟，晾开，每枚掺青黛 3g。卧时食之，薄荷汤下。

【用法用量】鲜吃；或制成柿饼，炖食；或煎汤，内服。100～200g。

【药理作用】降脂、抗氧化，预防心血管疾病；杀菌，止血，抗肿瘤。

【使用注意】不宜多食；不可与蟹同食，食则令腹痛大泻。

橘

【来源】《神农本草经》。

【异名】黄橘、橘子。

【性味归经】甘、酸，平。归肺、胃经。

【功效】生津润肺，理气化痰，开胃醒酒；橘饼：止嗽，止痢，疏肝解郁。

【应用】

1. 过食生冷水果，泄泻不止　橘饼 1 个，切片，沸水冲泡，饮汤食饼。

2. 胸闷不适，咳嗽痰多　鲜橘 2kg，去皮核绞汁，煎至浓稠，加蜂蜜 1kg 调匀，煎至膏状，冷却装瓶，兑水服用。

【用法用量】鲜食或用蜜煎，或制成橘饼，适量。

【药理作用】降低毛细血管脆性和通透性；预防感冒。

【使用注意】不可多食，阴虚燥咳及咯血、吐血者慎用。

苹果

【来源】《滇南本草》。

【异名】频果、超凡子、天然子、频婆。

【**性味归经**】甘、酸，凉。归脾、胃、心经。

【**功效**】益胃生津，健脾止泻，止渴，除烦醒酒。

【**应用**】

1. 卒然食饱，气壅不通　苹果适量捣汁服。

2. 妊娠呕吐　鲜苹果60g，大米30g炒黄，与水同煎代茶饮。

【**用法用量**】鲜食，适量；或捣汁、熬膏食用。

【**药理作用**】所含多酚抗氧化；粗纤维和果胶吸附胆固醇，降低血中胆固醇含量；果胶促使人体肠道中的铅、汞、锰等有害物质排泄；粗纤维调节血糖水平，预防血糖的骤升骤降。

【**使用注意**】不宜多食，过食易致腹胀。

葡萄

【**来源**】《神农本草经》。

【**异名**】蒲陶、菩提子。

【**性味归经**】甘、酸，平。归肺、脾、肾经。

【**功效**】益气补血，强壮筋骨，软坚散结，补肝利胆，通利小便。

【**应用**】

1. 热淋，小便涩少　取葡萄汁，藕汁，生地黄汁，蜂蜜适量等份，和匀煎汤，饭前服用。

2. 烦渴　生葡萄适量捣滤取汁，以瓦器熬稠，入熟蜜少许，沸水冲服。

3. 咽喉红肿　甜葡萄汁加延胡索粉适量，徐徐饮之。

【**用法用量**】鲜食，适量。煎汤，15～30g。或加工成葡萄干、葡萄汁、葡萄酱、葡萄脯、葡萄罐头、葡萄酒等。

【**药理作用**】抗病毒、抗菌、增强免疫功能；所含黄酮类化合物能降低血小板凝聚，改善心脑血管循环。

【**使用注意**】阴虚内热，胃肠实热或痰热内蕴者慎服。

甘蔗

【**来源**】《名医别录》。

【**异名**】蔗、竿蔗、糖梗、薯蔗。

【**性味归经**】甘，寒。归肺、脾、胃经。

【**功效**】清热生津，润燥下气，解毒醒酒。

【**应用**】

1. 发热口干，小便涩　甘蔗，去皮食其汁，若口痛，捣取汁服之。

2. 虚热咳嗽，口干涕唾　甘蔗汁1.5L，青粱米400g，煮粥，日食两次，润心肺。

3. 朝食暮吐，暮食朝吐　甘蔗汁7L，生姜汁1L，和匀分服。

【**用法用量**】煎汤，30～90g；或榨汁饮。

【**药理作用**】抗菌、抗氧化、增强免疫功能。

【**使用注意**】脾胃虚寒者慎用。

香蕉

【来源】《本草纲目拾遗》。

【异名】甘蕉、蕉子、蕉果。

【性味归经】甘，寒。归脾、胃、大肠经。

【功效】清热解毒，润肺滑肠。

【应用】

1. 大便秘结 香蕉每日3～5根。

2. 痔疮，便血 香蕉2根，不去皮，炖熟，连皮食之。

3. 咳嗽日久 香蕉1～2根，冰糖炖服，每日1～2次，连服数日。

【用法用量】生食或炖熟，1～5根。

【药理作用】降低胆固醇，预防心血管疾病。

【使用注意】香蕉性寒，含钠盐多，慢性肾炎、高血压、水肿症者慎食；香蕉含糖量高，糖尿病患者应少食。

菠萝

【来源】《岭南杂记》。

【异名】番梨、地菠萝、草菠萝、凤梨。

【性味归经】甘、微酸，平。归胃、肾经。

【功效】健胃消食，补脾止泻，祛暑解渴，醒酒益气。

【应用】

1. 胃内积滞 鲜菠萝250g，生吃。

2. 高血压 菠萝去皮捣汁，每次15～20mL，日3次。

【用法用量】生食或绞汁服，适量。

【药理作用】菠萝蛋白酶能抑制肿瘤细胞的生长，促进抗生素和抗癌药物在体内的传输；抑制血小板聚集，缓解心绞痛症状，缓和动脉收缩，加速纤维蛋白原分解；有利于烧伤脱痂，治疗炎症、水肿、腹泻等。

【使用注意】菠萝中的苷类物质对口腔黏膜有不良刺激，食前宜修净果皮、果刺，果肉切块，稀盐水或糖水浸渍。

柠檬

【来源】《岭南采药录》。

【异名】宜母果、宜母子、黎檬子、柠果。

【性味归经】甘、酸，凉。归胃、肺经。

【功效】生津止渴，祛暑，和胃安胎，消食化痰。

【应用】

1. 雀斑，黄褐斑 柠檬4个去皮、苹果1个去心，切片，米酒1瓶，浸3月以上饮用。

2. 脘腹痞满，嗳气食少 柠檬、香附10g、厚朴各10g，水煎服。

【用法用量】绞汁饮或生食，适量。

NOTE

【**药理作用**】抑制变形链球菌蔗糖酶活性和变形链球菌乳酸脱氢酶活性及影响糖代谢产酸；其中咖啡酸有收缩、增固毛细血管，降低通透性，提高凝血功能及血小板数量；柠檬甲醇提取物、乙醇提取物具有良好的清除自由基、抗氧化作用。

【**使用注意**】胃酸过多者忌食。

椰子

【**来源**】《海药本草》。

【**异名**】越头王、耶栗。

【**性味归经**】种子：微甘，平；瓤：甘，平；浆：甘，凉。归心、脾经。

【**功效**】种子：补脾益肾，催乳；瓤：益气健脾，杀虫，消疳；浆：生津，利尿，止血；壳：祛风，止痛，利湿，止痒。

【**应用**】

1. 杨梅疮，筋骨痛　椰子壳烧炭，用时炒热，滚酒泡服 6 ～ 9g，覆被取汗。

2. 暑热伤津，发热，口渴，心烦，溲赤　鲜椰子浆，适量，随时饮服。

【**用法用量**】种子：煎汤，6 ～ 15g；瓤：食肉或压滤取汁，75 ～ 100g；浆：75 ～ 100g。

【**药理作用**】鲜椰子培养液对脂质过氧化有抑制作用，对羟基自由基有清除作用。

【**使用注意**】体内热盛者不宜多食。

荔枝

【**来源**】《食疗本草》。

【**异名**】离支、荔支、离枝、丹荔、火山荔。

【**性味归经**】甘、酸，温。归肝、脾经。

【**功效**】养血健脾，行气消肿。

【**应用**】

1. 呃逆不止　荔枝干果 7 枚，连皮核烧炭，研末调服。

2. 脾虚久泻　荔枝干果 7 枚，大枣 5 枚，水煎服。

3. 老人五更泄　荔枝干，每次 5 枚，大米 1 把，煮粥食用，连服 3 次。酌加山药或莲子同煮更佳。

4. 妇女体弱，白带过多　荔枝干 20 枚，莲子 60g，蒸熟食用。

【**用法用量**】内服：煎汤 5 ～ 10 枚，或烧炭研末，或浸酒。外用：捣烂敷，或烧炭研末敷，适量。

【**药理作用**】降低血糖、调节血脂，阻断亚硝胺合成及清除亚硝酸根离子，抗氧化，清除自由基以及抑制乙肝表面抗原的生物活性等。

【**使用注意**】阴虚火旺者慎服。

西瓜

【**来源**】《日用本草》。

【**异名**】寒瓜。

【**性味归经**】甘，寒。归心、胃、膀胱经。

【功效】清热解暑，除烦止渴，利小便。

【应用】

1. 阳明热盛，舌燥，烦渴者，或神情昏冒，不寐，言语难出者　红瓤西瓜取汁 1 碗，徐徐饮之。

2. 口疮甚者　西瓜汁徐徐饮之。

3. 中暑，小便不利　西瓜汁适量，冲莲子心汤服。

【用法用量】鲜食，适量。

【使用注意】中焦寒湿盛者慎用。

柚

【来源】《本草经集注》。

【异名】雷柚、柚子、胡柑。

【性味归经】甘、酸，寒。入肺、脾、胃经。

【功效】消食和胃，健脾，止咳，解酒。

【应用】

1. 咳嗽　柚去核切块，装瓶浸酒，封固 1 夜，煮烂，蜜拌匀，时时含咽。

2. 饮食停滞，醉酒　削去柚皮外表层，切条，白糖腌浸 1 周，每次食 15g。

【用法用量】鲜食，适量。

【使用注意】脾胃虚寒者慎服。

二、干果类

落花生

【来源】《滇南本草图说》。

【异名】花生、落花生、长生果、落地生。

【性味归经】甘，平。归脾、肺经。

【功效】健脾养胃，润肺化痰。

【应用】

1. 乳少　花生 100g，猪前蹄 1 只，炖服。

2. 血小板减少性紫癜　食用生花生或炒花生。

3. 脚气　生花生肉（带衣用）100g，赤小豆 100g，红枣 100g，煮汤频饮。

【用法用量】内服：煎汤，30 ～ 100g；生食或熟食，30 ～ 60g。

【药理作用】降脂、降胆固醇、降压、增加冠状动脉流量。

【使用注意】体寒湿滞及肠滑便泄者慎服。霉花生有致癌作用，不可食用。

胡桃仁

【来源】《本草纲目》。

【异名】核桃仁、胡桃穰、胡桃肉。

【性味归经】甘、涩，温。归肾、肝、肺经。

NOTE

【功效】补肾益精，温肺平喘，润肠通便。

【应用】

1. 肾虚耳鸣，遗精 胡桃仁 3 枚，五味子 7 粒，蜂蜜适量，于睡前嚼服。

2. 肠燥便秘 胡桃肉 4～5 枚，于睡前拌少许蜜糖服食。

3. 筋骨酸痛 胡桃肉 30 枚，浸酒饮之。

【用法用量】内服：生食或熟食；或归丸、散。适量。外用：研末调服，适量。

【药理作用】降脂、抗脂质过氧化、减轻脂肪肝等。

【使用注意】痰火积热、阴虚火旺以及大便溏泄者慎服。

海松子

【来源】《开宝本草》。

【异名】松子、松子仁、新罗松子。

【性味归经】甘，微温。归肝、肺、大肠经。

【功效】润燥，养血，祛风。

【应用】

1. 益精补脑 松子仁 1kg，甘菊花 500g，和捣千杵，归蜜丸，如梧桐子大。每服以酒下 10 丸，日 3 服。

2. 肺燥咳嗽 松子仁 30g，胡桃仁 60g，蜂蜜 15g，制膏，每服 6g。

3. 润心肺，和大肠 松子适量同米煮粥食。

【用法用量】内服，煎汤，10～15g；或归丸、膏。

【药理作用】润肠通便。

【使用注意】便溏、滑精、痰饮体质者慎服。

栗子

【来源】《备急千金要方·食治》。

【异名】板栗、栗实、栗果、大栗、毛板栗。

【性味归经】甘、微咸，平。归脾、肾经。

【功效】益气健脾，补肾强筋，活血消肿，止血。

【应用】

1. 幼儿腹泻 栗子研粉，煮如糊，加白糖适量喂服。

2. 小儿脚弱无力，三岁尚不能行步 日以生栗与食。

3. 脾虚腹泻 栗子 50g，茯苓 20g，大枣 10 枚，粳米 60g，煮粥食。

【用法用量】内服：适量，生食或煮食，或炒存性研末服，30～60g。外用：捣敷，适量。

【药理作用】对痢疾杆菌、大肠埃希菌、铜绿假单胞菌和金黄色葡萄球菌具有不同程度抑制和杀灭作用；抗凝血、升高白细胞。

【使用注意】食积、脘腹胀满痞者禁服。

南瓜子

【来源】《本草纲目》。

【异名】南瓜仁、金瓜米、窝瓜子、倭瓜子。

【性味归经】甘，平。归大肠经。

【功效】杀虫，下乳，消肿。

【应用】

1. 绦虫病 南瓜子、石榴根皮各 30g。水煎服，分 3 次服，连服 2 天。

2. 小儿蛔虫 南瓜子 30g，韭菜叶 30g，竹沥 60g。研末，开水冲服。

3. 钩虫病 南瓜子榨油，每次 1 茶匙，连服 4 天后服用泻下剂。

4. 产后缺乳、四肢浮肿，糖尿病 南瓜子适量，研末，加红糖适量，开水冲服。

【用法用量】内服：煎汤，30 ～ 60g；研末。外用：煎水熏洗，适量。

【药理作用】

对绦虫、蛔虫有明显驱虫作用；南瓜子氨酸可麻痹绦虫的中段及后段，可遏制日本血吸虫在动物体内向肝脏移行；南瓜子氨酸对血吸虫幼虫有抑制和杀灭作用，不能杀灭成虫，但能使虫体萎缩、生殖器官退化和子宫内虫卵减少。

【使用注意】不可多食。《本草纲目拾遗》载"多食壅气滞膈"。

第五节　肉禽乳蛋类

"五畜为益"，五畜谓牛、羊、猪、狗、鸡，各有不同的作用。常食用的畜肉类有牛肉、羊肉、猪肉、兔肉、鹿肉、驴肉等；常食用的禽肉类有鸡肉、乌骨鸡、鸭肉、鹅肉、鸽子肉等；常食用的乳蛋类有牛乳、羊乳、鸡蛋、鸭蛋、鹅蛋、鹌鹑蛋等。寒凉性食物有兔肉等，温热性食物有羊肉、鹿肉、鸡肉等，平性食物有鸡蛋等。肉禽乳蛋多具有补肾健脾、益气养血、温中散寒等功效，适用于虚劳羸瘦、体倦乏力、虚寒腹痛等。

一、畜肉类

牛肉

【来源】《名医别录》。

【异名】水牛肉、黄牛肉。

【性味归经】甘，水牛肉凉，黄牛肉温。归脾、胃经。

【功效】补脾胃，益气血，强筋骨。

【应用】

1. 脾胃久冷，不思饮食 牛肉 2500g（去脂膜，切作大片），胡椒 15g，荜茇 15g，陈皮 6g（去白），草果 6g，砂仁 6g，高良姜 6g，上为细末，生姜汁 500mL，葱汁 100mL，盐 120g，同肉拌匀，腌 2 日，取出，焙干作脯，任意食之。

2. 虚劳羸瘦 黄牛肉（去筋、膜，切片，河水洗数遍，仍浸 1 夜，次日再洗 3 遍，水清为度，与好酒同入坛内，重泥封固，桑柴文武火煮 1 昼夜，取出，如黄沙为佳，焦黑无用，焙干），山药（盐炒过）、莲子（去心，盐炒过，并去盐）、茯苓、小茴香（炒）各 200g，为末，每牛肉 250g，入药末 500g，以红枣蒸熟去皮和捣，丸梧桐子大，每空心酒下 50 丸，每日 3 服。

3. 大腹浮肿，小便涩少　牛肉 500g，蒸熟，佐以姜、醋空心食。

【用法用量】内服：煮食，煎汤，或入丸剂。

【药理作用】有促进新陈代谢、增强免疫功能等作用。

【使用注意】自死、病死牛的肉，禁入药膳。

羊肉

【来源】《本草经集注》。

【异名】羖肉、羝肉、羯肉。

【性味归经】甘，热。归脾、胃、肾经。

【功效】温中健脾，补肾壮阳，益气养血。

【应用】

1. 虚劳羸瘦　羊肉 500g（去脂膜，烂煮熟，研泥），山药 500g（煮熟，研泥），肉汤内下米，煮粥，空腹食之。

2. 虚寒腹痛，寒疝　当归 30g，生姜 150g，羊肉 500g，以水 8L，煮取 3L，温服 700mL，日 3 服。

3. 下焦虚冷，小便频数　羊肉 200g（切），羊肺 1 具（细切），入盐、豉，煮作羹，空心食。

【用法用量】内服：煮食或煎汤，125 ～ 250g；或入丸剂。

【药理作用】有改善组织缺氧、改善贫血等作用。

【使用注意】外感时邪或有宿热者禁服。孕妇不宜多食。

猪肉

【来源】《本草经集注》。

【异名】豕肉、豚肉、彘肉。

【性味归经】甘、咸，微寒。归脾、胃、肾经。

【功效】补肾滋阴，益气养血，消肿。

【应用】

1. 虚劳羸瘦，缺乳　精猪肉或猪蹄煮清汁，调益元散 15 ～ 20g，食后连服 3 ～ 5 服，更用木梳梳乳周回，乳汁自下。

2. 上气咳嗽　猪肉细切，于猪脂中煎熟食之。

【用法用量】内服：煮食，30 ～ 60g。外用：适量。

【药理作用】有营养、改善贫血等作用。

【使用注意】湿热、痰湿内蕴者慎服。

兔肉

【来源】《名医别录》。

【异名】东北兔又名草兔、山兔，华南兔又名短耳兔、粗毛兔，蒙古兔又名草原兔。

【性味归经】甘，寒。归脾、肝、大肠经。

【功效】健脾补中，凉血解毒。

【应用】

1. 消渴羸瘦　兔 1 只，去皮、爪、内脏，炖煮令烂，骨肉相离，滤出骨肉，去滓，令冷，渴即饮之。

2. 宫颈癌　公兔 1 只（去皮毛、内脏），川贝母 9 ～ 15g，红糖适量，共炖熟，连汤服，早、晚各服 1 次。

【用法用量】内服：煎汤或煮食，50 ～ 150g。

【药理作用】有抗动脉粥样硬化、抗血栓形成等作用。

【使用注意】脾胃虚寒者不宜服。

鹿肉

【来源】《名医别录》。

【异名】麋鹿肉。

【性味归经】甘，温。归脾、肾经。

【功效】益气助阳，养血祛风。

【应用】

1. 产后缺乳　鹿肉 120g（切，洗），用水 3 碗煮，入五味作臛，任意食之。

2. 中风口眼歪斜　将生鹿肉与生椒同捣，至椒烂碎为度。敷于口眼歪处。

【用法用量】内服：煮食、煎汤或熬膏，适量。外用：适量，捣敷。

【药理作用】补充机体精氨酸及磷脂等；有增强免疫功能、抗疲劳等作用。

【使用注意】素有痰热，胃中有火，阴虚火旺吐血者慎服。

驴肉

【来源】《备急千金要方》。

【异名】毛驴肉。

【性味归经】甘、酸，平。归脾、胃、肝经。

【功效】补血益气。

【应用】

1. 忧愁不乐　驴肉（不以多少，切），于豆豉中，煮烂熟，入五味，空心食之。

2. 远年劳损　驴肉煮汁，空心饮。

【用法用量】内服：煮食，适量。

【药理作用】补充机体不饱和脂肪酸等；有抗动脉粥样硬化、降低血液黏度等作用。

【使用注意】病死驴的肉，禁入药膳。孕妇忌食。

二、禽肉类

鸡肉

【来源】《神农本草经》。

【异名】丹雄鸡、烛夜。

【性味归经】甘，温。归脾、胃经。

【功效】温中益气，补精填髓。

【应用】

1. 脾胃虚弱，纳呆　鸡肉250g，白面350g，葱白（细切），以切肉作馄饨，入椒、酱、五味调和煮熟，空心食之，每日1服。

2. 产后虚羸　雌鸡1只（去毛及肠、肚），生百合（净洗，择1颗），白粳米饭1盏，将粳米饭、百合入在鸡腹内，以线缝定，用五味汁煮鸡令熟，开肚取百合粳米饭，和鸡汁调和食之，鸡肉食之亦妙。

3. 水肿　鸡1只，赤小豆1L，以水3L煮赤小豆并鸡，候熟食之，其汁稍稍饮令尽。

【用法用量】内服：煮食或炖汁，适量。

【药理作用】鸡胆汁有解热镇痛、抗惊厥等作用；鸡蛋壳有止血、抑酸等作用。

【使用注意】实证、邪毒未清者慎用。

乌骨鸡

【来源】《本草纲目》。

【异名】乌鸡、药鸡、黑脚鸡。

【性味归经】甘，平。归肝、肾、肺经。

【功效】补肝益肾，补气养血，退虚热。

【应用】

1. 赤白带下，遗精白浊　白果、莲子、江米各15g，胡椒3g，为末，乌骨鸡1只，如常洗净，装末入腹煮熟，空心食之。

2. 腰背疼痛　乌骨鸡1只，生地黄15g，饴糖15g，先将鸡去毛、肠，细切，生地黄与饴糖和匀，入鸡腹中，以铜器贮之，复置甑中蒸，炊熟，不用盐、醋，食肉，饮铜器中药汁。

【用法用量】内服：煮食，适量；或入丸、散。

【药理作用】补充机体蛋白质及氨基酸等；有促进新陈代谢、增强免疫功能、延缓衰老等作用。

【使用注意】咳嗽多痰者忌食。

鸭肉

【来源】《名医别录》。

【异名】白鸭肉、鹜肉。

【性味归经】甘、微咸，平。归肺、脾、肾经。

【功效】补益气阴，利水消肿。

【应用】

1. 虚劳羸瘦，骨蒸潮热，咳嗽痰血　白鸭1只（去毛及内脏），大枣，参苓平胃散，将枣去核，每个中纳参苓平胃散，填满鸭腹中，以线缝定，置鸭在砂锅内，用火慢煨，将陈煮酒1瓶，作3次添入，酒干为度，食鸭及枣。

2. 水气胀满浮肿，小便涩少　白鸭1只，去毛、肠、汤洗，馈饭半升，以饭、姜、椒酿鸭腹中，缝定如法，蒸，候熟食之。

【用法用量】内服：煨烂熟，适量。

【药理作用】补充机体蛋白质等；有抗氧化、增强免疫力等作用。

【使用注意】外感未清，脾虚便溏，肠风下血者禁食。

鹅肉

【来源】《名医别录》。

【异名】家雁、舒雁。

【性味归经】甘，平。归脾、肝、肺经。

【功效】益气补虚，和胃止渴。

【应用】

1. 虚劳羸瘦，体倦乏力 鹅 1 只（去毛及内脏），黄芪、党参、山药各 30g，共煮，肉熟后食用。

2. 消渴 煮鹅汁饮之。

【用法用量】内服：煮食，适量。

【药理作用】补充机体蛋白质、脂肪及维生素等；有升高白细胞、增强免疫力等作用。

【使用注意】湿热内蕴者禁食。

鸽子肉

【来源】《嘉祐本草》。

【异名】鹁鸽、飞奴。

【性味归经】咸，平。归肺、肝、肾经。

【功效】滋肾益气，祛风解毒，调经止痛。

【应用】

1. 消渴 白花鸽 1 只，切作小片，以土苏煎，含之咽汁。

2. 疮痈肿毒 炒熟酒服。

【用法用量】内服：煮食，适量。

【药理作用】补充机体蛋白质及脂肪等；有抗疲劳、改善贫血等作用。

【使用注意】不宜多食。

三、乳蛋类

牛乳

【来源】《本草经集注》。

【异名】牛奶。

【性味归经】甘，微寒。归心、肺、胃经。

【功效】补虚损，益肺胃，养血，生津润燥，解毒。

【应用】

1. 虚劳羸瘦 黄牛乳 1L，以水 4L，煎取 1L。

NOTE

2. 反胃　韭菜汁 60g，牛乳 1 盏，用生姜汁 15g，和匀，温服。

3. 消渴　牛乳 1L（微熬），空心分为 2 服。

【用法用量】内服：煮饮，适量。

【药理作用】补充机体蛋白质及脂肪酸等；有降低血糖、抗骨质疏松症、抗疲劳、提高视力等作用。

【使用注意】脾胃虚寒泄泻，有冷痰积饮者慎服。

<h2 style="text-align:center">羊乳</h2>

【来源】《本草经集注》。

【异名】羊奶。

【性味归经】甘，微温。归心、肺经。

【功效】补虚，润燥，和胃，解毒。

【应用】

1. 肾虚，中风　羊乳合脂作羹食。

2. 干呕　取羊乳汁，饮 1 杯。

3. 口疮　取羊乳，细细沥口中。

【用法用量】内服：煮沸或生饮，250 ～ 500mL。外用：适量，涂敷。

【药理作用】补充机体蛋白质及矿物质；有增强免疫力、促进黏膜修复等作用。

【使用注意】痰湿积饮者慎服。

<h2 style="text-align:center">鸡蛋</h2>

【来源】《神农本草经》。

【异名】鸡子、鸡卵。

【性味归经】甘，平。归肺、脾、胃经。

【功效】滋阴润燥，养血安胎。

【应用】

1. 虚损羸瘦　白面 120g，鸡蛋 120g，羊肉 120g（炒作臛），上以鸡蛋清和面作索饼，于豉汁中煮令熟，入五味和臛，空腹食之。

2. 妊娠胎动不安　鸡蛋 1 个，阿胶 10g（炒令燥），上 2 味，以清酒 1L，微火煎胶令消后，入鸡蛋 1 个，盐 3g，和之，分作 3 服，相次服。

【用法用量】内服：煮、炒，1 ～ 3 个。外用：适量，调敷。

【药理作用】补充机体蛋白质等；有降低血压、促进肝损伤修复、改善记忆力、抗肿瘤等作用。

【使用注意】痰饮、积滞及宿食内停者慎用。

<h2 style="text-align:center">鸭蛋</h2>

【来源】《本草经集注》。

【异名】鸭子、鸭卵、鹜实。

【性味归经】甘，凉。归心、肺经。

【功效】滋阴，清肺，平肝，止泻。

【应用】

1. 妇人胎前产后赤白痢　生姜（取自然汁）适量，鸭蛋 1 个（打碎，入姜汁内搅匀），共煎至 8 分熟，入蒲黄 9g，煎 5 ～ 7 沸，空腹温服。

2. 腹泻　鸭蛋 1 ～ 2 个，醋 250mL，共煮熟，食蛋喝醋。

【用法用量】内服：煮食，1 ～ 2 个。

【药理作用】补充机体氨基酸及钙等；有促进骨骼发育、保护心脑血管、改善贫血等作用。

【使用注意】脾阳不足、寒湿泻痢及食后气滞痞闷者禁食。

鹅蛋

【来源】《食疗本草》。

【异名】鹅卵、鹅弹。

【性味归经】甘，温。归胃、胆经。

【功效】补五脏，补中气。

【应用】

1. 中气不足，倦怠乏力　鹅蛋 1 个，黄芪、党参、山药各 30g，共煮熟，食蛋喝汤，每日 1 次。

2. 痈疽无头　新生鹅蛋壳，烧灰存性为末，醋调敷。

【用法用量】内服：煮食，适量。宜盐腌煮熟。

【药理作用】补充机体氨基酸等；有促进脑发育、神经组织发育作用。

【使用注意】不宜多食，多食易伤胃滞气。

鹌鹑蛋

【来源】《山东药用动物》。

【异名】鹌鹑卵、鹑鸟蛋。

【性味归经】甘、淡，平。归脾、胃经。

【功效】补虚，健胃。

【应用】

1. 慢性胃炎　鹌鹑蛋 1 个，牛奶 250mL，煮沸，每日早晨食用。

2. 肺痨　鹌鹑蛋 1 个，白及粉 6g，煮沸，每日早晨食用。

【用法用量】内服：煮食，适量。

【药理作用】补充机体蛋白质及脑磷脂等；有健脑、降低血压、升高白细胞等作用。

【使用注意】其胆固醇含量较高，不宜多食。

第六节　水产类

水产类食物包括草部的海带等，虫部的海参等，鳞部的虾、乌贼鱼、带鱼、鲫鱼、鲤鱼等，介部的蟹、鳖等。常用的水产类食物有蟹、鳖、虾、海参、海蜇、乌贼鱼、带鱼、鲫鱼、鲤鱼、海带。水产类食物味道鲜美，营养丰富，容易被消化吸收。鱼类脂肪含有不饱和脂肪酸，是人体所需脂肪酸的重要来源。寒凉性食物有蟹、海带等，温热性食物有虾等，平性食物有海参等。水产类食物多具有咸味，咸能软，能软坚散结，用于瘰疬、瘿瘤、痰核、癥瘕等，如海带等。过敏性疾病患者、皮肤病患者、痛风患者等不宜食用水产类食物。

蟹

【来源】《神农本草经》。

【异名】螃蟹、河蟹、大闸蟹。

【性味归经】咸，寒。归肝、胃经。

【功效】清热散瘀，消肿解毒。

【应用】

1. 产后腹痛，恶露不下　螃蟹并酒服。

2. 喉风肿痛　盐蟹汁，满含细咽。

【用法用量】内服：煎汤、清蒸，烧存性研末，或入丸、散。外用：适量，鲜品捣敷，或焙干研末调敷。

【药理作用】补充机体蛋白质及钙等；有抗骨质疏松症、预防心脑血管疾病等作用。

【使用注意】脾胃虚寒者慎服。

鳖

【来源】《名医别录》。

【异名】甲鱼、团鱼。

【性味归经】甘，平。归肝、肾经。

【功效】滋阴补肾，清退虚热。

【应用】

1. 虚劳羸瘦，骨蒸潮热，久疟久痢　煮作羹食，加生姜、砂糖，不用盐、酱。

2. 骨蒸劳嗽　鳖1个，柴胡、前胡、川贝母、知母、苦杏仁各10g，同煮，待熟去骨、甲、裙，再煮，食肉饮汁，将药焙研为末，仍以骨、甲、裙煮汁和，丸如梧桐子大，每空心黄芪汤下30丸，每日2服，服尽，仍治参、芪药调之。

【用法用量】内服：煮食，250～500g；或入丸剂。

【药理作用】补充机体氨基酸及微量元素；有增强免疫力、促进新陈代谢、调节内分泌等作用。

【使用注意】脾胃阳虚及孕妇慎服。

虾

【来源】《本草纲目》。

【异名】大虾、海虾、明虾。

【性味归经】甘、咸，温。归肝、肾经。

【功效】补肾壮阳，滋阴息风。

【应用】

1. 肾虚阳痿　用虾米 500g，蛤蚧 2 枚，小茴香、花椒各 120g，并以青盐化酒炙炒，以木香粗末 30g，和匀，趁热收新瓶中密封，每服 1 匙，空心盐酒嚼下。

2. 乳疮，乳少　鲜虾米 500g，取净肉捣烂，黄酒热服，少时乳至，再用猪蹄汤饮之，1 日几次。

【用法用量】内服：煎汤，煮食，15 ～ 30g；或浸酒。外用：适量，捣敷或焙干研末撒。

【药理作用】补充机体蛋白质及氨基酸等；有收缩血管、收缩平滑肌、促进乳汁分泌等作用。

【使用注意】阴虚火旺、疮痈肿毒者忌食。

海参

【来源】《食物本草》。

【异名】辽参、海鼠、海男子。

【性味归经】甘、咸，平。归肾、肺经。

【功效】补肾益精，养血润燥，止血。

【应用】

1. 腰痛，梦遗　海参 500g，全当归（酒炒）、巴戟天、牛膝（盐水炒）、补骨脂、龟甲、鹿角胶（烊化）、枸杞子各 120g，羊肾 10 对，杜仲（盐水炒）、菟丝子各 240g，核桃仁 100 个，猪脊髓 10 条，共研细末，鹿角胶和丸，每服 12g，温酒送下。

2. 虚火燥结　海参、木耳（切烂），入猪大肠煮食。

【用法用量】内服：煎汤，煮食，15 ～ 30g；入丸、散，9 ～ 15g。外用：适量，研末调敷。

【药理作用】有抗肿瘤、抗凝血、镇痛、调节免疫功能、收缩平滑肌、抑菌、抗放射性损伤等作用。

【使用注意】脾虚不运、外邪未尽者禁服。

海蜇

【来源】《食物本草会纂》。

【异名】石镜、水母、海折。

【性味归经】咸，平。归肝、肾、肺经。

【功效】清热平肝，化痰消积，润肠。

【应用】

1. 肺热咳嗽，咳痰黄稠　海蜇和荸荠适量，煮汤，常服。

2. 乳少　鲜海蜇用刀切碎，约服 1 饭碗，每日 1 次。

【用法用量】内服：煎汤，30 ～ 60g；或拌食。

【药理作用】补充机体蛋白质等；有降低血压、扩张血管、抗动脉粥样硬化等作用。

【使用注意】脾胃虚寒者慎服。

乌贼鱼

【来源】《名医别录》。

【异名】墨鱼、乌鲗鱼。

【性味归经】咸，平。归肝、肾经。

【功效】养血滋阴。

【应用】

1.经闭 乌贼鱼1条，桃仁10g，煮食。

2.腰肌劳损 乌贼鱼干1～2条，杜仲30g，炖熟，取肉及汤内服。

【用法用量】内服：煮食，1～2条。

【药理作用】有增强免疫力、抗肿瘤、促凝血等作用。

【使用注意】能动风气，不宜久服。

带鱼

【来源】《本草从新》。

【异名】带柳、裙带鱼、海刀鱼。

【性味归经】甘，平。归胃经。

【功效】补虚，解毒，止血。

【应用】

1.病后体虚 带鱼、糯米各适量，加调味品，蒸熟内服。

2.产后乳汁不足 鲜带鱼200g，木瓜250g，煎汤服。

【用法用量】内服：煎汤或炖服，150～250g；或蒸食其油；或烧存性研末。

【药理作用】补充机体蛋白质等；有降低胆固醇、预防心脑血管疾病、抗肿瘤等作用。

【使用注意】不宜多食。患疥疮、湿疹等皮肤病者忌食。

鲫鱼

【来源】《新修本草》。

【异名】鲋、鲫瓜子。

【性味归经】甘，平。归脾、胃、大肠经。

【功效】健脾和胃，利水消肿，通血脉。

【应用】

1.脾胃气冷，不能下食，虚弱无力 鲫鱼250g，细切，起作鲙，沸豉汁热投之，入胡椒、干姜、莳萝、陈皮等末，空心食之。

2.脾胃虚弱，泻痢 大鲫鱼1000g，大蒜2块，胡椒1.5g，花椒3g，陈皮3g，砂仁3g，荜茇3g，葱、酱、盐、蒜，入鱼肚内，煎熟作羹，五味调和令匀，空心食之。

【用法用量】内服：煮食或煅研入丸、散，适量。外用：适量，捣敷、煅存性研末撒或调敷。

【药理作用】补充机体蛋白质等；有促进胆汁分泌、保肝、预防心脑血管疾病、增强免疫力等作用。

【使用注意】不宜与砂糖同时食用。不宜与猪肝同时食用。服中药厚朴时不宜食用。

鲤鱼

【来源】《神农本草经》。

【异名】赤鲤鱼、鲤子、鲤拐子。

【性味归经】甘，平。归脾、肾、胃、胆经。

【功效】健脾和胃，利水下气，通乳，安胎。

【应用】

1. 水肿 鲤鱼 1 条，极大者，去头尾及骨，唯取肉，赤小豆 1L，和鱼肉煮，取以上汁，生布绞去滓，顿服尽，如不能尽，分为 2 服。

2. 上气咳嗽，胸膈妨满，气喘 鲤鱼 1 条，切作鲙，以姜、醋食之。

3. 胎动不安，妊娠水肿 鲤鱼煮为汤食之。

【用法用量】内服：煎汤或煮食，100～240g。外用：适量，烧灰，醋调敷。

【药理作用】补充机体蛋白质及谷氨酸、甘氨酸、组氨酸等；有降低血糖、预防妊娠高血压、促进水肿消退等作用。

【使用注意】风热者慎服。

海带

【来源】《吴普本草》。

【异名】海草、昆布。

【性味归经】咸，寒。归肝、胃、肾经。

【功效】消痰软坚散结，利水消肿。

【应用】

1. 瘰疬 取昆布、海藻等份，末之，蜜丸如杏核大，含，稍稍咽汁，4～5 次 / 日。

2. 噎膈 昆布 50g，桩杵头细糠 100mL，共研，用生百合汁 100mL，慢煎入蜜搅成膏，与末杵丸，如芡实大，每服 1 丸，含化咽下。

【用法用量】内服：煎汤，6～12g；或入丸、散。

【药理作用】补充机体多糖及氨基酸等；有降低血脂、抗凝血、增强免疫力、抗肿瘤、降低血糖、平喘镇咳等作用。

【使用注意】脾胃虚寒者慎服。孕妇忌食。忌同甘草食。

第七节 调料及其他

调料有助于增进食欲，促进消化吸收。常食用的调料有葱、生姜、大蒜、糖、食盐、桂皮、花椒、胡椒、八角茴香、麻油、酱油、醋、酒等。寒凉性调料有麻油、酱油等，温热性调料有葱、生姜、大蒜、桂皮、花椒、胡椒、八角茴香、醋、酒等，平性调料有冰糖等。

葱

【来源】《神农本草经》。

【异名】大葱。

【性味归经】辛，温。归肺、胃经。

【功效】发表，通阳，解毒。

NOTE

【应用】

1.风寒感冒，头痛　葱白1虎口，豉1L，以水3L，煮取1L，顿服取汗。

2.四肢逆冷，冷汗自出　葱白数茎炒令热，熨脐下，后以葱白连须3～7根，细锉，砂盆内研细，用酒5L，煮至2L，分作3服。

3.痢疾　以葱1握，细切，和米煮粥，空心食之。

【用法用量】内服：煎汤，9～15g；或酒煎。外用：适量，捣敷、炒熨。

【药理作用】有抑菌、解热、镇痛、镇静等作用。

【使用注意】表虚多汗者慎服。

生姜

【来源】《名医别录》。

【异名】姜、鲜姜。

【性味归经】辛，微温。归肺、脾、胃经。

【功效】解表散寒，温中止呕，化痰止咳，解鱼蟹毒。

【应用】

1.风寒感冒　生姜5片，紫苏叶10g，水煎服。

2.呕吐　生姜50g，切如绿豆大，以醋浆700mL，于银器中煎取400mL，空腹和滓旋呷之。

3.咳嗽　白蜜500g，生姜1000g，取汁，上2味，先秤铜铫，知斤两讫，纳蜜复称知数，次纳姜汁，以微火煎令姜汁尽，惟有蜜斤两在，止。旦服如枣大，含1丸，日3服。禁一切杂食。

【用法用量】内服：煎汤，3～10g；或捣汁冲服。外用：适量，捣敷；或炒热熨；或绞汁擦患处。

【药理作用】有止咳、止吐、促进消化、保护胃黏膜、抗溃疡、保肝、利胆、解热、镇痛、镇静、抗惊厥、抑菌、抗炎、抗血小板聚集、抗氧化等作用。

【使用注意】阴虚内热及实热证禁服。

大蒜

【来源】《本草经集注》。

【异名】胡蒜、独头蒜、独蒜。

【性味归经】辛，温。归脾、胃、肺经。

【功效】解毒消肿，杀虫，止痢。

【应用】

1.心腹冷痛　大蒜，醋浸至2～3年，食至数颗。

2.老人中风，肾气虚　大蒜1L（去皮，细切），大豆黄（炒）2L，以水1L，微火煎之，似稠即止，空心每服食2～3匙。

3.疮痈肿毒　独头蒜3～4颗，捣烂，入麻油和研，厚贴肿处，干而易之。

【用法用量】内服：煎汤，9～15g。外用：适量，捣烂外敷，或取汁涂，或切片外擦，或隔蒜灸。

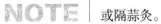

【药理作用】有抑菌、抗病毒、增强免疫力、降低血脂、抗动脉粥样硬化、抑制血小板聚集、溶栓、抗肿瘤、保肝等作用。

【使用注意】阴虚火旺、目疾、口喉疾者慎用。

白砂糖

【来源】《本草纲目》。

【异名】石蜜、白糖。

【性味归经】甘，平。归脾、肺经。

【功效】和中缓急，生津润燥。

【应用】

1. 肺气虚 黄芪 30g，白砂糖适量，沸水浸泡，当茶饮用。

2. 中虚脘痛 以白砂糖煎浓汤饮。

【用法用量】内服：入汤冲化，10 ~ 15g。外用：适量，调敷。

【药理作用】补充机体糖类；有镇痛、提高机体对钙的吸收作用等。

【使用注意】痰湿中满者慎服。小儿勿多食。

赤砂糖

【来源】《随息居饮食谱》。

【异名】红糖、黄糖。

【性味归经】甘，温。归肝、脾、胃经。

【功效】补脾缓肝，活血散瘀。

【应用】

1. 上气喘嗽 取赤砂糖、姜汁等份，相和，慢煎 20 沸，每咽半匙。

2. 下痢噤口 赤砂糖 250g，乌梅 1 个，水 2 碗，煎 1 碗，时时饮之。

【用法用量】内服：开水、酒或药汁冲服，10 ~ 15g。外用：适量，化水涂，或研末调敷。

【药理作用】有促进新陈代谢、提高局部皮肤营养等作用。

【使用注意】湿热中满者及儿童慎服。

冰糖

【来源】《本草纲目》。

【异名】单晶体冰糖、多晶体冰糖、冰粮。

【性味归经】甘，平。归脾、肺经。

【功效】健脾和胃，润肺止咳。

【应用】

1. 咳嗽 以冰糖与燕窝菜同煮连服。

2. 口疮 细嚼冰糖。

3. 慢性咽炎，喉炎 木蝴蝶 3g，冰糖适量，开水泡 10 分钟，代茶饮。

【用法用量】内服：入汤，10 ~ 15g；或含化；或入丸剂、膏剂。

【使用注意】不宜过量食用。

NOTE

食盐

【来源】《名医别录》。

【异名】盐、大盐。

【性味归经】咸，寒。归胃、肾、大肠、小肠经。

【功效】涌吐，清火，凉血，解毒。

【应用】

1. 食多不消，心腹坚满痛 盐 1L，水 3L，煮令盐消，分 3 服。

2. 齿痛出血 每夜盐末厚封龈上，有汁沥尽乃卧，其汁出时，叩齿勿住。

3. 阳脱虚证，四肢厥冷，小腹紧痛，冷汗气喘 盐炒热，熨脐下气海。

【用法用量】内服：沸汤溶化，1～3g；作催吐用9～18g，宜炒黄。外用：适量，炒热熨敷；或化水漱口、洗疮。

【药理作用】有增加血容量、改变血管平滑肌的反应性、增加交感中枢兴奋性、升高血压等作用。

【使用注意】咳嗽、口渴慎服，水肿者忌服。

桂皮

【来源】《本草经集注》。

【异名】山肉桂、土桂、山桂皮。

【性味归经】辛、甘，温。归脾、胃、肝、肾经。

【功效】温脾胃，暖肝肾，祛寒止痛，散瘀消肿。

【应用】

1. 胃痛，腹痛 桂皮 15～21g，煎服。

2. 产后小腹冷痛 桂皮 6g，当归、延胡索各 9g，小茴香 4.5g，川芎 6g，煎服。

【用法用量】内服：煎汤，6～12g；或入丸、散。外用：适量，研末用水或酒调敷。

【药理作用】有增加前列腺组织的血流量、促进局部组织血运、抑菌等作用。

【使用注意】阴虚火旺、实热、血热妄行者及孕妇忌用。

花椒

【来源】《神农本草经》。

【异名】蜀椒、秦椒、川椒。

【性味归经】辛，温。归脾、胃、肾经。

【功效】温中止痛，杀虫止痒。

【应用】

1. 脾胃虚弱，脘腹冷痛 花椒 6g（炒，为末），白面 150g，和匀，入盐少许，与豆豉作面条，煮羹食之。

2. 飧泄 苍术 100g，花椒 50g（去口，炒），上为细末，醋糊丸，如梧桐子大，每服 20～30 丸，食前温水下。

3. 牙痛 花椒醋煎含之。

【用法用量】内服：煎汤，3～6g；或入丸、散。外用：适量，煎汤熏洗或含漱；或研末调敷。

【药理作用】有抗溃疡、镇痛、抗炎、抑菌、保肝、调节肠平滑肌运动等作用。

【使用注意】阴虚火旺者忌服，孕妇慎服。

胡椒

【来源】《新修本草》。

【异名】黑胡椒、白胡椒。

【性味归经】辛，热。归胃、大肠经。

【功效】温中散寒，下气，消痰。

【应用】

1. 五脏风冷，冷气心腹痛，吐清水 胡椒，酒服之佳，亦宜汤服，若冷气吞3～7枚。

2. 反胃呕哕吐食 胡椒3g（末），生姜30g（微煨切），以水2大碗，煎取1碗，去滓，分温3服。

3. 泄泻 用胡椒为末，姜汁调敷脐上。

【用法用量】内服：煎汤，1～3g；或研粉吞服，0.6～1.5g。外用：适量，研末调敷。

【药理作用】有抗惊厥、抗炎、促进胆汁分泌、升高血压等作用。

【使用注意】阴虚火旺、实热者禁服。孕妇慎服。

八角茴香

【来源】《本草品汇精要》。

【异名】八角、大茴香、大料。

【性味归经】辛，温。归肝、肾、脾、胃经。

【功效】温阳散寒，理气止痛。

【应用】

1. 小肠气坠 八角茴香、小茴香各6g，乳香少许，水煎服。

2. 腰痛 八角茴香炒研，每服6g，食前盐汤下，外以糯米1～2L，炒热，袋盛，拴于痛处。

【用法用量】内服：煎汤，3～6g；或入丸、散。外用：适量，研末调敷。

【药理作用】有抑菌、升高白细胞、促进肠胃蠕动等作用。

【使用注意】阴虚火旺者禁服。

麻油

【来源】《本草纲目》。

【异名】胡麻油、脂麻油、香油。

【性味归经】甘，凉。归大肠经。

【功效】润肠通便，解毒生肌。

【应用】

1. 大便不通 麻油30g，芒硝少许，同煎滚，冷定，徐徐灌入口中，咽下。

NOTE

2. 急喉痹 生麻油 100mL，急灌之。

【用法用量】内服：生用或熬熟。外用：适量，涂搽。

【药理作用】有延缓衰老、促进胆固醇代谢、增强声带弹性等作用。

【使用注意】脾虚便溏者忌服。

酱油

【来源】《名医别录》。

【异名】豉油、酱汁、豆酱汁。

【性味归经】咸，寒。归脾、胃、肾经。

【功效】清热解毒，除烦。

【应用】

胃痛 酱油 30mL，茶叶 9g，水 150mL，茶叶用水煮开，加酱油再煮，取汁分 3 次服用，可缓解胃痛。

【用法用量】内服：适量。

【药理作用】有抗衰老、降低血脂、预防心脑血管疾病等作用。

【使用注意】不宜多食，多食则生痰动气。

醋

【来源】《名医别录》。

【异名】苦酒、米醋、淳酢。

【性味归经】酸、甘，温。归肝、胃经。

【功效】散瘀消积，止血，安蛔，解毒。

【应用】

1. 口疮 以醋渍黄柏皮含之。

2. 牙疼 陈醋 120mL，花椒 6g，水煎，去花椒，含漱。

【用法用量】内服：煎汤，10 ～ 30mL；或浸渍，或拌制药物。外用：适量，含漱；或和药调敷；或熏蒸；或浸洗。

【药理作用】有促进新陈代谢、抗衰老、预防心脑血管疾病、降低血糖、抑菌、抗病毒、杀虫等作用。

【使用注意】外感初起，脾胃湿热，痿痹、筋脉拘挛者慎服。

酒

【来源】《名医别录》。

【异名】般若汤。

【性味归经】甘、苦、辛，温。归心、肝、肺、胃经。

【功效】通血脉，行药势。

【应用】

1. 冷气心痛 烧酒入飞盐饮。

2. 寒痰咳嗽 全紫苏 30g，杏仁、瓜蒌皮、浙贝母、半夏、枳壳、百部、桔梗、桑白皮、枇杷叶、茯苓、陈皮、干姜各 8g，五味子 5g，甘草 3 克，白酒 1250mL，上药纱布袋包，共浸白酒，密封，隔天振摇一次，12 天以后开封，弃去药渣，过滤即成。

3. 寒湿泄泻，小便清者　头烧酒饮之。

【用法用量】内服：适量，温饮；或和药同煎；或浸药。外用：适量，单用或制成酒剂涂搽；或湿敷；或漱口。

【药理作用】有促进消化、促进血液循环、扩张血管、镇静、抗焦虑、刺激胃液分泌、增加胃酸等作用。

【使用注意】阴虚、失血及湿热甚者禁服。

第六章　药膳常用药物

第一节　解表药

一、发散风寒药

紫苏

【来源】《名医别录》。

【异名】苏叶。

【性味归经】辛，温。归肺、脾经。

【功效】散寒解表，宣肺化痰，行气和中，安胎，解鱼蟹毒。

【主治与应用】

1. 外感风寒，怕冷发热，无汗头痛，鼻塞流涕，胸闷泛恶，纳呆　紫苏叶 9g，生姜 3 片，水煎热服。

2. 鱼蟹中毒引起的吐泻、腹痛等症　紫苏、生姜各 15g，煎汤服。

【用法用量】内服：煎汤，5～10g。

【药理作用】可促进消化液分泌，增强胃肠蠕动；增强淋巴细胞功能，有免疫抑制作用；还具有镇静、解热、兴奋性膜抑制、止咳祛痰平喘、止血、抗凝血、升高血糖、抗诱变、抗微生物、抗氧化、抗炎等作用。

【使用注意】阴虚、气虚及温病患者慎服。

香薷

【来源】《名医别录》。

【异名】小香薷、香薷草。

【性味归经】辛，微温。归肺、脾、胃经。

【功效】发汗解表，化湿和中，利水消肿。

【主治与应用】

1. 恶寒发热，头痛无汗，腹痛吐泻　白扁豆（微炒）、厚朴（去皮，姜汁炙）、香薷各 6g，水煎服，每日 1 剂。

2. 湿热黄疸　茵陈 10g，香薷 10g，芦根 15g，洗净沥水，切末，先用大火煮沸，再用小火煮 15 分钟即可。

【用法用量】内服：煎汤，3～10g。

【药理作用】有发汗解热作用，刺激消化腺分泌及胃肠蠕动，对金黄色葡萄球菌、伤寒沙门菌等有较强的抑制作用。

【使用注意】本品辛温发汗之力较强，表虚有汗及暑热证当忌用。

白芷

【来源】《神农本草经》。

【异名】香白芷。

【性味归经】辛，温。归肺、胃、大肠经。

【功效】解表散寒，祛风止痛，宣通鼻窍，燥湿止带，消肿排脓。

【主治与应用】

1. 男女头风，四肢拘挛痹痛 川芎 15g，白芷 15g，鳙鱼头 1 个（约 200g），川芎、白芷切片，鳙鱼头去鳃，加生姜、葱、料酒等调料适量，武火煮沸，再文火炖熟，分顿喝汤。

2. 血瘀血燥，经络阻滞之面部黑斑，面色晦暗，中老年妇女黄褐斑 桃花 250g，白芷 30g，白酒 1L，以上同放入酒瓶中，加盖密封，存放 1 月即可，每次取酒 15～30mL，空腹饮用，每日 1～2 次。

【用法用量】内服：煎汤，3～10g。

【药理作用】有解热、镇痛、抗炎作用；有抑制细菌和真菌的作用。

【使用注意】阴虚血热者忌服。

胡荽

【来源】《食疗本草》。

【异名】香菜、园荽、芫荽。

【性味归经】辛，温。归肺、胃经。

【功效】发表透疹，消食开胃，止痛解毒。

【主治与应用】

1. 风寒感冒，头痛鼻塞 苏叶 6g，生姜 6g，胡荽 9g，水煎服。

2. 小儿疹痘，欲令速出 胡荽 150g，细切，酒 2 大盏煎沸，放入胡荽后加盖封严，候冷去滓，从项以下，喷背脊及两脚胸腹，勿喷于面。

3. 胃寒胀痛 胡荽 15g，胡椒 15g，艾叶 6g，水煎服。

【用法用量】内服：煎汤，9～15g，鲜品 15～30g；或捣汁。外用：适量，煎汤洗；或捣敷。

【药理作用】促进胃肠腺体、胆汁分泌；促进外周血液循环，调整体内性激素，促进排卵。

【使用注意】疹出已透，或虽未透出而热毒壅滞，非风寒外袭者禁服。

二、发散风热药

薄荷

【来源】《新修本草》。

NOTE

【异名】升阳菜、南薄荷、夜息花。

【性味归经】辛，凉。归肺、肝经。

【功效】散风热，清头目，利咽喉，透疹，解郁。

【主治与应用】

1. 体虚或年老者风热感冒之发热头痛，咽喉肿痛，咳嗽不爽　薄荷叶 30g，生姜 2 片，人参 5g，生石膏 30g，麻黄 2g，共为粗末，水煎，滤汁，分次服用代茶饮。

2. 外感风热，头痛目赤，咽喉红肿疼痛，气滞脘腹胀满　薄荷、砂糖适量，沸水浸泡分次饮。

【用法用量】内服：煎汤，3 ～ 6g，不可久煎，宜后下；或入丸、散。

【药理作用】有发汗、解热，兴奋中枢作用；具有清凉、消炎、止痛止痒作用；可扩张血管，降低血压；还具有解痉、保肝利胆、抗早孕等作用。

【使用注意】体虚汗多者不宜食用，孕妇应谨慎食用。

桑叶

【来源】《神农本草经》。

【异名】铁扇子、蚕叶。

【性味归经】苦、甘、寒。归肺、肝经。

【功效】疏散风热，清肺，明目。

【主治与应用】

1. 肝阳上亢之眩晕　桑叶、菊花、枸杞子各 9g，水煎取汁，代茶饮。

2. 燥热伤肺，或热病后期，肺阴损伤，干咳无痰　桑叶 10g，杏仁、沙参各 5g，浙贝母 3g，梨皮 15g，煎汁，调入冰糖 10g，搅匀，代茶饮。

3. 外感风热，头痛发热，咽红肿痛，咳嗽痰少，口干微渴　桑叶、菊花、薄荷、甘草各 10g，开水冲泡，代茶饮。

【用法用量】内服：煎汤，5 ～ 10g；或入丸、散。

【药理作用】具有降血糖作用；对金黄色葡萄球菌、乙型溶血性链球菌、白喉杆菌和炭疽杆菌均有较强的抗菌作用；可促进蛋白质合成，降低体内胆固醇，降低血脂。

【使用注意】阴寒内盛体质者、寒湿内盛体质者、阳虚体质者、脾胃虚弱者禁用。

菊花

【来源】《神农本草经》。

【异名】真菊、金蕊、药菊。

【性味归经】辛、甘、苦，微寒。归肺、肝经。

【功效】疏风清热，平肝明目，解毒消肿。

【主治与应用】

1. 热毒上攻，目赤头眩，眼花面肿　菊花（焙），排风子（焙），甘草（炮）各 50g，以上捣为散，夜卧时温水调下 15g，分顿服之。

2. 风热初起及肝阳上亢之头痛、眩晕　白菊花 10g，沸水冲泡，当茶饮。

【用法用量】内服：煎汤，5～10g；入丸、散或泡茶饮。

【药理作用】有解热、抗炎作用；对金黄色葡萄球菌、乙型溶血性链球菌有抑菌作用；有显著扩张冠状动脉，增加冠状动脉流量的作用。

【使用注意】气虚胃寒、食少泄泻者慎服。

葛根

【来源】《神农本草经》。

【异名】干葛、甘葛、粉葛。

【性味归经】甘、辛，凉。归脾、胃、肺经。

【功效】解肌退热，生津止渴，透疹，升阳止泻，通经活络，解酒毒。

【主治与应用】

1. 恶风发热，项背强痛，消渴，流行性感冒，高血压，酒精中毒 葛根（切片）30g，粳米 60g，加水煮葛根取汁，去滓，下米，煮粥至汤稠即得，分顿服之。

2. 外感风寒，肺卫闭郁之恶寒身热，无汗，头身痛，心胸烦闷等 葛根（切片）90g，葱白 14 茎，豆豉（绵裹）100g，以上加水 3L，煮取 1.2L，滤渣取汁，分顿服之。

3. 酒毒内盛，烦渴头痛，呕吐酸腐，躁扰不宁者 鲜葛根汁 300mL，或干葛根 300g 煮 1 小时取汁，1 次饮完。

【用法用量】内服：煎汤，10～15g。

【药理作用】有解热作用；有明显降压作用；有降血糖、降血脂、抗氧化等作用。

【使用注意】胃寒者慎服，夏天表虚汗多者忌服。

淡豆豉

【来源】《名医别录》。

【异名】香豉、豉、大豆豉。

【性味归经】苦、辛，凉。归肺、胃经。

【功效】解表除烦，宣发郁热。

【主治与应用】

1. 消渴，心神烦躁 鲜瓜蒌根 250g，冬瓜 250g，淡豆豉、食盐各适量，冬瓜洗净切片，与鲜瓜蒌根放入锅内，加豆豉与水烧开，煮至瓜烂，加盐少许即食。

2. 微热恶风，胸胁胀痛，烦躁不安，口眼㖞斜，言语不利 薏苡仁 30g，葱白 4 茎，豆豉 10g，牛蒡根（切）30g，薄荷 6g，先将葱白、豆豉、牛蒡根、薄荷等放入砂锅煎煮 30 分钟，去滓留汁待用，再将薏苡仁煮粥，粥熟时兑入药液搅匀即成。

3. 风寒侵袭之感冒轻症 葱白 10g，淡豆豉 50g，将葱白、淡豆豉加水煎约 30 分钟，滤渣取汁，分顿服之。

【用法用量】内服：煎汤，6～12g。

【药理作用】有微弱的发汗作用，并有健胃、助消化作用；有抗动脉硬化，降血糖及抗骨质疏松等作用。

【使用注意】脾胃虚弱或者脾胃虚寒的患者不宜服用。

NOTE

第二节　清热药

一、清热泻火药

芦根

【来源】《神农本草经》。

【异名】苇茎、苇根。

【性味归经】甘，寒。归肺、胃经。

【功效】清热生津，除烦止呕。

【主治与应用】

1. 温热病热伤津液，口中燥渴，咳唾白沫，黏滞不爽　芦根 100g，荸荠 500g，麦冬 50g，梨 1000g，藕 500g，梨去皮核，荸荠去皮，藕去节，与芦根、麦门冬切碎，以洁净纱布绞取汁和匀凉饮，亦可隔水炖，分次温服。

2. 高热引起的口渴，心烦，胃热呕吐、呃逆，肺热咳嗽，肺痈　芦根 100～150g，竹茹 15～20g，粳米 60g，生姜 2 片，先将芦根、竹茹同煎，去滓取汁，入粳米煮粥，加生姜，稍煮即可，分顿服食。

【用法用量】内服：绞汁、煎、煮、焖，15～30g。

【药理作用】具有解热、镇静、镇痛、降血压、降血糖、抗氧化及雌激素样作用。

【使用注意】脾胃虚寒者慎用。

淡竹叶

【来源】《神农本草经》。

【异名】金竹叶、长竹叶。

【性味归经】甘、淡，寒。归心、胃、小肠经。

【功效】清热泻火，除烦止渴，利尿通淋。

【主治与应用】

1. 口渴多饮，心烦目赤，口舌生疮，牙龈肿痛，小便短赤，或淋沥涩痛　淡竹叶 10g，粳米 25g，冰糖适量。淡竹叶煎汤去滓，加入洗净的粳米煮粥，下冰糖，煮至黏稠，每日 1 剂，连用 3～5 天。

2. 热病后期、气阴不足所致口干、烦渴、气短、乏力　西洋参 3g，粳米 50g，麦门冬 10g，淡竹叶 10g，水煎麦门冬、淡竹叶，去滓取汁，再入西洋参末、粳米，慢火煮粥。

【用法用量】内服：煎服，6～10g。

【药理作用】有利尿作用；有解热作用；对金黄色葡萄球菌、溶血性链球菌、铜绿假单胞菌、大肠杆菌等有抑制作用。

【使用注意】阴虚火旺、骨蒸潮热者慎用。

栀子

【来源】《神农本草经》。

【异名】山栀。

【性味归经】苦，寒。归心、肺、三焦经。

【功效】泻火除烦，清热利湿，凉血解毒。

【主治与应用】

1. 肺热咳嗽或咯血　鲜栀子 10g，蜂蜜少许，加水煎汤，饮用。

2. 黄疸，淋证，心烦不眠，目赤肿痛　栀子仁 3～5g，粳米 30～60g，将栀子仁研成细末，煎粳米为稀粥，待粥将成时，放入栀子仁末稍煮即成，每日 2 次食用。亦可先煎栀子仁，取汁去滓，以药汁煮粥。

【用法用量】内服：生用，浸泡、煮、煎、熬，6～10g。

【药理作用】有利胆作用，能降低胆红素含量；有镇静和持久性降压作用。

【使用注意】脾虚便溏者不宜用。

夏枯草

【来源】《神农本草经》。

【异名】麦夏枯、铁色草。

【性味归经】辛、苦，寒。归肝、胆经。

【功效】清肝泻火，明目，散结消肿。

【主治与应用】

1. 目赤肿痛，头痛眩晕　荠菜、夏枯草各 15g，水煎服。

2. 瘿瘤，瘰疬　昆布、夏枯草各 9g，海藻 8g，青皮、白芥子各 5g，水煎服。

3. 乳痈初起，乳房胀痛　取夏枯草、蒲公英各等份，酒煎服，或作丸亦可。

【用法用量】内服：煎服，9～15g。

【药理作用】具有降压作用；有抗心肌梗死及抗凝血作用；有显著降血糖作用；有抗病原微生物作用。

【使用注意】脾胃虚弱者慎用。

决明子

【来源】《神农本草经》。

【异名】草决明、还瞳子。

【性味归经】甘、苦，微寒。归肝、大肠经。

【功效】清肝明目，润肠通便。

【主治与应用】

1. 目赤涩痛，目暗不明，头痛眩晕　菊花 10g，山楂 15g，决明子 15g，白糖 30g，诸药捣碎加水适量，煎煮 40 分钟，去滓取汁，兑入白糖，晾温，代茶饮用。

2. 肠燥便秘　决明子 10～15g，粳米 50g，冰糖适量，先把决明子炒至微有香气，冷后煎汁去滓，放粳米煮粥，加入冰糖，分顿食用。

【用法用量】内服：浸泡、煎、煮、熬，9～15g。

【药理作用】对麻醉犬、猫、兔等有降压作用；醇提取物对葡萄球菌、白喉杆菌及伤寒沙门菌、大肠埃希菌等均有抑制作用，对某些皮肤真菌有不同程度的抑制作用。

【使用注意】气虚便溏者慎用。

二、清热解毒药

金银花

【来源】《名医别录》。

【异名】银花、忍冬花、二宝花。

【性味归经】甘，寒。归肺、心、胃经。

【功效】清热解毒，消痈散肿，凉血止痢。

【主治与应用】

1.疮肿，肺痈，肠痈　金银花50g，甘草10g，水煎取半碗，再入酒半碗，略煎后分3份分服。

2.预防乙脑、流脑　金银花、连翘、大青叶、芦根、甘草各10g，水煎代茶饮，每日1剂，连服3～5天。

3.温病初起，发病恶寒、咳嗽、咽喉肿痛等　金银花15g，水煎去滓取汁，再加粳米25g，清水适量，煮稀薄粥。

【用法用量】内服：煎汤，6～15g；或入丸、散。

【药理作用】有抗病毒作用，同时对金黄色葡萄球菌、溶血性链球菌等有抑制作用；可抗炎、解热；有中枢神经系统兴奋作用；有抗早孕作用；能增强胃肠蠕动，促进胃液及胆汁分泌。

【使用注意】脾胃虚寒及疮疡脓清者忌用。

蒲公英

【来源】《新修本草》。

【异名】地丁、黄花苗。

【性味归经】苦、甘，寒。归肝、胃经。

【功效】清热解毒，消肿散结，利湿通淋。

【主治与应用】

1.乳疮，乳少　虾肉、蒲公英各30g，白芍9g，水煎服。

2.痈肿疮疖，红肿热痛，或咽喉肿痛，或目赤肿痛等；湿热黄疸　蒲公英40～60g，粳米100g，煎煮蒲公英取汁去滓，后入粳米，以小火煮为粥即可，每日1剂，于早、晚分服之，5～7天为1疗程。

【用法用量】煎服，10～30g，外用适量。

【药理作用】对金黄色葡萄球菌、溶血性链球菌等有抑制作用；有利胆、保肝、抗内毒素及利尿作用；有抗肿瘤作用。

【使用注意】用量过大可致缓泻。

<h2 style="text-align:center">土茯苓</h2>

【来源】《本草纲目》。

【异名】白余粮、过山龙、山地粟。

【性味归经】甘、淡，平。归肝、胃经。

【功效】解毒，除湿，通利关节。

【主治与应用】

1. 湿热邪毒留注下焦之淋浊带下，疮疡肿毒，梅毒　土茯苓 40g，糯米 500g，糯米浸泡后蒸熟，将土茯苓末、酒曲末与熟糯米拌匀，酿成醇酒，每次可取酒与糟 50～100g 饮用，每日 1～2 次。

2. 风湿骨痛，疮疡肿毒　土茯苓 500g，去皮，和猪肉炖烂，分数次连滓服。

【用法用量】内服：煎汤，15～60g。

【药理作用】有明显利尿、镇痛作用；对肿瘤有抑制作用；尚能缓解汞中毒。

【使用注意】肝肾阴虚者慎服，服药时忌茶。

<h2 style="text-align:center">鱼腥草</h2>

【来源】《名医别录》。

【异名】蕺菜、折耳根、臭腥草。

【性味归经】辛，微寒。归肺经。

【功效】清热解毒，排脓消痈，利尿通淋。

【主治与应用】

1. 痨咳，盗汗　鱼腥草 60g，猪肚 1 个，折耳根叶猪肚内炖烂，汤肉齐服，每日服 1 次，3 日 1 剂，连用 3 剂。

2. 小儿腹泻　鱼腥草 15g，炒山药 6g，炒白术 3～5g，茯苓 9g，水煎服。

【用法用量】内服：煎汤，15～25g，不宜久煎；或鲜品捣汁，用量加倍；外用：适量，捣敷或煎汤熏洗。

【药理作用】对金黄色葡萄球菌等有显著抑制作用；能增强白细胞的吞噬功能；有明显利尿作用。

【使用注意】虚寒证及阴性疮疡忌服。

<h2 style="text-align:center">青果</h2>

【来源】《日华子本草》。

【异名】青榄、橄榄、甘榄。

【性味归经】甘、酸，平。归肺、胃经。

【功效】清热解毒，利咽化痰，生津止渴，除烦醒酒。

【主治与应用】

1. 风火喉痛，喉间红肿　鲜青果、鲜萝卜适量，水煎服。

2. 酒伤昏闷　橄榄肉 10 个，煎汤饮。

【用法用量】内服：煎汤，5～10g。

【药理作用】可使唾液分泌增加；对肝细胞中毒有保护作用；有抗乙肝病毒，抗炎，镇痛，抗菌，保护胃肠道黏膜等作用。

【使用注意】脾胃虚寒及大便秘结者慎服。

余甘子

【来源】《本草图经》。

【异名】土橄榄、望果、鱼木果。

【性味归经】甘、酸、涩，凉。归肺、胃经。

【功效】清热凉血，消食健胃，生津止咳。

【主治与应用】

1. 发热，咳嗽，咽喉痛，口干烦渴　余甘子鲜果 10 ～ 30 个，水煎服，分顿服之。

2. 食积，呕吐，腹痛，泄泻　余甘子 5 ～ 10 枚或盐渍果 5 ～ 8 枚嚼食；或盐浸果液 1 汤匙，开水冲服。

【用法用量】内服：煎汤，3 ～ 9g。

【药理作用】对葡萄球菌、伤寒沙门菌等有抑菌作用；有降血脂作用。

【使用注意】脾胃虚寒者慎用。

荷叶

【来源】《食疗本草》。

【异名】莲叶。

【性味归经】苦、涩，平。归肝、脾、胃经。

【功效】清暑利湿，升阳止血。

【主治与应用】

1. 暑湿困阻中焦之高热烦渴，汗多溺短，胃脘痞满，身重如裹等　鲜荷叶半张，绿豆 30g，粳米 100g，共煮稀粥，每日 1 剂，分 2 ～ 3 次服用，连用 3 ～ 5 天。

2. 暑热，头晕胸闷，暑湿泄泻及吐血、衄血、崩漏、便血等多种出血　鲜荷叶 1 张，洗净切细，煎浓汁，入粳米 50g，加冰糖适量煮粥；或先用粳米、冰糖煮粥，至米开汤未稠时，调入干荷叶末 10g，文火煮数沸，日 2 次，稍温服食。

【用法用量】内服：煎汤，3 ～ 10g。

【药理作用】具有调脂、减肥、抗氧化及抗衰老的作用；具有抗炎、抗病毒、抗过敏作用；有解痉作用，对胰脂肪酶有抑制作用。

【使用注意】气虚不能摄血之失血症不宜服用。

菊苣

【来源】《新疆中草药手册》。

【异名】蓝菊。

【性味归经】微苦、咸，凉。归肝、胆、胃经。

【功效】清肝利胆，健胃消食，利水消肿。

【主治与应用】

1. 湿热黄疸　菊苣 9g，水煎服，并用适量煎水洗身。

2. 水肿，小便不利 菊苣、索索葡萄、车前草各 9g，水煎服。

3. 食欲不振，胸腹胀闷 菊苣根 6 份，土木香 3 份，小茴香 1 份，共研细粉，每次 3 ～ 5g，每日 3 次，饭前温开水送服。

【用法用量】内服：煎汤，9 ～ 18g。

【药理作用】可降低肝脏总脂质、甘油三酯和胆固醇，可提高食欲，改善消化功能，增加胃液；还有抗菌、增强心脏功能的作用。

【使用注意】孕妇或哺乳期女性慎用。

三、清热凉血药

生地黄

【来源】《神农本草经》。

【异名】干地黄。

【性味归经】甘，寒。归心、肝、肾经。

【功效】清热凉血，养阴生津。

【主治与应用】

1. 热盛伤阴所致的咽干、吞咽困难、反胃呕逆 麦门冬 10g，生地黄 15g，藕 200g，三者洗净切碎，一起煎煮 40 分钟，去滓取汁，分顿服完。

2. 月经不调，功能性子宫出血，产后血晕，恶露不净，瘀血腹痛以及吐血，衄血，咳血，便血 鲜益母草汁 10g，鲜生地黄汁 40g，鲜藕汁 40g，生姜汁 2g，蜂蜜 10g，粳米 100g，先以粳米煮粥，待米熟时，加入上述诸药汁及蜂蜜，煮成稀粥即成，分顿温服。

【用法用量】内服：浸泡、炖、蒸、煮、捣汁，10 ～ 15g。

【药理作用】能促进凝血、升高外周白细胞；能强心、利尿、升高血压；还有护肝、降血糖、增强免疫功能、抗肿瘤作用。

【使用注意】脾虚湿滞、腹满便溏者慎用。

牡丹皮

【来源】《神农本草经》。

【异名】牡丹根皮、丹皮、丹根。

【性味归经】苦、辛，微寒。归心、肝、肾经。

【功效】清热凉血，活血散瘀。

【主治与应用】

1. 尿血 牡丹皮 30g，乌龟 2 只（重约 500g），二者同入砂锅内，加水，中火烧开，加黄酒 1 匙、食盐少许，小火慢煨 2 ～ 3 小时，至龟肉酥烂，龟甲易于脱落，吃龟肉喝汤，分顿服之，每次 1 小碗，日 2 次。

2. 产后血晕，血崩，经水不调 红花、干荷叶、牡丹皮、当归、蒲黄（炒）各等分，共为细末，每服 25g，酒煎，连渣温服。

【用法用量】内服：煎汤，6 ～ 12g；或入丸、散。

NOTE

【药理作用】有催眠、镇静作用；对心肌缺血有明显保护作用，并有降血压和减少心输出量作用；可显著抗凝血；有显著抗变态反应作用，同时不抑制特异性抗体生成；还有抗炎、抗菌作用。

【使用注意】血虚有寒、月经过多及孕妇慎用。

第三节　化痰止咳平喘药

一、化痰药

桔梗

【来源】《神农本草经》。

【异名】梗草、苦梗、苦菜根。

【性味归经】苦、辛，平。归肺经。

【功效】开宣肺气，祛痰，排脓利咽。

【主治与应用】

1.肺脓肿，咳吐脓血　桔梗10g，芦根20g，加水300mL，煎沸去滓，加入冰糖20g，分3次服。

2.咳嗽痰多，咽喉肿痛　桔梗9g，桑叶15g，菊花12g，杏仁6g，甘草9g，水煎，去滓，代茶饮。

【用法用量】内服；浸泡、熬、煮、蒸、炖，3～10g。

【药理作用】能祛痰，增加呼吸道黏液分泌量；有降血糖作用；对絮状表皮癣菌有抑制作用。

【使用注意】凡气机上逆、呕吐、呛咳、眩晕及阴虚火旺咳血者忌用。

平贝母

【来源】《中药志》。

【异名】平贝。

【性味归经】苦、微甘，微寒。归肺、心经。

【功效】清热润肺，化痰止咳。

【主治与应用】

1.慢性支气管炎，百日咳　平贝母，适量研末，蜜冲服。

2.肺热咳嗽　梨1个（去皮挖核），平贝母3g，冰糖适量，平贝母、冰糖捣碎装入梨中，蒸20分钟，食梨饮汤汁。

【用法与用量】内服：煎汤，3～9g；冲服，1～2g。

【药理作用】具有祛痰、平喘作用；有明显的降压作用。

【使用注意】不宜与乌头类同用。

瓜蒌

【来源】《神农本草经》。

【异名】栝楼。

【性味归经】甘、微苦，寒。归肺、胃、大肠经。

【功效】清热涤痰，宽胸散结，润燥滑肠。

【主治与应用】

1. 消渴口干，心神烦躁 鲜瓜蒌根 250g，冬瓜 250g，淡豆豉、精盐各适量，鲜瓜蒌根、冬瓜去皮，冬瓜去子切成片，与鲜瓜蒌根放入锅内，加豆豉及水烧开，煮至瓜烂，加盐少许，分顿食之。

2. 热痰咳嗽，痰多色黄，黏稠难咯，胸中痞闷，舌苔黄腻 瓜蒌瓤 250g，白糖 100g，发酵面团 1kg，瓜蒌瓤（去子）剁碎，加白糖拌匀为馅，发酵面团擀皮后加入上馅，制成烙饼或馍，烙或蒸熟，分次空腹食用，每日 1～2 次作主食。

【用法用量】内服：浸泡、煎、煮、熬，9～15g。

【药理作用】瓜蒌所含皂苷及皮中总氨基酸有祛痰作用；瓜蒌注射液有扩张冠状动脉作用；并有降血脂、抗肿瘤、抗菌、抗炎、增强免疫等作用。

【使用注意】脾虚便溏及湿痰、寒痰者忌用。反乌头。

胖大海

【来源】《本草纲目拾遗》。

【异名】安南子。

【性味归经】甘，寒。归肺、大肠经

【功效】清宣肺气，清肠通便。

【主治与应用】

1. 喉痛音哑，干咳无痰 胖大海 10g，枇杷叶 6g，沸水冲服，代茶饮。

2. 干咳 胖大海 3 枚，冰糖适量，将胖大海洗净，加冰糖适量调味，冲入沸水，加盖焖半小时即可，慢饮，隔 4 小时再泡 1 次，每天 2 次。

【用法用量】内服：浸泡、煮、煎、熬，2～3 枚。

【药理作用】胖大海有缓泻作用，可明显增加肠蠕动；胖大海水浸提取物有一定利尿和镇痛作用。

【使用注意】脾胃虚寒泄泻者慎服。

昆布

【来源】《吴普本草》。

【异名】海带、海马蔺、海草。

【性味归经】咸，寒。归肝、胃、肾经。

【功效】消痰软坚，利水退肿。

【主治与应用】

1. 瘰疬 昆布、夏枯草各 9g，海藻 8g，青皮、白芥子各 5g，水煎服。

NOTE

2. 气管炎、咳嗽、肺结核　昆布 500g，百部 500g，知母（蜜炙）1000g，用 50% 乙醇浸泡 1 周，回收乙醇，加蒸馏水至 5L，每次 10mL，每日 3 次。

【**用法用量**】煎汤：6 ～ 12g；或研末入丸、散。

【**药理作用**】有补碘、降血压、降血脂、降血糖、抗凝血、增强免疫功能的作用。

【**使用注意**】海带性寒，脾胃虚寒者、孕妇及哺乳期妇女忌食。

沙棘

【**来源**】《晶珠本草》。

【**异名**】醋柳果、沙枣、酸刺。

【**性味归经**】酸、涩，温。归脾、胃、肺、心经。

【**功效**】止咳化痰，健脾消食，活血散瘀。

【**主治与应用**】

1. 咳嗽痰多，咽喉干燥　沙棘适量绞汁，加入白糖，温开水搅匀饮用。

2. 脾虚食少或功能性消化不良　沙棘果 35g，排骨 1.2kg，调料等适量，将以上共入锅，加水，慢火炖至熟透，分顿食之。

【**用法用量**】内服：浸泡、膏、汁、煮，3 ～ 10g。

【**药理作用**】能清除活性氧自由基，抗脂质过氧化；降血脂，防止动脉粥样硬化；抗溃疡，抗炎，促进新陈代谢，抗肿瘤。

【**使用注意**】高热者慎用，孕妇忌用。

芥子

【**来源**】《中药志》。

【**异名**】芥菜子、青菜子、黄芥子。

【**性味归经**】辛，温。归肺经。

【**功效**】温肺豁痰利窍，散结通络止痛。

【**主治与应用**】

胃寒呕吐，脐下绞痛　黄芥子 50g，研末蜜丸，如梧子 7 丸，分顿服之；亦可作散，空腹服。

【**用法用量**】内服：煎汤或入丸，3 ～ 9g；不宜久煮。

【**药理作用**】遇水后为皮肤发红剂、催吐剂，并有起泡作用；芥子粉可使唾液分泌及淀粉酶活性增加，小剂量增加胃液及胰液的分泌，大剂量引起呕吐；有祛痰作用；能抑制皮肤真菌。

【**使用注意**】肺虚咳嗽及阴虚火旺者忌服；消化道溃疡、出血者及皮肤过敏者忌用。

二、止咳平喘药

苦杏仁

【**来源**】《神农本草经》。

【**异名**】杏仁。

【性味归经】苦，微温；有小毒。归肺、大肠经。

【功效】止咳平喘，润肠通便。

【主治与应用】

1. 脾肺虚弱之咳嗽气喘、痰多稀白、面青肢冷　大鲫鱼 1 条，苦杏仁 10g，红糖 30g。鲫鱼除去鳞、鳃及内脏，同杏仁加水煎煮至鱼肉熟透，放入红糖煮化，吃肉喝汤。

2. 肺燥之咳喘　苦杏仁 10g，鸭梨 100g，冰糖 20g，苦杏仁除杂打碎，鸭梨切碎，加水一起煎煮至梨熟，去滓取汁，放入冰糖溶化，晾温服。

【用法用量】内服：打碎、浸泡、煎、煮、熬，5 ～ 10g。

【药理作用】具有抗炎、镇痛的作用；有镇咳平喘的作用；具有明显持久的降血压、抗癌作用；苦杏仁油有驱虫、杀菌作用。

【使用注意】有小毒，用量不宜过大；婴幼儿慎用。

紫苏子

【来源】《名医别录》。

【异名】苏子、铁苏子。

【性味归经】辛，温。归肺经。

【功效】降气化痰，止咳平喘，润肠通便。

【主治与应用】

1. 小儿久咳，痰声如拉锯或老人咳嗽喘息　紫苏子 5g，杏仁 50g（去皮、尖），老人加白蜜 10g，共为末，每服 15g，小儿服 5g，白温水送下。

2. 慢性气管炎，喘息性支气管炎　紫苏子 60g，黄酒 2.5L，将紫苏子微炒，入布袋，与黄酒入容器中，密封 7 天即成，每服 10mL，日服 2 次。

【用法用量】内服：煎汤或入丸、散，3 ～ 10g。

【药理作用】有降血脂、抑菌、抗癌作用；有防腐、抗氧化作用，可用于食品和药物的长期贮存。

【使用注意】气虚久嗽、阴虚喘逆及脾虚便溏者慎用。

白果

【来源】《日用本草》。

【异名】银杏、灵眼。

【性味归经】甘、苦、涩，平；有小毒。归肺、肾经。

【功效】敛肺定喘，收涩止带，缩尿。

【主治与应用】

1. 赤白带下，下元虚惫　白果、莲肉、糯米各 25g，胡椒 5g 为末，用乌骨鸡 1 只，去肠盛药，瓦器煮烂，分顿食之。

2. 梦遗　银杏 3 粒，酒煮食，分顿服之，连服 4 ～ 5 天。

【用法用量】内服：煎汤 5 ～ 10g；或捣汁；外用：适量，捣敷；或切片涂。

【药理作用】具有祛痰平喘、抗菌、抗过敏、抑制免疫、降血压、抗缺氧等作用。

【使用注意】有小毒，内服不宜过量或生用，有实邪者禁服，小儿、孕妇慎用。

罗汉果

【来源】《岭南采药录》。

【异名】拉汉果、光果木鳖。

【性味归经】甘，凉。归肺、大肠经。

【功效】清热润肺，生津止渴，滑肠通便。

【主治与应用】

1.痰火咳嗽　罗汉果、猪精肉各适量，煎汤服之。

2.百日咳　罗汉果1个，柿饼15g，水煎服。

3.急、慢性支气管炎，扁桃体炎，咽喉炎，便秘　罗汉果15g，开水泡，代茶饮。

【用法用量】内服：煎汤，9～15g；或单用加蜂蜜泡服。

【药理作用】有止咳、增强气管排痰作用；有降血脂、降血糖、抗凝血、抗肿瘤、抑菌等作用。

【使用注意】外感及肺寒咳嗽者慎用。

第四节　温里药

肉桂

【来源】《神农本草经》。

【异名】玉桂、牡桂。

【性味归经】辛、甘，大热。归肾、脾、心、肝经。

【功效】补火助阳，引火归原，温通经脉，散寒止痛。

【主治与应用】

1.畏寒肢冷，腰膝酸软，小便清长　肉桂3g，粳米50g，红糖适量，同煮为粥，温服。

2.心腹冷痛，胸痹，饮食不下　肉桂末50g，粳米200g，煮粥，温热分次服食。

3.脘腹冷痛，喜温喜按　公鸡1只，放入生姜6g，砂仁、丁香、良姜、肉桂各3g，以文火炖烂，酌量吃鸡肉饮汤。

【用法用量】内服：煎汤、羹粥，1～5g。

【药理作用】扩张血管，增强血流量，降低血管阻力；促进肠蠕动，排除肠道积气，缓解胃痉挛；对革兰阴性菌、阳性菌及多种致病性真菌有抑制作用。

【使用注意】阴虚火旺、内有实热及孕妇忌用。

小茴香

【来源】《新修本草》。

【异名】茴香子、小茴。

【性味归经】辛，温。归肝、肾、脾、胃经。

【功效】散寒止痛，理气和胃。

【主治与应用】

1. 脘腹冷痛，呕吐食少，寒疝腹痛　炒小茴香 20g 放入纱布袋中先煮 30 分钟，再加入粳米 100g，煮粥至熟，分次服食。

2. 下焦受寒，男子白浊　小茴香 30g 研粗末，入黄酒 250mL 内煮沸 3 ～ 5 分钟，放温分服。

3. 遗尿，夜尿频多　小茴香 6g，桑螵蛸 15g，焙干研末，每次 3g，日服 2 次。

【用法用量】内服：煎汤、糕饼、羹粥，3 ～ 6g。

【药理作用】刺激胃肠神经血管，促进唾液和胃液分泌，促进肠蠕动，增进食欲，促进胆汁分泌；镇痛、抗菌、抗溃疡；促进肝组织再生、缓解气管平滑肌痉挛等。

【使用注意】实热内盛，阴虚火旺者忌服。

丁香

【来源】《雷公炮炙论》。

【异名】公丁香、丁子香。

【性味归经】辛，温。归脾、胃、肾经。

【功效】温中降逆，散寒止痛，温肾助阳。

【主治与应用】

1. 呕吐，寒疝　大黑枣 7 个去核，每个入丁香 1 粒煮烂，连服 7 日。

2. 梦遗早泄，腰膝酸软　河鳗 500g 切段盛煲中，撒上山茱萸 6g、丁香 3g 研碎的小粒，用文火煮熟，佐餐食用。

3. 反胃，噎膈　大雪梨 1 个，丁香 15 粒入于雪梨内，湿纸包裹 4 ～ 5 层，煨热食梨。

【用法用量】内服：作调味品，煎汤、羹粥等，1 ～ 3g。

【药理作用】促进胃液分泌，缓解腹胀、恶心呕吐；有镇痛、抗炎、抗惊厥作用；醇提取物及挥发油对多种杆菌及真菌有抑制作用；可驱虫、利胆、抗缺氧、抗血栓形成。

【使用注意】热证及阴虚内热者忌服。不能与郁金同用。

高良姜

【来源】《名医别录》。

【异名】小良姜、良姜。

【性味归经】辛，热。归脾、胃经。

【功效】温胃止呕，散寒止痛。

【主治与应用】

1. 脾胃久冷，呕吐泄泻，反胃食少，体虚瘦弱　高良姜 6g，草果 6g，陈皮 3g，胡椒 3g，装入纱布袋内，公鸡 1 只洗净切块，与药袋一起放入砂锅内，武火煮沸，文火炖 2 小时，每周 2 ～ 3 次饮汤食肉。

2. 心腹冷痛　将高良姜末 25g 加水 1.5L，煎煮至 1L，去滓，入粳米 150g 煮粥分次服食。

3. 脘腹冷痛，胀满不适　高良姜、香附各 9g，粳米 100g，加水共煮成粥，每日分 2 次服食。

【用法用量】内服：煎汤、羹粥，3 ～ 6g。

【药理作用】有镇痛、抗炎，促进胃肠运动，抗胃溃疡作用；有抗真菌、抗血栓、抗缺氧、抗寒等作用。

【使用注意】阴虚火旺、实热内盛者忌服。

荜茇

【来源】《新修本草》。

【异名】荜拨。

【性味归经】辛，热。归胃、大肠经。

【功效】温中散寒，下气止痛。

【主治与应用】

1. 心腹冷痛，腹胀不能食　荜茇、胡椒、肉桂各 3g 为末，粳米 150g 煮粥，粥成入药末，搅令匀，每日空腹食之。

2. 鼻流清涕　荜茇、香附、大蒜适量各等份，杵作饼，以布袋盛之炙热贴囟门。

【用法用量】内服：作调味品，煎汤、羹粥，1 ～ 3g。

【药理作用】具有调节胃肠运动、抗胃溃疡、降血脂、抗动脉粥样硬化等作用；有镇静、镇痛、解热等作用。

【使用注意】阴虚火旺、实热内盛者忌服。

第五节　祛风湿药

蕲蛇

【来源】《雷公炮炙论》。

【异名】白花蛇、五步蛇。

【性味归经】甘、咸，温；有毒。归肝经。

【功效】祛风，通络，止痉。

【主治与应用】

1. 骨痛肢麻，筋脉拘挛，半身不遂　糯米酒 4L，白花蛇 1 条以酒洗，润透，取肉；羌活、当归身、天麻、秦艽、五加皮各 60g 切碎，放入酒坛内；将酒坛放于大锅内，水煮 1 日，取起埋阴地，7 日取出，每次饮 1 ～ 2 杯（30 ～ 60mL）。

2. 疠毒疥癣　白花蛇 1 条，取中切断，置于石上，将石头烧红，淋醋使热气蒸，以盆覆之，待冷，如此 3 遍，去骨取肉，调以五味，顿食之。

【用法用量】内服：做酒或汤羹，3 ～ 9g。

【药理作用】有扩血管、镇痛、抗惊厥、抗炎作用；有使血浆纤维蛋白原下降，抑制血小板聚集，防止血栓形成及溶栓作用。

【使用注意】血虚生风者慎用。

乌梢蛇

【来源】《药性论》。

【异名】乌蛇。

【性味归经】甘，平。归肝经。

【功效】祛风，通络，止痉。

【主治与应用】

1. 麻风疬毒　乌梢蛇 3 条蒸熟，取肉焙干研末，加蒸饼做成丸子，如米粒大，以此喂乌鸡，待食尽即杀鸡烹熟，取鸡肉焙干，研为末，每服 3g，酒送下，或加蒸饼用丸服亦可。

2. 面上疮、皮肤暗斑　乌梢蛇 60g，烧灰，细研如粉，以腊月猪脂调涂之。

【用法用量】内服：做酒或汤羹，6 ～ 12g；研末，每次 2 ～ 3g。外用适量。

【药理作用】有抗炎、镇静、镇痛、抗惊厥等作用；其血清有抗五步蛇毒作用。

【使用注意】血虚生风者慎用。

木瓜

【来源】《名医别录》。

【异名】宣木瓜、光皮木瓜。

【性味归经】酸，温。归肝、脾经。

【功效】舒筋活络，化湿和胃。

【主治与应用】

1. 筋脉拘挛疼痛　大木瓜 1 个，与酒水共煮令烂，研作膏，热裹痛处，每日 3 ～ 5 次。

2. 吐泻转筋　木瓜 1 枚，陈仓米 150g，以水 2 大盏，煎至 1.5 盏，去滓，时时温服之。

3. 腿足肿痛、麻木不仁　羊肉 1000g，加草果 5g、豌豆 300g、粳米 500g、木瓜 1000g 取汁，加水适量，武火烧沸，文火慢熬即可，佐餐分次食用。

【用法用量】内服：煎汤，羹粥，6 ～ 9g；外用适量。

【药理作用】可恢复血管弹性，降胆固醇；促进蛋白质的消化吸收；保护肝脏，促进肝细胞修复；对肠道葡萄球菌有明显的抑制作用。

【使用注意】内有郁热，小便短赤者忌服。胃酸过多者慎服。

五加皮

【来源】《神农本草经》。

【异名】南五加皮、刺五加。

【性味归经】辛、苦，温。归肝、肾经。

【功效】祛风湿，补肝肾，强筋骨，利水。

【主治与应用】

1. 风湿痿痹，关节疼痛　五加皮 50g，加水适量煎汤，再以药汁、米、曲发酵酿酒，每次服 10 ～ 30mL，早晚服用。

2. 下肢浮肿，关节酸痛，筋脉挛急　五加皮 10g，薏苡仁 30g，水煎热服。

【用法用量】内服：煎汤、羹粥，浸酒或入丸、散，5 ～ 10g，鲜品加倍。

【药理作用】有镇痛，镇静，抗疲劳作用；可抗炎，抗菌，抗肿瘤，抗溃疡；能降血压、血糖；有性激素样作用。

【使用注意】阴虚火旺者忌服。

NOTE

第六节　祛湿药

一、化湿药

藿香

【来源】《名医别录》。

【异名】广藿香、苏藿香。

【性味归经】辛，微温。归脾、胃、肺经。

【功效】祛暑解表，化湿和胃。

【主治与应用】

1. 脾胃不健，食后腹胀　先将黄鳝适量做成菜肴，再将鲜嫩藿香叶洗净、切碎，放入黄鳝菜肴中调匀，佐餐食用。

2. 夏季头晕，恶心　茶叶 6g，藿香、佩兰各 9g，开水冲泡，代茶饮。

3. 暑天外感而见恶寒发热，恶心呕吐，不思饮食者　鲜藿香、粳米各 30g，先煮粳米粥，临熟，入鲜藿香，搅匀，煮出香味，空腹分次食用。

【用法用量】内服：煎汤或入丸、散，3 ～ 10g。不宜久煎。

【药理作用】促进胃液分泌，增强消化功能，对胃肠有解痉作用；对多种致病性真菌、钩端螺旋体有抑制作用，藿香中的黄酮类物质有抗病毒作用；能防腐，发汗，扩张微血管。

【使用注意】阴虚火旺者慎用。

砂仁

【来源】《药性论》。

【异名】缩砂蜜、缩砂仁。

【性味归经】辛，温。归脾、胃、肾经。

【功效】化湿开胃，温脾止泻，理气安胎。

【主治与应用】

1. 脾胃虚弱，食少腹胀，腹痛泄泻　大鲫鱼 2 条，鱼腹中放入砂仁、小茴香各 6g，陈皮、荜茇各 3g，将鱼煎熟，注入清汤煮沸，佐餐食用。

2. 食积气逆，心腹痛　砂仁适量炒研，袋盛浸酒，煮饮。

3. 小儿食欲不振，消化不良　砂仁 2 ～ 3g 捣碎为细末，大米 50 ～ 75g，常法煮粥，待粥将熟时，调入砂仁末，稍煮即可，早晚温服。

【用法用量】内服：煎汤、羹粥，3 ～ 6g。不宜久煎。

【药理作用】能使离体肠管收缩加强，促进肠管蠕动；能抑制血小板聚集，对花生四烯酸诱发的小鼠急性死亡有明显保护作用。

【使用注意】阴虚有热者慎用。

豆蔻

【来源】《名医别录》。

【异名】白豆蔻、白蔻仁、蔻米。

【性味归经】辛，温。归肺、脾、胃经。

【功效】化湿行气，温中止呕。

【主治与应用】

1. 小儿食欲不振，恶心呕吐　豆蔻 3g 连壳捣碎，或剥去果壳取仁打碎，加鲜生姜 5g 切薄片，用滚开水冲泡，加盖焖 5 分钟，去滓即可。

2. 气滞腹胀，胃脘冷痛　面粉 1000g 发酵后，加豆蔻粉 15g 一起揉匀，制作馒头，上笼蒸熟，每食适量作主食。

3. 呕吐，胃痛　豆蔻 10g 为末，浸酒分次送下。

【用法用量】内服：入散、浸泡、煎汤、羹粥，3～6g。不宜久煎。

【药理作用】具有芳香健胃、祛风、平喘作用；能促进胃液分泌，促进肠管蠕动，驱除肠内积气，抑制肠内异常发酵；对痢疾杆菌有抑制作用。

【使用注意】阴虚血燥者慎用。

草豆蔻

【来源】《雷公炮炙论》。

【异名】草扣仁、豆蔻子。

【性味归经】辛，温。归脾、胃经。

【功效】燥湿行气，温中止呕。

【主治与应用】

1. 体虚气弱，寒湿阻滞脾胃，脘腹胀满冷痛　选用 2 斤以上的乌骨母鸡 1 只洗净，将草豆蔻 30g、草果 2 枚烧存性，掺入鸡腹，扎定煮熟，空腹食肉。

2. 脾胃虚寒，胃脘冷痛，食少反胃，呕吐泄泻　丁香、草豆蔻、肉桂各 5g，鸭子净重约 1kg，按加工卤鸭的烹饪工艺制作，佐餐用。

【用法用量】内服：浸泡、煎汤、羹粥，3～6g。

【药理作用】草豆蔻煎剂对豚鼠离体肠管有低浓度兴奋，高浓度抑制作用；其挥发油对离体肠管呈抑制作用；草豆蔻浸出液能使胃蛋白酶活力明显升高。

【使用注意】阴虚血燥者慎服。

草果

【来源】《饮膳正要》。

【异名】草果仁、草果子。

【性味归经】辛，温。归脾、胃经。

【功效】燥湿，温中，截疟。

【主治与应用】

1. 脾虚湿重，骨节疼痛，食少便溏　草果 10 个，薏苡仁 50g，猪排骨 2500g，生姜、葱各 50g，花椒、料酒、冰糖屑、芝麻油、味精、食盐等适量，制成美味猪排，即可食。

2. 脾胃虚弱之纳呆食少、脘胀嗳气　草果 6g、大麦仁 50g，煎煮 2 次，去滓取汁，加入羊肉 100g 洗净切丁，同煮至熟，放盐少许，吃肉喝汤。

【用法用量】内服：去壳取仁，捣碎用，浸泡、煎汤、羹粥，3 ～ 6g。

【药理作用】具有镇咳、祛痰、平喘、解热、镇痛等作用；有抗炎、抗菌作用；能抑制胃肠运动，小量有轻度利尿作用。

【使用注意】阴虚血燥者慎用。

佩兰

【来源】《神农本草经》。

【异名】兰草、水香。

【性味归经】辛，平。归脾、胃、肺经。

【功效】解暑化湿，辟秽和中。

【主治与应用】

1. 暑湿胸闷，食减，口甜腻　佩兰鲜叶适量，开水冲泡，代茶饮。

2. 过食肥腻，消化不良，纳呆食减，口黏无味，或口臭　佩兰 6g，藿香 3g，薄荷 4.5g，白蔻仁 1.5g 共为粗末，沸水冲泡，盖焖 10 分钟，代茶饮。

【用法用量】内服：浸泡、煎汤、羹粥，3 ～ 10g，鲜用加倍。

【药理作用】具有祛痰作用；可对流感病毒有直接抑制作用；在体外实验中表现出一定的抗肿瘤活性；对白喉杆菌、金黄色葡萄球菌、变形杆菌、伤寒沙门菌等均有抑制作用；有刺激胃肠运动，促进胃内容物排空的作用。

【使用注意】阴虚血燥者慎服。

二、利水渗湿药

茯苓

【来源】《神农本草经》。

【异名】茯菟、云苓。

【性味归经】甘、淡，平。归心、肺、脾、肾经。

【功效】利水渗湿，健脾，宁心安神。

【主治与应用】

1. 小便多、滑数不禁　白茯苓（去黑皮）、干山药各等分，为细末，稀米饮调服之。

2. 神疲失眠，食少便溏　茯苓、米粉、白糖各等分，水调成糊，文火煎烙成薄饼，早晚当作点心食用，宜长服。

3. 脾虚水肿　鲫鱼 1 条，茯苓 25g，先将茯苓加水煎汤取汁 100mL，与鱼、适量清水及葱、姜等调料适量，煮熟分次服用。

【用法用量】内服：煎汤、糕饼、羹粥，10 ～ 15g。宁心安神用朱砂拌。

【药理作用】有镇静、降血糖、增加心肌收缩力、护肝利尿作用；可降低胃液分泌，对胃溃疡有抑制作用；茯苓多糖有增强免疫力、抗肿瘤功能。

【使用注意】阴虚而无水湿、虚寒滑精者慎服。

薏苡仁

【来源】《神农本草经》。

【异名】苡米、苡仁米。

【性味归经】甘、淡，凉。归脾、胃、肺经。

【功效】利水渗湿，健脾除痹，消肿排脓。

【主治与应用】

1. 皮肤浮肿，面色暗淡，面部扁平疣　薏苡仁 200g，茯苓 10g，粳米 200g，鸡脯肉 100g，干香菇 4 个，共煮粥，每日分次食之。

2. 风湿痹久、筋脉拘挛　薏苡仁 30g，粳米 60g，共煮粥，每日食之。

3. 暑湿外感，头身困重，泄泻，不思饮食　薏苡仁、白扁豆各 30g，粳米 100g，共煮成粥，每日分 2 次服用。

【用法用量】内服：浸酒、煎汤、煮粥，9 ～ 30g。

【药理作用】对癌细胞有明显抑制作用；其脂肪油能使血清钙、血糖下降；有解热、镇痛、镇静、促排卵作用。

【使用注意】虚寒滑精、津亏阴虚者忌服。

泽泻

【来源】《神农本草经》。

【异名】水泻。

【性味归经】甘、淡，寒。归肾、膀胱经。

【功效】利水消肿，渗湿泄热。

【主治与应用】

1. 痰浊中阻之眩晕　先将泽泻 10g，白术 15g，川牛膝 10g 入砂锅中水煎，去滓取汁，用净药汁同粳米 50g 煮成稀粥服用。

2. 小便不利，水肿，鼓胀　鲤鱼 1 条洗净置于砂锅内，加入玉米须、赤小豆各 30g，冬瓜皮、茯苓、猪苓、泽泻各 10g，陈皮 6g，文火炖至鱼烂熟，食鱼饮汤。

【用法用量】内服：煎汤、煮粥，6 ～ 10g。

【药理作用】具有利尿作用；可降血脂、血糖、血压；能抑制结核分枝杆菌生长。

【使用注意】肾虚精滑、津亏阴虚者忌服。

赤小豆

【来源】《神农本草经》。

【异名】赤豆。

【性味归经】甘、酸，平。归心、小肠经。

【功效】利水消肿，清热解毒，消痈排脓。

【主治与应用】

1. 下肢水肿，小便色赤短少　鲜茅根 200g，赤小豆 50g，粳米 100g，共煮，去茅根，分顿食用。

2. 消渴，水肿，小便频数　活鲤鱼 1 尾洗净，将赤小豆 30g，陈皮、辣椒、草果各 6g，洗净后塞入鱼腹中，上笼蒸 1.5 小时，食鱼喝汤，隔日 1 次。

3. 产妇乳汁不下　赤小豆适量，以酒研细，温服。

【用法用量】内服：煎汤、糕饼、羹粥，9 ～ 30g。

【药理作用】有利尿、降血脂、调节血糖等作用；其水煎剂对金黄色葡萄球菌、痢疾杆菌、伤寒沙门菌等有抑制作用。

【使用注意】阴津不足者忌服。

赤小豆花

【来源】《药性论》。

【异名】腐婢。

【性味归经】辛，微凉。归心、脾、胃、大肠经。

【功效】清热消肿，利水解毒，明目醒酒。

【主治与应用】

1. 主痎疟，寒热邪气，泄痢，阴气不足，止渴及病酒头痛　小豆花适量，于豉中煮，五味调和，作羹食之。

2. 治疗肿　小豆花适量，为末敷之。

【用法用量】内服：煎汤，或入散剂，9 ～ 15g。外用：适量，研末撒或鲜品捣敷。

布渣叶

【来源】《全国中草药汇编》。

【异名】蓑衣子、破布叶。

【性味归经】微酸，凉。归脾、胃经。

【功效】消食化滞，清热利湿。

【主治与应用】

1. 饮食积滞，脘腹胀满，呕逆　布渣叶 10g，绿茶适量，用热水冲泡代茶饮，每日数次。

2. 湿疹，湿热黄疸，尿频涩痛，胁肋胀满　将木棉花 40g，布渣叶 20g，桑叶 15g，加清水 4 碗煲至将熟，加入适量冰糖，去滓饮汤。

【用法用量】内服：煎汤、糕饼、羹粥，10 ～ 30g。

【药理作用】具有良好的降酶退黄、降血脂及改善肝功能作用；能促进小肠蠕动，降低胃液酸度，提高胃蛋白酶活性，助消化；具有解热、镇痛、抗炎等作用。

【使用注意】大量服用能引起呃逆、眩晕、呕吐等反应，一般在停药后即可缓解，必要时可对症用药。

第七节　理气药

陈皮

【来源】《神农本草经》。

【异名】新会皮、广陈皮、橘皮。

【性味归经】苦、辛，温。归脾、肺经。

【功效】理气健脾，燥湿化痰。

【主治与应用】

1. 胸部满闷，脘腹胀满，不思饮食　生姜 20g，陈皮 10g，水煎取汁，饭前代茶温饮。

2. 小儿不思食，气逆　桂心 15g，陈皮 90g，人参 15g 研粗末，以水 7L 煎取 2L 药汁，下入薤白 150g，黍米 300g，待米熟分次服之。

3. 不思饮食，呕吐，咳嗽痰多　陈皮 10g，花茶 3g，用 250mL 开水冲泡后饮用。

【用法用量】内服：煎汤、糕饼、羹粥，3 ～ 10g。

【药理作用】对胃肠运动有促进和抑制作用；有抗过敏、降脂、抗氧化、抗血小板聚集等作用。

【使用注意】阴虚燥咳者忌服。

化橘红

【来源】《神农本草经》。

【异名】化州陈皮、橘红、毛橘红。

【性味归经】辛、苦，温。归肺、脾经。

【功效】理气宽中，燥湿化痰。

【主治与应用】

1. 咳嗽痰多　化橘红 5g，绿茶 3g，用 200mL 开水冲泡后饮用，冲饮至味淡。

2. 经年咳嗽，痰多胸闷　化橘红 12g，杏仁 6g，水煎，滤汁去滓，加粳米 50g 及适量水，共煮为粥。每日 2 次分服。

【用法用量】内服：煎汤、糕饼、羹粥，3 ～ 6g。

【药理作用】其主要有效成分柠檬烯有显著祛痰止咳作用；其水提取液有抗氧化及抗炎等作用。

【使用注意】气阴亏虚者慎用，干咳少痰者忌用。

佛手

【来源】《滇南本草》。

【异名】佛手柑、五指柑、手柑。

【性味归经】辛、苦、酸，温。归肝、脾、胃、肺经。

【功效】疏肝理气，和中化痰。

【主治与应用】

1. 肝胃气滞之脘腹胀痛　取佛手 10g 洗净切碎，加白糖适量，用沸水浸泡，代茶饮用。

2. 脾胃虚寒，脘腹冷痛　将佛手 30g 用清水润透后切片，略干后放容器内，注入白酒 1kg，封口浸泡，每隔 5 天将容器摇动 1 次，10 天后即可开封，滤渣即成，分次饮用。

【用法用量】内服：浸泡、煎汤、糕饼、羹粥，3 ～ 10g。

【药理作用】具有调节胃肠道运动、平喘、祛痰、抗炎等作用；有抗脂质过氧化、促进毛发生长作用。

【使用注意】气阴亏虚，干咳少痰者忌用。

香橼

【来源】《本草拾遗》。

【异名】枸橼子、枸橼。

【性味归经】辛、苦、酸,温。归肝、脾、胃、肺经。

【功效】疏肝理气,宽中,化痰。

【主治与应用】

1. 咳嗽痰多　香橼适量切薄片,与白酒同入砂锅内,煮令熟烂,用蜜拌匀,每服1匙。

2. 胸闷,痰多　将鲜香橼2个切碎,与麦芽糖适量同放入带盖的碗中,隔水蒸数小时,以香橼稀烂为度,早、晚各服1匙。

【用法用量】内服:煎汤、糕饼、羹粥,3～10g。

【药理作用】具有抗炎、抗病毒、促进胃肠蠕动、健胃及祛痰等作用。

【使用注意】阴虚燥咳者忌用。

玫瑰花

【来源】《食物本草》。

【异名】徘徊花。

【性味归经】甘、微苦,温。归肝、脾经。

【功效】疏肝解郁,活血止痛。

【主治与应用】

1. 月经后期,量少色黯,有血块,小腹疼痛　月季花9g(鲜品加倍),玫瑰花6g(鲜品加倍),红茶3g,用200mL开水冲泡后饮用,冲饮至味淡。

2. 肝郁胁痛,月经不调　玫瑰花初开者30朵,去心蒂洗净,放入锅中,加清水浓煎,调以冰糖分次进食。

3. 月经不调,痛经,带下　将糯米100g熬煮成粥,加入玫瑰花5朵、樱桃10枚、白糖100g稍煮即好,每日服1～2次。

【用法用量】内服:煎汤、糕饼、羹粥,3～6g。

【药理作用】具有抗心肌缺血、改善微循环、抗氧化、解毒等作用;玫瑰花油对大鼠有促进胆汁分泌作用。

【使用注意】月经过多者忌用。

代代花

【来源】《神农本草经》。

【异名】枳壳花、酸橙花。

【性味归经】苦、酸,微寒。归心、脾、肺、肾经。

【功效】行气宽中,消食,化痰。

【主治与应用】

身重体胖,食积不化,脘腹痞满　代代花5g,绿茶5g,上两味洗净,入杯中用开水冲泡,分次饮用。

【用法用量】内服:做汤、糕饼、羹粥等,3～10g。

【药理作用】有强心、利尿、镇静及减慢心率的作用。

【使用注意】孕妇忌用。

薤白

【来源】《神农本草经》。

【异名】薤白头、小根蒜。

【性味归经】辛、苦，温。归心、肺、胃、大肠经。

【功效】通阳散结，行气导滞。

【主治与应用】

1. 胸痹心痛，胸中闷塞，舌淡苔腻者　瓜蒌实 1 枚捣破，薤白 12g，白酒 700mL 同煮，取 200mL，分 2 次温服。

2. 胸痹心痛，刺痛明显，舌质暗紫者　薤白 9g、山楂 12g（鲜者均加倍），洗净，与米 100g 同煮为粥，日服 1 ～ 2 次。

3. 久泻伤阳　薤白 120g 洗净，切碎，鸡蛋 2 枚打碎，二味相合煮作蛋汤，空腹分次食用。

【用法用量】内服：煎汤、糕饼、羹粥，5 ～ 10g。

【药理作用】具有扩张血管、抗心肌缺血、抗血栓形成作用；具有降低血脂、抗动脉粥样硬化、抗氧化作用；具有镇痛、抑菌、抗炎等作用。

【使用注意】阴虚发热者慎用。

刀豆

【来源】《救荒本草》。

【异名】葛豆、刀豆角。

【性味归经】甘，温。归胃、肾经。

【功效】降气止呃，温肾助阳。

【主治与应用】

1. 呕吐，呃逆　将柿蒂 5 个、刀豆 9g 切碎，加生姜 3 片与水同煎，去滓，加适量红糖即可。

2. 肾虚腰痛　刀豆子 2 粒，包于猪腰子内，外裹叶，烧熟食。

【用法用量】内服：煎汤、糕饼、羹粥，6 ～ 9g。

【药理作用】有增强人体免疫功能的作用；其所含的刀豆赤霉素和刀豆血球凝集素能刺激淋巴细胞转变成淋巴母细胞，具有抗肿瘤作用。

【使用注意】胃热盛者慎服。

木香

【来源】《神农本草经》。

【异名】广木香、蜜香。

【性味归经】辛、苦，温。归脾、胃、大肠、胆、三焦经。

【功效】行气止痛，健脾消食。

NOTE

【主治与应用】

1. 食少腹胀，腹痛腹泻 大枣 20 枚去核，文火先煮 1 小时，后入木香 6g 再煮片刻，去滓温服，每日 2 次。

2. 肠癌，里急后重明显者 木香 6g，黄连 5g，猪大肠 30cm。将木香、黄连研末装入洗净的大肠内，两头扎紧，炖肠至烂，去药饮汤食肠。

【用法用量】内服：煎汤、糕饼、羹粥，3 ~ 6g。

【药理作用】有利胆、松弛气管平滑肌、利尿作用；能促进胃液分泌，加快胃肠蠕动，促进胃排空；对链球菌、金黄色葡萄球菌、白色葡萄球菌有抑制作用。

【使用注意】阴虚津亏者慎用。

香附

【来源】《名医别录》。

【异名】香附米、雷公头。

【性味归经】辛、微苦、微甘，平。归肝、脾、三焦经。

【功效】疏肝解郁，调经止痛，理气调中。

【主治与应用】

1. 胸胁胀满，脘腹疼痛，食欲不振，月经不调，乳房胀痛 将香附 60g 洗净切碎，加水、白酒各 250mL，浸泡 5 日，去滓分次饮之。

2. 偏正头痛 川芎二两，香附子四两，上为末，以茶调分次服用。

【用法用量】内服：煎汤，羹粥，6 ~ 10g。

【药理作用】其浸膏对实验动物离体子宫有抑制作用，能降低其收缩力和张力；有轻度雌激素样作用；有强心、降压、抑菌等作用。

【使用注意】气虚无滞、阴虚血热者慎服。

第八节　消食药

山楂

【来源】《本草经集注》。

【异名】东山楂、红果。

【性味归经】酸、甘，微温。归脾、胃、肝经。

【功效】消食健胃，化痰消滞，活血散瘀。

【主治与应用】

1. 纳呆食少，脘腹胀闷，厌食恶心 山楂 10g 洗净切片，与生麦芽 10g 同置杯中，倒入开水，加盖浸泡 30 分钟，代茶饮用。

2. 食肉不消 山楂肉 120g，水煮，分次食之，饮其汁。

3. 泄泻，痢疾 山楂炭，单味研粉，加糖冲服或配茶叶、姜煎服。

【用法用量】内服：煎汤或入丸、散，9 ~ 12g。

【**药理作用**】能提高胃蛋白酶活性，促进消化；可增加冠状动脉流量，降低心肌耗氧量，对心肌缺血、缺氧有保护作用；能降血压、降血脂、抗氧化，增强免疫力。

【**使用注意**】脾胃虚而无积滞者忌服。孕妇、胃酸过多、消化性溃疡者慎服。

麦芽

【**来源**】《药性论》。

【**异名**】麦蘖、大麦芽。

【**性味归经**】甘，平。归脾、胃经。

【**功效**】消食化积，回乳消胀。

【**主治与应用**】

1. 小儿消化不良，不思饮食，脘腹胀满等　麦芽 120g，橘皮 30g，炒白术 30g，神曲 60g 研粉，与米粉 150g，白糖适量，加清水和匀蒸熟，每日随意食 2 ～ 3 块，连服 5 ～ 7 天。

2. 肝郁胃痛，乳房胀痛　麦芽 100g，炒研末，清汤调下，作 4 服。

【**用法用量**】内服：水煎服，10 ～ 15g；炒用（回乳），60g。

【**药理作用**】促进胃酸与胃蛋白酶的分泌，助消化；有降血糖、抗真菌作用；炒麦芽汁可抑制催乳素释放。

【**使用注意**】哺乳期妇女忌用，孕妇慎服。

莱菔子

【**来源**】《日华子本草》。

【**异名**】萝卜子、罗白子。

【**性味归经**】辛、甘，平。归脾、胃、肺经。

【**功效**】消食化积，降气化痰。

【**主治与应用**】

1. 消食导滞，和胃止呕　莱菔子 20g，生姜 5g，入锅加水 500mL 煮 15 分钟，除渣取汁，再加入粳米 50g 熬粥，早、晚分次热食。

2. 小儿伤食腹胀，咳嗽多痰　大米 30 ～ 50g 常法煮粥，粥成每次调入炒莱菔子末 5 ～ 7g，稍煮即可，趁热吃粥，连用二天。

【**用法用量**】内服：浸泡、煎、煮、熬、炒或生用，5 ～ 12g。

【**药理作用**】对葡萄球菌、大肠埃希菌及皮肤真菌有不同程度的抑制作用；有祛痰、镇咳、平喘、改善排尿功能及降低胆固醇、防止动脉硬化等作用。

【**使用注意**】本品辛散耗气，故气虚及无食积痰滞者慎用。不宜与人参同用。

鸡内金

【**来源**】《神农本草经》。

【**异名**】鸡肫腔里黄皮、鸡中金。

【**性味归经**】甘，平。归脾、胃、小肠、膀胱经。

【**功效**】健脾消食，涩精止遗，通淋化石。

NOTE

【主治与应用】

1.小儿疳病 鸡内金二十个（勿落水，瓦焙干，研末），车前子四两（炒，研末）。二物和匀，以米汤溶化，拌入与食，分次服用。忌油腻、面食、煎炒。

2.反胃，食入即吐 鸡内金适量烧灰，与酒同服。

3.遗精 鸡内金六钱，炒焦研末，分六包，早晚各服一包，以热黄酒半盅冲服。

【用法用量】内服：煎汤，3～10g；研末服或入丸、散，1.5～3g。

【药理作用】可增加胃液分泌量、酸度和消化力，对胰液分泌亦有促进作用；水煎剂对加速排泄放射性锶有一定作用。

【使用注意】脾虚无积者慎服。

第九节 泻下药

火麻仁

【来源】《神农本草经》。

【异名】麻子仁、麻子、大麻仁。

【性味归经】甘，平。归大肠、脾、胃经。

【功效】润肠通便。

【主治与应用】

1.津血亏虚所致肠燥便秘 火麻仁15g，郁李仁10g，研碎煎服。

2.年老体弱及产妇便秘 火麻仁15g，苏子10g，加水合研滤汁，加入粳米100g煮粥服食。

【用法用量】内服：煎汤，10～15g。

【药理作用】能够润滑肠道，同时在肠中遇碱性肠液后产生脂肪酸，刺激肠壁，增强肠蠕动；还具有降血压、降血脂作用。

【使用注意】服用过量可导致中毒，故用量不宜过大。

郁李仁

【来源】《神农本草经》。

【异名】郁子、小李仁、李仁肉。

【性味归经】辛、苦、甘，平。归大肠、脾、小肠经。

【功效】润肠通便，利水消肿。

【主治与应用】

1.肠燥便秘 郁李仁10g，粳米100g，将郁李仁微炒后研末，加水滤过取汁，煮粥服食。

2.水肿胀满及脚气浮肿 郁李仁10g水研取汁，加入薏苡仁30g煮粥服用。

【用法用量】内服：煎汤，6～10g，打碎入煎。

【药理作用】具润滑性缓泻作用，且可降血压。

【使用注意】孕妇慎用。

第十节 理血药

一、止血药

槐花

【来源】《日华子本草》。

【异名】槐蕊、国槐花、家槐花。

【性味归经】苦，微寒。归肝、大肠经。

【功效】凉血止血，清肝泻火。

【主治与应用】

1. 血热出血证，尤宜于便血及痔疮出血 槐花 30g（15g 炒，15g 生），栀子 30g（去皮，炒），研末，每服 6g，空腹时用水调服。

2. 肝火上炎所致目赤肿痛，头胀头痛及眩晕 槐花 6g，菊花 15g，嫩桑叶 10g，沸水浸泡代茶饮。

【用法用量】内服：煎汤，5～10g。

【药理作用】具有止血作用，可降低毛细血管通透性及脆性；兼有降血压、降血脂、抗炎、抗菌等作用。

【使用注意】脾胃虚寒及虚热而非实热者慎用。

白茅根

【来源】《神农本草经》。

【异名】茅根、兰根、白茅草。

【性味归经】甘，寒。归肺、胃、膀胱经。

【功效】凉血止血，清热利尿。

【主治与应用】

1. 血热妄行出血，症见血色鲜红，口干咽燥，舌红脉数，尤宜尿血、血淋 鲜茅根 120g（切碎），鲜藕节 120g（切片），煮汁代茶饮。

2. 水肿，小便不利 鲜白茅根 200g（干品 50g），大米 200g，白茅根水煎滤汁，煮粥服食。

3. 热病烦渴，小便黄赤短少 鲜白茅根 60g，鲜芦根 60g，竹叶 30g，水煎取汁，代茶频饮。

【用法用量】内服：煎汤，10～30g；鲜品加倍，捣汁服。

【药理作用】具有止血，利尿，抑菌，抗炎，增强免疫功能等作用。

【使用注意】其偏性较寒，孕妇忌服或慎服。

侧柏叶

【来源】《名医别录》。

【异名】柏叶、扁柏叶。

【性味归经】苦、涩，寒。归肺、肝、脾经。

【功效】凉血止血，止咳化痰，生发乌发。

【主治与应用】

1. 血热妄行所致吐血、衄血，症见血色鲜红，口干咽燥，舌红绛，脉弦数 生侧柏叶、鲜生地、鲜荷叶、鲜艾叶各等分，研末为丸，每服 1 丸（30g），水煎服。

2. 肺热咳嗽，干咳或痰稠不易咳出者 侧柏叶 10g，红枣 5 枚，煎汤取汁代茶饮。

3. 血热所致脱发及须发早白 单用侧柏叶为末，和麻油涂之；现代临床用 75% 乙醇浸泡侧柏叶，以药液外用治疗脂溢性脱发。

【用法用量】内服：煎汤，10 ～ 15g；外用适量，煎水洗或研末调敷。

【药理作用】具有缩短出血、凝血时间，镇咳，祛痰，抗病原微生物等作用；兼可扩张血管，降低血压等。

【使用注意】脾胃虚弱、食少便溏者、孕妇不宜食用。

三七

【来源】《本草纲目》。

【异名】参三七、田七。

【性味归经】甘、微苦，温。归肝、胃经。

【功效】化瘀止血，活血定痛。

【主治与应用】

1. 体内外各种出血证如咯血，吐血，衄血，便血，崩漏，外伤出血等 单用三七粉 3g，米汤调服；或三七粉 3g，鲜藕汁小杯，鸡蛋 1 个，调匀，隔水蒸熟食之；外伤出血也可单用三七粉外用。

2. 跌打损伤，瘀滞肿痛 单用三七粉 3g，温开水送服；或三七 10 ～ 30g，白酒 500 ～ 1000mL，浸泡 7 天，每服 5 ～ 10mL，日 2 次；外用三七粉适量，黄酒调敷。

3. 久病体弱，产后血虚，面色萎黄 三七 10g，切薄片，与猪肉、鸡肉炖服。

【用法用量】内服：煎汤，3 ～ 10g；研末服用，1 ～ 3g；外用适量，研末调敷。

【药理作用】具有止血，抗血小板聚集，抗血栓，改善心肌缺血，降血脂，降血压，抗纤维化，抗炎，镇痛，抗衰老，增强免疫力和保肝利胆等作用。

【使用注意】孕妇慎服。

艾叶

【来源】《名医别录》。

【异名】艾蒿、冰台、灸草。

【性味归经】辛、苦，温。归脾、肝、肾经。

【功效】温经止血，散寒止痛，祛湿止痒。

【主治与应用】

1. 虚寒性出血证，尤善治妇女崩漏下血，月经过多，产后出血等 鲜艾叶 30g 捣汁，加阿胶粉 15g，蜜适量，煎煮至阿胶完全溶化，温服。

2. 少腹冷痛，月经不调，痛经，宫冷不孕　鲜艾叶 20g（干品 10g）煎汤，去滓后加入粳米 50g，红糖适量煮粥食用。

3. 湿疹瘙痒　艾叶适量单用或配伍黄柏、花椒等煎水熏洗。

4. 阳虚寒盛或风寒湿邪所致各种疼痛　捣绒制成艾条、艾炷，熏灸体表穴位。

【**用法用量**】内服：煎汤，3～10g；外用适量，供灸治或熏洗。温经止血宜炒炭用，余则生用。

【**药理作用**】具有止血作用，能够缩短出血、凝血时间；且能够抑菌杀菌，抗过敏，镇咳平喘，祛痰等。

【**使用注意**】阴虚血热者禁用。

二、活血化瘀药

川芎

【**来源**】《吴普本草》。

【**异名**】香果、芎䓖。

【**性味归经**】辛，温。归肝、胆、心包经。

【**功效**】活血行气，祛风止痛。

【**主治与应用**】

1. 血瘀气滞所致月经不调，经行腹痛，产后瘀阻腹痛　川芎、当归各 9g，水煎服。

2. 头风头痛，四肢拘挛痹痛　川芎 15g，白芷 15g，鳙鱼头 1 个（约 200g），生姜、葱、食盐、料酒等适量，文火炖熟喝汤。

【**用法用量**】内服：煎汤，3～10g。

【**药理作用**】具有扩张冠状动脉，增加冠状动脉血流量，改善心肌血氧供应，降低心肌耗氧量等作用；还有扩张脑血管，增加脑及肢体血流量，改善微循环及镇痛作用。

【**使用注意**】阴虚火旺，多汗者慎用；月经过多者慎用。

郁金

【**来源**】《新修本草》。

【**异名**】玉金。

【**性味归经**】辛、苦，寒。归肝、肺、心经。

【**功效**】活血止痛，行气解郁，凉血清心，利胆退黄。

【**主治与应用**】

1. 气滞血瘀，经行腹痛，产后恶露不下　郁金 10g，合欢花 12g，加清水少许浸泡 5 小时，与猪肝 150g（切片），加食盐少许，隔水蒸熟，食猪肝。

2. 胸腹胁肋诸痛，湿热黄疸　郁金 10g，粳米 100g，煮粥服。

3. 血热出血证如吐血，衄血，尿血，血淋　郁金 10g，加水 200mL，煎至沸腾，加入韭菜汁 20mL，生姜汁 20mL，搅匀，服之。

【**用法用量**】内服：煎汤，3～10g。

【**药理作用**】具有抗凝血，抗炎，镇痛作用；且能够保肝利胆，溶石，调节血脂。

【使用注意】不可与丁香同用。

姜黄

【来源】《新修本草》。

【异名】宝鼎香、黄姜。

【性味归经】辛、苦，温。归肝、脾经。

【功效】活血行气，通经止痛。

【主治与应用】

1. 血瘀气滞之胸胁刺痛，痛经，产后瘀阻腹痛　姜黄 30g，肉桂 90g（去粗皮），研为细末，每服 6g，醋汤调服。

2. 风湿肩臂疼痛　姜黄 80g，木瓜 160g，羌活 80g，白酒 1000mL，将上药浸酒 10 天，每日 3 次，每次饮服 10mL。

【用法用量】内服：煎汤，3～10g；研末服，2～3g。

【药理作用】具有兴奋子宫平滑肌，降血脂，抗氧化，抗炎，抗肿瘤等作用。

【使用注意】孕妇忌用。

丹参

【来源】《神农本草经》。

【异名】紫丹参。

【性味归经】苦，微寒。归心、肝经。

【功效】活血化瘀，凉血消痈，养血安神。

【主治与应用】

1. 血脉瘀滞之胸痹心痛，症见局部刺痛，固定不移，心悸，舌质紫黯或有瘀斑　丹参 10g，川芎 6g，煎水代茶饮。

2. 跌打损伤，瘀血肿痛，疮疡痈肿　丹参 10g，三七 3g，研末冲服。

3. 血虚或血瘀之月经不调　丹参 15g，红花 10g，当归 10g，糯米 100g，先煎诸药，去滓取汁，煮粥食用。

4. 气血亏虚之失眠健忘　丹参、龙眼肉、炒酸枣仁各 15g，水煎滤汁，白蜜适量调服。

【用法用量】内服：煎汤，10～15g。

【药理作用】具有扩张冠状动脉，增加冠状动脉血流量，改善心肌缺血，改善微循环，抗血栓，扩张血管，降低血压，降血脂等作用；且能够抗菌，抗炎，解热，抑制中枢神经系统，镇静等。

【使用注意】不能与藜芦同用。

鸡血藤

【来源】《本草纲目拾遗》。

【异名】活血藤、血风藤、紫梗藤。

【性味归经】苦、甘，温。归肝、肾经。

【功效】活血补血，舒筋活络。

【主治与应用】

1. 血虚或血瘀所致月经不调，痛经 鸡血藤 15g，黑豆 30g，瘦猪肉片 120g，水适量，武火煮沸后改文火煲 2 小时，调味；或鸡血藤 15g，大枣 10 枚，水煎服。

2. 风湿痹痛，关节屈伸不利，肢体麻木 鸡血藤 500g，怀牛膝 250g，枸杞子 250g，将三药加水浸泡半天后，水煎 3 次，滤汁，微火浓缩药汁，加红糖 250g 制为稠膏，每日 2 次，每次 10mL，温开水送服。

【用法用量】 内服：煎汤，9～15g。

【药理作用】 具有扩张血管作用，且能够促进血细胞增加，血红蛋白升高。

【使用注意】 孕妇慎用。

益母草

【来源】《神农本草经》。

【异名】 茺蔚、益明、贞蔚。

【性味归经】 苦、辛，微寒。归肝、心包、膀胱经。

【功效】 活血调经，利水消肿，清热解毒。

【主治与应用】

1. 瘀血阻滞之月经不调，痛经，产后瘀阻腹痛 益母草 30g，延胡索 20g，鸡蛋 2 个，用水同煮，待鸡蛋熟后去壳，复煮片刻，吃蛋饮汤。

2. 妇女经闭 益母草 30g，乌豆 60g，煎汤，放入红糖适量，米酒 1～2 汤匙，每日 1 次。

3. 水肿，小便不利 益母草 30g，赤小豆 30g，水煎温服。

4. 疮痈肿毒，皮肤痒疹 益母草鲜品适量捣敷或煎水外洗。

【用法用量】 内服：煎汤，9～30g；外用适量。

【药理作用】 具有兴奋子宫平滑肌作用；能够显著增加冠状动脉血流量，抗血小板聚集，抗血栓形成；且具有利尿、抑菌、抗炎等药理作用。

【使用注意】 孕妇慎用。

西红花

【来源】《本草纲目》。

【异名】 藏红花、番红花、撒法郎。

【性味归经】 甘，平。归心、肝经。

【功效】 活血化瘀，凉血解毒。

【主治与应用】

1. 气血亏虚或血瘀所致月经不调，痛经，闭经，面色暗黄 西红花 0.5g，白芷 10g，黄芪 20g，茯苓 20g，炙甘草 5g，煎服。

2. 温热病热入营血之斑疹，疹色晦暗 西红花 3g，大青叶 12g，板蓝根 12g，水煎服。

【用法用量】 内服：煎汤，1～3g。

【药理作用】 具有兴奋心脏，降低冠状动脉阻力，改善心肌缺血，抗心律失常作用；且具有镇痛，镇静和抗惊厥作用。

【使用注意】 孕妇慎用。

NOTE

桃仁

【来源】《神农本草经》。

【异名】桃核仁。

【性味归经】苦、甘，平。归心、肝、大肠经。

【功效】活血祛瘀，润肠通便。

【主治与应用】

1. 血脉瘀阻之胸痹心痛，痛经，闭经及跌仆肿痛 桃仁、红花各 10g，水煎服食。

2. 习惯性便秘 桃仁（去皮尖，炒）、甜杏仁、黑芝麻、松子仁、胡桃仁各 10g，粳米 200g，将五仁混合碾碎，入粳米共煮稀粥。

【用法用量】内服：煎汤，5 ～ 10g。

【药理作用】具有扩张血管，抑制血栓形成，降血压，润滑肠道等作用。

【使用注意】孕妇及腹泻便溏者慎用，不可过量服用。

第十一节　安神药

酸枣仁

【来源】《神农本草经》。

【异名】枣仁、酸枣核。

【性味归经】甘、酸，平。归心、肝、胆经。

【功效】养心安神，敛汗。

【主治与应用】

1. 心阴不足，心烦发热，心悸失眠 酸枣仁、生地黄各 15g，粳米 100g，将酸枣仁捣碎，与生地黄煮水，滤出药汁，加入粳米煮粥服食。

2. 心肝血虚，心神失养，症见心悸怔忡，失眠多梦，健忘 酸枣仁 15g，茯神 15g，远志 6g，猪心 1 个，将猪心剖开，洗净，与诸药放入砂锅内，加清水适量炖至猪心熟透，盐少许调味。

3. 体虚自汗、盗汗 酸枣仁 20g，人参 12g，茯苓 30g，研为细末，每次 5g，温水送服。

【用法用量】内服：煎汤，10 ～ 15g。

【药理作用】能够抑制中枢神经系统，具有镇静，催眠，抗惊厥等作用；还具有降血脂、抗缺氧、抗肿瘤、抑制血小板聚集及增强免疫功能等作用。

柏子仁

【来源】《神农本草经》。

【异名】柏实、柏子、侧柏子。

【性味归经】甘，平。归心、肾、大肠经。

【功效】养心安神，润肠通便。

【主治与应用】

1. 心阴不足，心血亏虚，心神失养之虚烦不眠，心悸怔忡，头晕健忘 柏子仁 10g，粳米 60g，蜂蜜适量，将柏子仁捣碎煮粥，食时调入蜂蜜。

2. 阴虚及老年津枯便秘 柏子仁、杏仁、松子仁、火麻仁各 10g，捣烂，用 500mL 沸水冲泡 10 分钟，滤汁温服。

【用法用量】内服：煎汤，3 ～ 10g。

【药理作用】具有改善记忆力减退，镇静等作用，且能够润滑肠道。

【使用注意】腹泻便溏及痰多者慎用。

第十二节　平肝息风药

石决明

【来源】《名医别录》。

【异名】石决、鲍鱼壳、九孔决明。

【性味归经】咸，寒。归肝经。

【功效】平肝潜阳，清肝明目。

【主治与应用】

1. 肝火上炎或肝阳上亢之眩晕头痛 石决明 18g，生地黄 15g，桑叶 9g，黑芝麻 9g，诸药水煎滤汁，调入适量白糖服用。

2. 目赤肿痛，视物昏花 石决明 20g，枸杞子 30g，菊花 10g，鲍鱼 30g，石决明打碎先煎，再将枸杞子、菊花与鲍鱼同入锅内煎汤，饮汤吃鲍。

【用法用量】内服：煎汤，6 ～ 20g。

【药理作用】具有解热，抗菌，消炎，镇静，解痉，降压等作用，且能够抑制胃酸分泌。

【使用注意】脾胃虚寒者慎用。

牡蛎

【来源】《神农本草经》。

【异名】牡蛎壳、海蛎子壳、蚝壳。

【性味归经】咸，微寒。归肝、胆、肾经。

【功效】平肝潜阳，镇惊安神，软坚散结，收敛固涩。

【主治与应用】

1. 肝阳上亢，眩晕头痛，惊悸失眠 珍珠母、牡蛎各 30g 煎水滤汁，药汁加入粳米 100g 煮粥，每日 2 次服食。

2. 脾肾亏虚，遗精滑精 牡蛎 20g，知母 6g，莲子 30g，先将牡蛎和知母水煎半小时，取汁，莲子用热水浸泡 1 小时，连同水浸液一起倒入锅内，加药汁，慢炖 2 小时至莲子熟透，加白糖 1 匙服用。

3. 胃痛泛酸 煅牡蛎适量研细末，以米汤送服，每次服 1g，每日 3 次。

【**用法用量**】内服：煎汤，9～30g。

【**药理作用**】具有中和胃酸及轻度镇静，消炎，抑制抽搐作用；且能够降血脂，抗凝及增强机体免疫功能。

【**使用注意**】脾胃虚寒者慎用。

天麻

【**来源**】《神农本草经》。

【**异名**】赤箭、神草、定风草。

【**性味归经**】甘，平。归肝经。

【**功效**】息风止痉，平肝潜阳，祛风通络。

【**主治与应用**】

1. 肝风内动或肝阳上亢，症见惊痫抽搐，眩晕头痛 天麻 9g，钩藤 12g，石决明 15g，藕粉 20g，将天麻、钩藤、石决明布包煎去滓滤汁，趁热冲熟藕粉，白糖调味，顿服。

2. 头风头痛 天麻、川芎、茯苓各 10g，鲜鲤鱼 1 条，加水炖服。

3. 肢体麻木，手足不遂，风湿痹痛 天麻、牛膝、杜仲各 80g，上药研末以生绢袋盛，入酒 1500mL 浸泡 7 日，每服 10mL。

【**用法用量**】内服：煎汤，3～10g。

【**药理作用**】具有镇静，抗惊厥，抑制癫痫发作，抗炎，镇痛作用；且能够降低外周血管、脑血管、冠状动脉阻力；并具有增强耐缺氧能力及机体免疫功能等作用。

【**使用注意**】血虚、阴虚者，慎用。

钩藤

【**来源**】《名医别录》。

【**异名**】钓藤、吊藤、钓钩藤。

【**性味归经**】甘，凉。归肝、心包经。

【**功效**】息风止痉，清热平肝。

【**主治与应用**】

1. 肝火上炎或肝阳上亢之头胀头痛，眩晕 钩藤、天麻各 6g，加水适量煎煮，去滓滤汁，以沸腾药液冲泡绿茶 1g，加盖焖泡 5 分钟后饮用。

2. 小儿心肝火旺，症见夜啼，惊惕不安 钩藤 6g，水煎 15 分钟，取汁 30mL，兑入煮沸的乳汁 100mL，每服 20～30mL。

【**用法用量**】内服：煎汤，3～12g；不宜久煎。

【**药理作用**】具有镇静和抗惊厥作用；还具有降血压，降血脂等作用。

【**使用注意**】脾胃虚寒的人群不宜服用。

第十三节　补虚药

一、补气药

人参

【来源】《神农本草经》。

【异名】园参、山参。

【性味归经】甘、微苦、微温。归脾、肺、心、肾经。

【功效】大补元气，固脱生津，安神益智。

【主治与应用】

1. 中风后烦躁不食　人参 30g，粟米 250g，薤白 15g，鸡子白 1 枚，先煮人参取汁，后入粟米煮粥，将熟下薤白、鸡子白，候熟分次食之。

2. 虚羸食少　人参 30g，白茯苓 15g，生姜 6g，粳米 100g，鸡子白 1 枚，前 3 味水煎取汁，入米煮粥，临熟下鸡子白及盐少许，搅匀，空心分顿食之。

3. 崩漏便血　红参 6g，粳米 50g，参、米煮粥，熟后入冰糖，搅匀，分多次食之。

【用法用量】内服：煎汤或浸酒等，3 ～ 9g。

【药理作用】能加强动物高级神经活动的兴奋和抑制过程；小剂量时兴奋心肌及血管，大剂量则抑制；能增强机体抵抗力，增强人体环境温度适应性，升血压；抑制全身炎症反应，促进伤口愈合；还有促进造血功能、抗疲劳、降血糖、促进动物性腺功能等作用。

【使用注意】不宜与藜芦、五灵脂同用。

山药

【来源】《神农本草经》。

【异名】薯蓣、怀山药、淮山药。

【性味归经】甘，平。归脾、肺、肾经。

【功效】补脾，养肺，固肾，益精。

【主治与应用】

1. 脾胃虚弱，纳差食少　山药、白术各 30g，人参 1g，捣为细末，煮白面糊为丸，如小豆大，每服 30 丸，空心食，温米饮下。

2. 虚劳咳嗽　山药捣烂半碗，加入甘蔗汁半碗，和匀，温热饮之。

3. 小便频数　白茯苓、干山药各等份，研细末，稀米饮调服。

【用法用量】内服：煎汤 15 ～ 30g，大剂量 60 ～ 250g；或入丸、散。

【药理作用】有降血糖，助消化，促进肠道内容物排空，有调节机体对非特异性刺激反应和增强免疫功能等作用。

【使用注意】湿盛中满或有实邪、积滞者慎服。

NOTE

白扁豆

【来源】《名医别录》。

【异名】藊豆、白藊豆、南扁豆。

【性味归经】甘，微温。归脾、胃经。

【功效】健脾化湿，和中消暑。

【主治与应用】

1. 脾胃虚弱，食少便溏　白扁豆 15g，山药 30g，粳米 25g，三味一同入锅，加水煮粥，至米熟粥稠即可。

2. 妇人赤白带下　白扁豆炒黄为末，米饮调下。

3. 慢性肾炎、贫血　扁豆 15g，红枣 10 枚，水煎服。

【用法用量】内服：煎汤，9～15g；或入丸、散。

【药理作用】有抗菌、抗病毒和增强免疫功能等作用。

【使用注意】不宜多食，以免壅气伤脾。

甘草

【来源】《神农本草经》。

【异名】国老。

【性味归经】甘，平。归心、肺、脾、胃经。

【功效】补脾益气，润肺止咳，缓急止痛，清热解毒，调和药性。

【主治与应用】

1. 脾胃气虚，气短乏力，腹胀食少，便溏　人参、白术、茯苓各 9g，甘草 6g，诸味入锅加水，煎汤饮服。

2. 小儿水痘　绿豆、赤小豆、黑豆各 10g，生甘草 3g，加水浸泡 1 小时后，煮开，文火煨至烂熟，以上为 1 次量，每日服 2～3 次。

3. 胃癌疼痛　甘草 10g，杭白芍 15g，水煎服。

【用法用量】内服：浸酒、炖、蒸、煮，2～10g。

【药理作用】能保护胃黏膜，降低胃酸浓度，抑制胃溃疡；对肠痉挛有解痉作用；祛痰镇咳；还有解毒、抗炎、抗变态反应、抗癌、抗肝损伤等作用。

【使用注意】湿盛胀满、水肿者慎用。大剂量久服，易引起浮肿。不宜与京大戟、甘遂、芫花、海藻同用。

大枣

【来源】《神农本草经》。

【异名】枣、红枣。

【性味归经】甘，温。归脾、胃、心经。

【功效】补中益气，养血安神，调和药性。

【主治与应用】

1. 妇女脏躁，失眠　甘草 10g，小麦 30g，大枣 10 枚，三味加水煎煮，去滓取汁，代茶饮。

2. 脾胃寒湿，食少久泻，完谷不化　白术 120g，鸡内金 60g，干姜 60g，熟枣肉 300g，前 3 味轧细，白术、鸡内金焙熟，与干姜末一起加枣肉，同捣如泥，做小饼，炙干，作点心分次细嚼咽之。

3. 过敏性紫癜　红枣 30g，煎成浓汤，食枣饮汤，早晚各 1 次，连服 2 ～ 4 周。

【用法用量】内服：煎汤，6 ～ 15g，或做丸用。

【药理作用】能增加白细胞内 cAMP 含量，增强肌力，增加耐力，抗疲劳，保肝，抗突变，抑制癌细胞的增殖，还有镇静、抗炎和抗变态反应的作用。

【使用注意】湿盛苔腻、脘腹作胀者慎服。

蜂蜜

【来源】《神农本草经》。

【异名】蜜、白蜜、蜂糖。

【性味归经】甘，平。归肺、脾、大肠经。

【功效】补中，润燥，止痛，解毒。

【主治与应用】

1. 胃十二指肠溃疡疼痛　蜂蜜 24g，生甘草 6g，陈皮 6g，甘草、陈皮水煎取汁，冲入蜂蜜，每日分 3 次服用。

2. 口疮　蜜浸大青叶含之。

3. 烫火伤，热油烧痛　以生蜜调侧柏叶灰涂之，日三五次。

【用量用法】内服：入煎剂，15 ～ 30g，或入丸剂、膏剂；外用：适量。

【药理作用】所含单糖不经消化即可吸收，迅速补充体力；营养心肌，改善心肌功能；保肝；调节胃肠功能，促进胃肠蠕动；对多种细菌有抑杀作用，解毒。

【使用注意】痰湿内蕴、中满痞胀及大便不实者慎服。

党参

【来源】《增订本草备要》。

【异名】狮头参。

【性味归经】甘，平。归脾、肺经。

【功效】补中益气，养血生津。

【主治与应用】

1. 气血亏虚所致面色萎黄、精神不振、腰膝酸软、心悸失眠　党参、当归、山药各 10g，猪腰 500g，诸味清炖，至猪腰熟透，猪腰切薄片，加入调料适量，佐餐食用。

2. 倦怠嗜睡，头面、四肢浮肿，食少便溏　党参 9g，黄芪 9g，鸡脯肉 300g，冬瓜 1000g，党参、黄芪、鸡丝、冬瓜块与适量调料共置碗中，加水，上锅蒸熟，可常佐餐食用。

【用法用量】内服：煎汤、浸泡取汁、蒸、炖等，9 ～ 30g。

【药理作用】能调节胃肠运动，刺激胃泌素释放，调节肠道菌群比例；能升高外周血血红蛋白，促进造血功能；有改善学习记忆能力、延缓衰老、抗缺氧、抗心肌缺血等功能。

【使用注意】不宜与藜芦同用。

太子参

【来源】《中国药用植物志》。

【异名】孩儿参。

【性味归经】甘、微苦，平。归脾、肺经。

【功效】补气健脾，生津润肺。

【主治与应用】

1. 气虚肺燥，咳喘气短，口干渴饮　太子参100g，百合50g，罗汉果半个，田鸡500g，猪瘦肉150g，太子参、百合、罗汉果加水煮沸后，放猪肉、田鸡肉继续煮沸后文火煲2小时，调味后分次食用。

2. 劳力损伤　太子参15g，黄酒、红糖适量，共蒸汁服用。

3. 病后气血亏虚　太子参15g，黄芪12g，五味子3g，白扁豆9g，大枣4枚，煎水代茶饮。

【用法用量】内服：煎汤、浸泡取汁、蒸、炖等，9～30g。

【药理作用】有增强免疫功能、抗应激、抗氧化、抗疲劳作用；能预防脑血管疾病，改善心肌梗死后的慢性心衰；能改善记忆，降低血糖。

【使用注意】不宜与藜芦配伍使用。

西洋参

【来源】《增订本草备要》。

【异名】洋参、花旗参。

【性味归经】甘、微苦，凉。归心、肺、肾经。

【功效】补气养阴，清热生津。

【主治与应用】

1. 热病后气阴不足所致的口干、烦渴、气短、乏力　西洋参3g，粳米50g，麦门冬10g，淡竹叶10g，麦门冬、淡竹叶水煎取汁，再入西洋参末、粳米，慢火煮作稀粥食用。

2. 小儿羸瘦体弱，食少便溏，神疲乏力　西洋参3g，红枣30枚，冰糖15g，将西洋参蒸热切薄片，加红枣、冰糖同煮至参、枣烂熟，空腹温热食之。

【用法用量】内服：煎汤、浸泡取汁、蒸、炖等，3～6g。

【药理作用】有抗缺氧、抗疲劳、改善记忆的作用；能升高白细胞、增强免疫力、抗肿瘤；有抗心律失常、抗应激、降血脂、降血糖、镇静等作用。

【使用注意】中阳衰微，胃有寒湿者慎服。不宜与藜芦同用。

黄芪

【来源】《神农本草经》。

【异名】绵黄芪。

【性味归经】甘，微温。归脾、肺经。

【功效】补气升阳，益卫固表，托毒生肌，利水消肿。

【主治与应用】

**1. 劳倦所伤，五脏虚衰，年老体弱，久病羸弱，心慌气短，体虚自汗，慢性泄泻，脾虚

久痢，食欲不振，气虚浮肿　黄芪 30g，人参 10g，粳米 90g，白糖适量。将黄芪、人参切片，水浸半小时，浓煎取汁，入粳米煮粥，粥成后加白糖，早晚空腹服用。

2. 小儿消化不良，妊娠水肿，术后伤口难愈　黄芪 30g，鲈鱼 300g，鲈鱼加黄芪片、调料等，常法炖煮，佐餐时用。

【**用法用量**】内服：煎汤、浸泡取汁、蒸、炖等，9～30g。

【**药理作用**】有增强免疫和应激能力，抗疲劳，延缓衰老；对造血功能有保护和促进作用；能保护缺血缺氧心肌；有保护肾脏、消除尿蛋白和利尿作用；还有抗炎、抗肿瘤、保肝等作用。

【**使用注意**】表实邪盛，内有积滞，阴虚阳亢，疮疡初起或溃后热毒尚盛等证，均不宜使用。

白术

【**来源**】《神农本草经》。

【**异名**】于术。

【**性味归经**】苦、甘，温。归脾、胃经。

【**功效**】补气健脾，燥湿利水，止汗安胎。

【**主治与应用**】

1. 脾气虚弱，食少倦怠，腹胀泄泻　白术 30g，生姜 10g，猪肚 1 枚，粳米 100g，葱白 3 茎，将白术、生姜捣细后纳缝于猪肚中，水煮取汁，将粳米及葱白共入汁中煮粥，并入食盐，空腹分次服食。

2. 滑胎　白术 9g，南瓜适量，饴糖少许。白术煎水取汁，兑入南瓜粥内，加饴糖 1 匙食用。

【**用法用量**】内服：煎汤、浸泡取汁、蒸、炖等，6～12g。

【**药理作用**】能增强细胞免疫功能；有明显而持久的利尿作用；有促进胃排空及小肠推进功能，防治实验性胃溃疡，并能调节胃肠道功能；能抑制动物子宫平滑肌收缩；此外，还有保肝、降血糖、抗菌、抗肿瘤等作用。

【**使用注意**】阴虚内热、津液亏耗者不宜使用。

灵芝

【**来源**】《神农本草经》。

【**异名**】赤芝、丹芝。

【**性味归经**】甘、平，归心、肺、肝、肾经。

【**功效**】补气安神，止咳平喘。

【**主治与应用**】

1. 神经衰弱，失眠　灵芝 30g，切碎，置瓶中，注入白酒 500mL，封口，7 日后即可饮用，每次 30mL，每日 1 次。

2. 脾胃气虚，饮食减少，消化不良，反胃腹泻等　鸡 1 只，灵芝 30g，调料适量，加清水 500mL，大火蒸 3 小时至鸡肉熟烂即成，分顿食之。

3. 肺肾不足咳喘　粳米 50g，灵芝、核桃仁（去种衣）各 10g，共煮粥，调味食用。

【用法用量】内服：煎汤、浸泡取汁、浸酒、蒸、炖等，6～12g。

【药理作用】能增强机体免疫活性；能镇静、镇痛，改善睡眠质量；有平喘、止咳、祛痰作用；此外，还有抗病毒、抗肿瘤、抗氧化、保肝、降低血液黏稠度等作用。

【使用注意】实证及外感初起者忌用。

二、补血药

当归

【来源】《神农本草经》。

【异名】秦当归、云当归。

【性味归经】甘、辛，温。归肝、心、脾经。

【功效】补血，活血，止痛，润肠。

【主治与应用】

1. 血虚、血瘀引起的月经不调　红花、当归各 10g，丹参 15g，糯米 100g，诸药水煎取汁后入米煮作粥，空腹食用。

2. 久病体虚，倦怠乏力，消瘦　鳝鱼 500g，当归、党参各 15g，当归和党参切片装入纱布袋，与鳝鱼丝共煮 1 小时，加调料适量，吃鳝喝汤，分顿佐餐食用。

【用法用量】内服：煎汤、浸泡取汁、浸酒、蒸、炖等，6～12g。

【药理作用】能促进血红蛋白及红细胞的生成，抗凝血，改善微循环，扩张冠状动脉及增加冠状动脉血流量；对子宫平滑肌具有兴奋和抑制双相作用；此外，还能增强免疫功能、保肝、镇痛、抗炎等。

【使用注意】湿盛中满、大便溏泻者慎用。

阿胶

【来源】《神农本草经》。

【异名】驴皮胶。

【性味归经】甘，平。归肺、肝、肾经。

【功效】补血，止血，滋阴润燥。

【主治与应用】

1. 老人体虚大便秘结　阿胶 6g，连根葱白 3 根，蜜 2 匙，先煎葱，入阿胶、蜜溶开，食前温服。

2. 久咳咯血，崩漏　阿胶 5g，桑白皮 5g，糯米 30g，红糖 3g，桑白皮水煎取汁，糯米煮粥，倒入桑白皮汁、阿胶、红糖煮熟即成。

3. 失血性贫血　阿胶 6g，瘦猪肉 100g，水炖猪肉至熟，后入阿胶烊化，盐调味，食肉喝汤。

【用法用量】内服：煎汤，3～9g，烊化兑服。

【药理作用】能促进造血、降低血黏度、抗肺损伤、增强免疫功能；能提高动物耐缺氧、耐寒冷、耐疲劳能力；此外，还有抗炎、抗肿瘤、抗休克等作用。

【使用注意】须单独加水蒸化后再入汤剂中服用。脾胃虚弱、腹胀便溏者慎服。

龙眼肉

【来源】《神农本草经》。

【异名】益智、桂圆肉。

【性味归经】甘，温。归心、脾经。

【功效】补益心脾，养血安神。

【主治与应用】

1. 禀赋不足，后天失养，病久体虚，积劳内伤　玉灵膏：龙眼肉 60g，白糖 3g（素体多火者，可加西洋参 3g），盛碗内，碗口罩丝绵一层，每日于饭锅上蒸之，每以开水服 1 匙，产妇临盆，服之尤妙。

2. 思虑过度，劳伤心脾，气血不足，心悸怔忡，失眠健忘　龙眼肉 250g，浸于 1500mL白酒中，经 1 月后开封，分次饮用。

【用法用量】内服：煎服，或浸酒、熬膏，9 ～ 15g，补虚可用至 30 ～ 60g。

【药理作用】可延长动物耐缺氧能力，还有促进造血、抗应激、镇静、抗菌、抗衰老等作用。

【使用注意】腹胀或有痰火者慎用。

白芍

【来源】《神农本草经》。

【异名】白芍药。

【性味归经】苦、酸，微寒。归肝、脾经。

【功效】养血敛阴，柔肝止痛，平抑肝阳。

【主治与应用】

1. 气血虚弱之痛经　白芍 15g，泽兰 10g，当归、黄芪各 20g，粳米 100g，诸药水煎取汁，放入粳米煮粥，将熟加入适量红糖即可。

2. 心肝血虚之失眠、心悸　白芍、炒酸枣仁各 15g，远志 9g，茯神 10g，红枣 5 枚，煎汤当茶饮，一日多次。

【用法用量】内服：煎汤、浸泡取汁、浸酒、蒸、炖等，6 ～ 15g。

【药理作用】可抗肾损伤、抗肝损伤、调节胃肠功能；有镇静、抗抑郁的作用；有解痉、镇痛的作用。

【使用注意】不能与藜芦同用。

熟地黄

【来源】《本草拾遗》。

【异名】熟地。

【性味归经】甘，微温。归肝、肾经。

【功效】养血滋阴，益精填髓。

【主治与应用】

1. 血虚所致的心悸失眠、头晕、月经量少色淡，以及肾阴不足所致的遗精、盗汗、脱

NOTE

发、腰膝酸痛 熟地黄 15g，粳米 50g，熟地黄切片装纱布袋，水煎取汁，入粳米煮熟，酌加冰糖。

2. 气血两虚，面色萎黄，食少乏力 党参、茯苓、炒白术、炙甘草、熟地黄、白芍各 5g，当归 3g，黄芪 6g，猪肉、猪骨各 750g，母鸡 1 只，8 味中药装纱布袋，与鸡、猪肉、猪骨一同水煮，至鸡肉脱骨熟烂，酌加调料，吃肉喝汤，分次食用。

【用法用量】内服：煎汤、浸泡取汁、浸酒、蒸、炖等，9～15g。

【药理作用】对失血或缺铁性贫血动物有促进造血的作用；可增强免疫功能；此外，还有抗衰老、降血糖、防止骨质疏松等作用。

【使用注意】气滞痰多、腹满便溏、脾胃虚弱者慎服。

制何首乌

【来源】《日华子本草》。

【异名】制首乌。

【性味归经】苦、甘、涩，微温。归肝、心、肾经。

【功效】补肝肾，益精血，乌须发，强筋骨，化浊降脂。

【主治与应用】

1. 头发枯黄或须发早白，头晕，耳鸣，失眠，腰膝软弱，梦遗滑精，崩漏带下 制何首乌 12g，粳米 160g，红枣 3～5 枚，何首乌水煎取汁，加入粳米、红枣中煮粥，粥熟，加入适量红糖，再煮一二沸，趁热分顿服食。

2. 气虚所致的子宫脱垂 制何首乌 12g，鸡蛋 2 个，小米 50g，首乌入纱布袋，与小米同煮粥，粥熟前捞出药包，打入鸡蛋，加白糖少许，煮熟即可，空腹分顿食用。

【用法用量】内服：煎汤、浸泡取汁、浸酒、蒸、炖等，6～12g。

【药理作用】能增加小鼠脑和肝中蛋白质含量，抑制老年小鼠胸腺萎缩，抗骨质疏松，促进骨髓造血，降低急性高脂血症模型家兔的高胆固醇。

【使用注意】不宜多服久服，肝损伤者忌用，湿痰壅盛者慎用。

三、补阴药

百合

【来源】《神农本草经》。

【异名】摩罗、百合蒜。

【性味归经】甘，寒。归心、肺经。

【功效】养阴润肺，清心安神。

【主治与应用】

1. 咳嗽不已，或痰中带血 取款冬花、百合等份，研为细末，炼蜜为丸，如龙眼大，每服 1 丸，食后临卧细嚼，姜汤咽下，噙化尤佳。

2. 妊娠高血压 百合 10g，莲子 10g，水煎服，每日 2 次。

3. 神经衰弱，心烦失眠 百合 12g，酸枣仁 12g，远志 6g，水煎服。

【用法用量】内服：煎汤，6～12g。

【药理作用】有镇咳、平喘、祛痰作用；有镇静、抗缺氧和抗疲劳的作用；还有抗氧化、增强免疫力、抑菌等作用。

【使用注意】风寒咳嗽及中寒便溏者慎服。

玉竹

【来源】《神农本草经》。

【异名】葳蕤。

【性味归经】甘，微寒。归肺、胃经。

【功效】滋阴润肺，生津。

【主治与应用】

1. 热病阴伤，咽干燥咳 玉竹 30g，猪瘦肉 100 ～ 150g，加清水 400mL，煎至 200mL，调料适量，食肉饮汤，分顿食之。

2. 消渴，高热病后烦渴，阴虚低热不退 鲜玉竹 30 ～ 60g（干品减量），粳米 100g，冰糖少许，玉竹水煎取汁，入粳米煮为稀粥，粥成放入冰糖，稍煮一二沸即成，分顿食用。

【用法用量】内服：煎汤、浸泡取汁、浸酒、蒸、炖等，6 ～ 12g。

【药理作用】具有降血糖、降血脂、抗氧化、增强免疫功能、抑菌等作用。

【使用注意】痰湿气滞、脾虚便溏者慎服。

黄精

【来源】《名医别录》。

【异名】老虎姜、鸡头参。

【性味归经】甘，平。归脾、肺、肾经。

【功效】润肺滋阴，补脾益气。

【主治与应用】

1. 肺燥咳嗽，气血虚弱，脑力衰退 枸杞子、龙眼肉、制黄精各 10g，鸽蛋 4 个，冰糖 50g，诸药加水 750mL，煮沸 15 分钟，打入鸽蛋，放入冰糖煮化，吃蛋喝汤。

2. 消渴之肺胃阴虚型 黄精 24g，玉竹 30g，猪胰 1 个，炖煮，分 2 次食用。

【用法用量】内服：煎汤、浸泡取汁、浸酒、蒸、炖等，9 ～ 15g。

【药理作用】能降低甘油三酯和总胆固醇、降血糖；有改善脑功能的作用；有强心、抗氧化、抗疲劳、增强免疫力和抗菌的作用。

【使用注意】脾虚湿阻、痰湿壅滞、气滞腹满者慎用。

枸杞子

【来源】《神农本草经》。

【异名】枸杞果。

【性味归经】甘，平。归肝、肾经。

【功效】滋补肝肾，明目。

【主治与应用】

1. 肾虚眩晕，头痛神衰，腰酸足软 怀山药 50g，枸杞子 15g，猪脑 1 具，调料适量，加

NOTE

水武火煮沸后，转文火煮熟，分顿食用。

2.体弱乏力，血虚萎黄，视物昏花，肾虚阳痿，腰痛 枸杞子、熟青笋各12g，瘦猪肉60g，如常法切制烹炒，佐餐食用。

【**用法用量**】内服：煎汤、浸泡取汁、浸酒、蒸、炖等，6～12g。

【**药理作用**】能调节机体免疫功能；有抗氧化、抗衰老、降血脂、降血糖、抗肿瘤、抑菌等作用。

【**使用注意**】脾虚便溏者慎服。

桑椹

【**来源**】《新修本草》。

【**异名**】桑葚、桑实。

【**性味归经**】甘，寒。归心、肝、肾经。

【**功效**】滋阴养血，滋补肝肾，生津润燥。

【**主治与应用**】

1.早衰，耳鸣失聪，视物昏花 桑椹5kg，捣汁煮过，将大米3kg煮半熟沥干，与桑椹汁拌和蒸煮，下酒曲发酵后服用，每次15～25mL，开水冲服或加水煮热服之。

2.须发早白 桑椹适量，常食。

3.头昏脑胀，眼花干涩，视物模糊 桑椹、龙眼肉各120g，浸于2000mL白酒密封，经10天后即可开封，分次饮之。

【**用法用量**】生食或水煎，9～15g，或浸酒用，或加蜜熬膏。

【**药理作用**】能增强免疫功能、抗氧化、抗衰老；有降低胆固醇、低密度脂蛋白、甘油三酯及动脉硬化指数的作用。

【**使用注意**】脾胃虚寒便溏者慎食。

黑芝麻

【**来源**】《神农本草经》。

【**异名**】巨胜、黑脂麻。

【**性味归经**】甘，平。归肝、肾、大肠经。

【**功效**】补益肝肾，养血益精，润肠通便。

【**主治与应用**】

1.老人四肢无力，腰酸膝痛 黑芝麻1kg（焙），薏苡仁1kg，干地黄250g（切），诸味装入绢袋，浸于10L白酒，勿令泄气，满5～6日后，空腹温服10～20mL。

2.白发 黑芝麻适量，九蒸九晒，研末，以枣膏调服。

3.肠燥便秘 黑芝麻、大枣各60g，杏仁15g，加水捣烂成糊，煮熟加糖分次服下。

【**用法用量**】内服：煎汤，9～15g；或制丸、散。

【**药理作用**】有滑肠缓泻的作用；有降低血中胆固醇含量，防治动脉硬化的作用；可降低实验动物血糖，增加肝脏及肌肉中糖原含量，但量大则降低糖原含量。

【**使用注意**】脾弱便溏者慎服。

石斛

【来源】《神农本草经》。

【异名】林兰、杜兰。

【性味归经】甘，微寒。归胃、肾经。

【功效】生津养胃，滋阴清热，益肾明目。

【主治与应用】

1. 口渴津少，纳呆 石斛 10g，谷芽 6g，白蜜 15g，前 2 味水煎取汁，加白蜜拌匀饮服。

2. 热病津伤，心烦口渴，虚热不退；胃脘隐痛而兼干呕 鲜石斛 30g，水煎取汁，加粳米 50g 及适量冰糖，共煮粥，日 2 次，稍温顿服。

【用法用量】内服：煎汤、熬膏或入丸、散，6 ～ 12g，鲜品 15 ～ 30g。

【药理作用】能促进胃酸的分泌和胃蛋白酶的排出；可兴奋肠管，调节胃肠功能；能降低白内障晶状体的浑浊度；还有抑制血栓形成、降血糖、抗氧化、抗肿瘤等作用。

【使用注意】温热病不宜早用，湿温病尚未化燥伤津者慎服。

北沙参

【来源】《本草汇言》。

【异名】银条参。

【性味归经】甘、微苦，微寒。归肺、胃经。

【功效】清肺养阴，益胃生津。

【主治与应用】

1. 胃阴不足，热病伤阴或阴虚内热 北沙参、石斛、茯苓各 12g，猪脊骨 500g，菠菜 100g，生姜 5g，葱 3g，生姜与猪脊骨水煮 30 分钟，前 3 味药入纱布包扎后加入汤中，共煮 20 分钟，再加入菠菜及姜葱等调味料，沸后出锅，喝汤啃骨吃菜。

2. 肺热燥咳 桑叶、生石膏、鲜梨汁各 20g，北沙参、麦门冬、杏仁各 15g，甘草 10g，冰糖 30g，生石膏打碎、先水煎 30 分钟，再加入桑叶等 5 味药继续煎 25 分钟，去滓取汁，兑入鲜梨汁和冰糖，代茶分次饮之。

【用法用量】内服：煎汤、浸泡取汁、浸酒、蒸、炖等，5 ～ 12g。

【药理作用】能调节免疫功能，解热镇痛；有抗突变作用；有强心作用，其水浸液低浓度能加强心脏收缩，高浓度抑制收缩。

【使用注意】不能与藜芦同用。

麦冬

【来源】《神农本草经》。

【异名】麦门冬。

【性味归经】甘、微苦，微寒。归心、肺、胃经。

【功效】润肺养阴，益胃生津，清心除烦。

【主治与应用】

1. 热盛伤阴之咽干、吞咽困难、反胃呕逆 麦冬 10g，生地黄 15g，藕 200g，共水煎 40

分钟，取汁，晾温，分顿服完。

2. 肺热阴伤之咳嗽、唇舌干燥　杏仁 5g，麦冬 10g，共水煎 20 分钟，去滓取汁，酌加蜂蜜，晾温，分次服完。

【**用法用量**】内服：煎汤、浸泡取汁、浸酒、蒸、炖等，6 ～ 12g。

【**药理作用**】有增强免疫功能、抗癌的作用；还有降血糖、抗炎、抗菌、镇静的作用。

【**使用注意**】虚寒泄泻者慎服。

女贞子

【**来源**】《神农本草经》。

【**异名**】女贞实。

【**性味归经**】甘、苦，凉。归肝、肾经。

【**功效**】补益肝肾，明目乌发。

【**主治与应用**】

1. 腰膝软弱，疼痛拘挛　女贞子 400g，醇酒 1.5L，女贞子浸泡于醇酒中，5 日后开口，去滓分次饮用。

2. 肝肾精血亏虚，须发早白，脱发　女贞子、制首乌、黑芝麻、生地黄、生侧柏叶、旱莲草各 30g，川椒 9g，大青叶 12g，陈皮 15g，黑豆 500g，前 9 味水煎取汁，与黑豆煎煮收汁晾干，瓶贮，每次嚼食 60 粒，日食 3 次。

【**用法用量**】内服：煎汤、浸泡取汁、浸酒、蒸、炖等，6 ～ 12g。

【**药理作用**】有免疫调节作用；可降低血脂，预防动脉粥样硬化；还有降血糖、降眼压、延缓衰老、保肝、抑制变态反应、抑菌、抗肿瘤等作用。

【**使用注意**】脾胃虚寒泄泻及阳虚者慎服。

龟甲胶

【**来源**】《神农本草经》。

【**异名**】龟胶、龟板膏、龟板胶。

【**性味归经**】甘、咸，平，归肝、肾、心经。

【**功效**】滋阴，补血，止血。

【**主治与应用**】

1. 阴亏血虚之眩晕、耳鸣、失眠、骨蒸劳热等　粳米 100g 煮粥，粥熟后加龟甲胶 9g，待全部烊化后加糖适量即可。

2. 肾阴虚亏所致之五心烦热、口干咽燥、腰膝酸软、遗精早泄，妇女月经不调、崩漏带下等　龟甲胶 100g 与黄酒 1L 用文火煮至龟甲胶熔化即成，每日 1 ～ 2 次，每次 10mL。

【**用法用量**】内服：开水或黄酒化服，3 ～ 9g。

【**药理作用**】可增强机体的细胞免疫和体液免疫功能；对动物子宫有兴奋作用；还有解热、镇静、补血、抗凝血、增加冠状动脉血流量、延缓衰老等作用。

【**使用注意**】胃有寒湿者慎服，孕妇慎用。

鳖甲

【来源】《神农本草经》。

【异名】团鱼壳。

【性味归经】咸，微寒。归肝、肾经。

【功效】滋阴清热，潜阳息风，软坚散结。

【主治与应用】

1. 骨蒸劳热，甚或咳嗽有血　鳖甲 500g，北沙参 120g，熟地黄、麦门冬各 180g，白茯苓 90g，广陈皮 30g，水煎取浓汁，微火熬成膏，炼蜜 120g 收，每日早晚各服数匙，白汤调下。

2. 瘰疬，瘘疮，风顽疥癣　鳖甲（炙）烧酒浸，酌量饮。

【用法用量】内服：煎汤，9 ～ 24g，先煎；熬膏或入丸、散。

【药理作用】能增强免疫功能，防止细胞突变，有抗肿瘤作用；能促进造血功能，提高血红蛋白含量，有补血作用；还可抗疲劳、保肝、降血脂等。

【使用注意】脾胃虚寒者慎用，孕妇慎用。

四、补阳药

鹿茸

【来源】《神农本草经》。

【异名】斑龙珠。

【性味归经】甘、咸，温。归肾、肝经。

【功效】壮肾阳，益精血，强筋骨，托疮毒。

【主治与应用】

1. 肾虚腰痛，遇劳则甚　鹿茸 5g，菟丝子 15g，小茴香 9g，羊肾 1 对，共炖，食肉喝汤，分顿食之。

2. 阳痿，尿频，面色无华　（去皮切片）鹿茸 15g，山药（末）30g，生薄绢裹，酒浸 7 日，分次饮之。

3. 老人心动过缓，头晕目眩，气短乏力　鹿茸 2g，红参 2g，研细末，用丹参 10g，红枣 6 枚煎汤送服。

【用法用量】内服 1 ～ 2g。

【药理作用】具有性激素样作用；能增强机体细胞免疫和体液免疫；增强再生过程，促进伤口愈合，有明显的抗溃疡作用；可减轻心肌细胞损伤，扩张冠状动脉；还有延缓衰老、抗炎、保肝、抗肿瘤等作用。

【使用注意】服用宜从小量开始，缓缓增加，凡热证、阴虚阳亢者慎用。

鹿角胶

【来源】《神农本草经》。

【异名】白胶、鹿胶。

【性味归经】甘、咸，温。归肾、肝经。

【功效】温补肝肾，益精血，止血。

【主治与应用】

1. 肝肾亏虚，畏寒肢冷，阳痿，遗精，腰脚酸软以及阴疽疮疡，乳痈初起　鹿角胶 6g，糯米 30g，糯米煮粥，将熟加入鹿角胶，稍煮，使其烊化，空腹食。

2. 虚劳梦泄　鹿角胶（研碎炒黄）、覆盆子、车前子各 50g，捣细为散，每次 10g，于食前以温酒调服。

【用法用量】内服：烊化兑服，3 ~ 6g；或入丸、散、膏。

【药理作用】参见"鹿茸"。

【使用注意】阴虚火旺者慎用。

鹿鞭

【来源】《神农本草经》。

【异名】鹿茎筋、鹿阴茎。

【性味归经】甘、咸，温。归肝、肾、膀胱经。

【功效】补肾壮阳，益精填髓。

【主治与应用】

1. 肾阳虚衰，阳痿，遗精，肢冷腰酸，妇人宫冷，久不受孕　鹿鞭 1 具，白酒 500mL，鹿鞭用温水发透，刮去里外粗皮杂质，切片，浸于白酒内 7 天，每服 20mL，日 2 次。

2. 五劳七伤，阳气衰弱　鹿鞭 1 个，肉苁蓉 100g，酒浸 1 宿，粳米煮粥，将熟时下鹿鞭、肉苁蓉，调味分次食之。

【用法用量】内服：煎汤、煮食、熬膏或入丸、散，6 ~ 15g。

【药理作用】可提高或改善机体的性功能，预防神经系统功能老化，促进创伤愈合，增强机体免疫功能，抗疲劳。

【使用注意】阴虚阳亢者忌服。

海马

【来源】《本草拾遗》。

【异名】水马、马头鱼。

【性味归经】甘、咸，温。归肝、肾经。

【功效】补肾壮阳，散结消肿。

【主治与应用】

1. 肾阳不足之阳痿、遗精、早泄、尿频，妇女白带清稀，绵绵不断，腰酸如折，小腹冷感，年老体衰，神倦肢冷　仔公鸡 1 只，海马 1 对，水发香菇 30g，火腿 20g，鸡焯水 5 分钟后剔骨取肉，连皮切成长方条，与海马等诸味摆放碗内，酌加调料，上屉蒸 1.5 小时取出，佐餐服，分顿食之。

2. 阳痿及跌打损伤　海马 30g，白酒 500mL，浸泡 7 日后服，每次 20mL，每日 2 ~ 3 次。

【用法用量】内服：煎汤，3 ~ 9g；研末，1 ~ 1.5g。

【药理作用】具有性激素样作用，可延长小鼠动情期，使子宫和卵巢重量增加，抑制小鼠精子数降低和睾丸、前列腺的减重，延长小鼠缺氧下的存活时间，有较好的抗应激能力。

【使用注意】孕妇及阴虚火旺者慎用。

海狗肾

【来源】《药性论》。

【异名】腽肭脐。

【性味归经】咸，热。归肾经。

【功效】暖肾壮阳，益精补髓。

【主治与应用】

1. 阳痿不举，精冷无子及晨起泄泻　海狗肾约 3g，粳米 25g，海狗肾切碎与粳米煮粥，酌加调料，晨起作早餐食之。

2. 阳痿，精神不振　海狗肾 1 具，人参 15g，山药 30g，白酒 1L，海狗肾切片，与二药同浸酒 7 日后服，每次 2 匙，每日 2 次。

3. 诸虚损　海狗肾、糯米、酒曲适量，酿酒服。

【用法用量】内服：煎汤，或研末，每次 1～3g，每日服 2～3 次；入丸、散或浸酒饮。

【药理作用】有雄性激素样作用。

【使用注意】阴虚火旺及骨蒸劳嗽等慎用。

蛤蚧

【来源】《雷公炮炙论》。

【异名】仙蟾。

【性味归经】咸，平。归肺、肾经。

【功效】益肾补肺，纳气定喘，助阳益精。

【主治与应用】

1. 肾虚阳痿、尿频　蛤蚧 1 对（去头、足、鳞），黄酒 500mL。浸泡 7 日，每饮 1～2 匙，日 2 次。

2. 肾虚喘证　蛤蚧 1 对，人参 30g，白酒 1L，一同浸泡，每日摇动数次，5～7 日后即可食用，分次饮之。

【用法用量】内服：煎汤或浸酒，3～6g；研末，1～1.5g；或入丸、散剂。

【药理作用】具有抗应激作用，可显著延长小鼠的缺氧存活时间；可增强机体免疫力；有雄激素样作用，对雌性小鼠的子宫及雄性小鼠睾丸都有增重作用；还有平喘、抗炎、延缓衰老的作用。

【使用注意】咳喘实证慎用。

紫河车

【来源】《本草拾遗》。

【异名】胎盘、胞衣、胎衣。

【性味归经】甘、咸，温。归肺、肝、肾经。

【功效】补气养血，补肾益精，养肺定喘。

NOTE

【主治与应用】

1. 乳汁不足　紫河车 1 具，去膜洗净，慢火炒焦，研末，每日晚饭后服 3g。

2. 肺痨咳嗽咯血、潮热盗汗　紫河车 1 具，白及、百部各 15g，同炖熟，调味分顿食之。

【用法用量】内服：研末或装胶囊吞服，2 ～ 3g，重症加倍；或入丸剂。

【药理作用】具有激素样作用，主要表现为雌激素样作用；可增强免疫功能；还有减轻疲劳、提高耐缺氧能力、延缓衰老、促进伤口愈合等作用。

【使用注意】阴虚火旺者慎服。

淫羊藿

【来源】《神农本草经》。

【异名】仙灵脾。

【性味归经】辛、甘，温。归肝、肾经。

【功效】补肾壮阳，强筋骨，祛风湿。

【主治与应用】

1. 阳痿，早泄，四肢麻木　淫羊藿 500g，酒 10L，浸 3 日，每饮 30mL。

2. 肾阳虚之腰膝酸痛，阳痿，宫寒不孕　淫羊藿 100g，肉苁蓉 50g，白酒或米酒 1L，药浸酒中，封 7 日，每饮 20mL，日 3 次。

【用法用量】内服：煎汤，6 ～ 10g；或浸酒、熬膏；或入丸、散。

【药理作用】具有雄激素样及植物雌激素样活性，能增强动物的性功能；可调节免疫功能；对心肌缺血性损伤有保护作用；还有抗骨质疏松、延缓衰老等作用。

【使用注意】阴虚火旺者慎服。

肉苁蓉

【来源】《神农本草经》。

【异名】地精、大芸。

【性味归经】甘、咸，温。归肾、大肠经。

【功效】补肾阳，益精血，润肠通便。

【主治与应用】

1. 阳气衰乏，身体羸弱，畏寒肢冷，滑精，宫冷不孕　肉苁蓉 9g，精羊肉 60g，葱白 4 根，同煎取汁，入鹿角胶 6g，粳米 60g，煮粥，空腹食用。

2. 老人肾亏体弱，肠燥便秘　肉苁蓉 150g，胡桃肉 100g，黑芝麻 1.5kg，慢火焙干，研细末，每次 6g，蜂蜜调服。

【用法用量】内服：煎汤，6 ～ 10g；或入丸、散；或浸酒。

【药理作用】调整内分泌、促进代谢及强壮作用；可增强下丘脑 – 垂体 – 卵巢促黄体功能；可显著提高红细胞超氧化物歧化酶活性，并降低心肌组织中脂褐质的含量；可提高小肠推进度，缩短通便时间。

【使用注意】阴虚火旺、热结便秘、大便溏泻者慎用。

锁阳

【来源】《本草衍义补遗》。

【异名】琐阳、地毛球。

【性味归经】甘，温。归肝、肾、大肠经。

【功效】补肾阳，益精血，润肠通便。

【主治与应用】

1. 肾虚阳痿、遗精、早泄　锁阳、金樱子、党参、山药各10g，五味子9g，小公鸡1只约500g，诸药装纱布袋中，加水煎煮至沸，加入鸡块炖2小时左右，去药袋，调味，1日内分2～3次服完。

2. 素体阳虚，腰膝酸软，肢冷畏寒，阳痿，老年便秘　锁阳10g，精羊肉100g，大米100g，锁阳先煎取汁，入羊肉、大米煮粥，空腹食。

【用法用量】内服：煎汤，5～10g；或入丸、散。

【药理作用】可增加中性粒细胞数，能调节免疫功能；能增强小鼠小肠的肠蠕动，缩短小鼠通便时间；还有防治骨质疏松、抗氧化、抗衰老等作用。

【使用注意】阴虚火旺、热结便秘、大便溏泻者慎用。

菟丝子

【来源】《神农本草经》。

【异名】吐丝子、菟丝实。

【性味归经】辛、甘，平。归肝、肾、脾经。

【功效】补益肝肾，固精缩尿，安胎，明目，止泻。

【主治与应用】

腰膝酸软，阳痿，遗精，早泄，不育，尿频遗尿；妇女带下，习惯性流产；头昏眼花，视物不清；久泻不止　菟丝子30g，粳米60g，菟丝子捣碎，水煎取汁，入米煮粥，粥将熟时加入白糖，稍煮即可，分次空腹服。

【用法用量】内服：煎汤，6～12g；或浸酒、蒸、炖等。

【药理作用】有雌激素样作用和抗衰老作用；能增强心脏的收缩力；能抑制肠运动；还有降低胆固醇、软化血管、降低血压、促进造血功能等作用。

【使用注意】阴虚火旺、大便燥结、小便短赤者慎用。

冬虫夏草

【来源】《本草从新》。

【异名】虫草、夏草冬虫、冬虫草。

【性味归经】甘，平。归肺、肾经。

【功效】补肾益肺，止血化痰。

【主治与应用】

1. 肾虚阳痿　冬虫夏草9g，虾仁15g，生姜少许，水煎至沸30分钟，温服。

2. 虚喘、痨嗽、自汗盗汗、阳痿遗精等虚劳诸证　冬虫夏草9g，瘦猪肉45g，小米90g，冬虫夏草入布袋，与小米、猪肉片同煮，熟后先取出冬虫夏草，喝粥吃肉。

NOTE

3. 病后虚损   冬虫夏草 3 ～ 5 根，老公鸭 1 只，去肚杂，纳药于劈开的鸭头中，以线扎好，蒸烂食之。

【用法用量】内服：煎汤或炖服，3 ～ 9g；或入丸、散、研末服。

【药理作用】有平喘、镇咳、祛痰的作用；有拟雄性激素样作用和抗雌激素样作用；可调节免疫功能；还有减慢心率、降压、抗实验性心律失常及抗心肌缺血、抑制血栓形成、降血脂、延缓衰老等作用。

【使用注意】有表邪者慎用。

杜仲

【来源】《神农本草经》。

【异名】思仙、思仲。

【性味归经】甘，温。归肝、肾经。

【功效】补肝肾，强筋骨，安胎。

【主治与应用】

1. 肾虚腰痛，阳痿遗精，胎动不安   杜仲末 10g，猪肾 1 枚，杜仲末及调料拌入猪腰片，以荷叶包裹，煨熟后食用。

2. 妇女妊娠，腰酸，胎动不安，或屡有流产   杜仲 10g，红枣 8 枚，糯米 80g，杜仲、大枣水煎取浓汁，入糯米煮粥，早晚空腹食用。

【用法用量】内服：煎汤，6 ～ 10g；浸酒或入丸、散。

【药理作用】可引起快速而持久的降压作用；能调节免疫功能使之平衡；有明显镇静及镇痛作用；还有延缓衰老、抗应激、保肝等作用。

【使用注意】阴虚火旺者慎服。

补骨脂

【来源】《药性论》。

【异名】破故纸。

【性味归经】辛、苦，温。归肾、脾经。

【功效】补肾壮阳，固精缩尿，纳气平喘，温脾止泻。

【主治与应用】

1. 肾虚腰痛，腰胀，身困乏力   补骨脂 6g，研细末，以酒调服。

2. 肾阳不足，阳痿，滑精，早泄，尿频，腰膝冷痛，久咳虚喘   补骨脂 300g，胡桃肉 600g，蜂蜜 300g，补骨脂酒拌、蒸热、晒干、研粉，蜂蜜溶化煮沸，加入胡桃泥、补骨脂粉，和匀，分次服用。

【用法用量】内服：煎汤、浸酒、蒸、炖等，6 ～ 10g。

【药理作用】能扩张冠状动脉，兴奋心肌，而对心肌耗氧量影响不明显；有雌激素样作用；有抑菌功效；有致光敏作用。

【使用注意】阴虚火旺、大便秘结者慎用。

益智仁

【来源】《本草拾遗》。

【异名】益智，益智子。

【性味归经】辛，温。归脾、肾经。

【功效】温脾止泻摄唾，暖肾固精缩尿。

【应用】

1. 遗精遗尿，妇人崩中　益智仁适量，炒碾细，米饮入食盐，服 3g。

2. 泄泻便溏，腹中冷痛，口多唾涎　益智仁 10g，山药 30g，鸡 1 只，调料适量，慢火炖熟，随量服用。

【用法用量】内服：煎汤，3 ～ 10g。

【药理作用】有强心、抑制回肠收缩、中枢抑制、镇痛、免疫抑制、抗过敏、抗应激、抗氧化、抗癌等作用。

【使用注意】阴虚火旺、大便秘结者慎用。

第十四节　收涩药

乌梅

【来源】《神农本草经》。

【异名】酸梅、熏梅、梅实。

【性味归经】酸、涩，平。归肝、脾、肺、大肠经。

【功效】涩肠止泻，敛肺止咳，安蛔止痛，生津止渴，止血。

【主治与应用】

1. 肺虚久咳，久泻久痢　乌梅 12g，粳米 100g，红枣 3 枚，冰糖适量，乌梅水煎去滓后加入粳米、红枣及冰糖，煮稠粥温服。

2. 气阴两虚，津伤口渴　乌梅 12g，太子参 15g，甘草 6g，水煎煮滤汁，加冰糖适量，代茶饮。

3. 月经过多，崩漏下血　乌梅、金樱子各 500g，将二者洗净后捣碎，加水 2500mL，微火熬至 250mL，每服 5mL，每日 3 次，连服 7 天。

【用法用量】内服：煎汤，6 ～ 12g；外用适量，捣烂或炒炭研末外敷。

【药理作用】具有抗菌，镇咳，驱虫，促进胆汁分泌，抗过敏，增强机体免疫功能等作用。

【使用注意】外有表邪或内有实热积滞者均不宜服。

五味子

【来源】《神农本草经》。

【异名】五梅子、山花椒。

【性味归经】酸、甘，温。归肺、肾、心经。

【功效】敛肺滋肾，生津敛汗，涩精止泻，宁心安神。

【主治与应用】

1. 肺虚久咳　五味子 3g，蜜糖 25g，放入盅内，加水少许，隔水炖 1 小时后服用。

2. 气阴两伤，症见汗多体倦，气短口渴，心悸怔忡等　五味子 6g，人参、麦冬各 10g，水煎服。

3. 肝肾不足所致腰膝酸软，头晕眼花，遗精滑精，尿频　五味子、菟丝子各 30g，米酒或黄酒 500mL，将两药同浸于酒中封严，7 日后饮用，每次 10mL，每日 3 次。

【用法用量】内服：煎汤，2 ～ 6g。

【药理作用】具有镇咳，祛痰，抗菌，抗病毒，抗溃疡，增强唾液腺分泌功能，降血糖，保肝，利胆作用；还具有镇静，抗惊厥，强心及增加冠状动脉血流量等作用。

【使用注意】凡表邪未解，内有实热，咳嗽、麻疹初起均不宜用。

肉豆蔻

【来源】《药性论》。

【异名】肉蔻、肉果、玉果。

【性味归经】辛，温。归脾、胃、大肠经。

【功效】涩肠止泻，温中行气。

【主治与应用】

1. 脾胃虚寒，脘腹冷痛　肉豆蔻 1 枚（去壳，研末），粳米 100g，先将粳米熬粥，再加入肉豆蔻末，搅匀顿服。

2. 水泻，肠鸣腹痛　肉豆蔻 30g（去壳，研末），用生姜汁和面，包裹肉豆蔻末煨熟，每服 3g，米汤调服。

【用法用量】内服：煎汤，3 ～ 10g；入丸散剂，0.5 ～ 1g；内服须煨熟去油用。

【药理作用】具有止泻，镇痛，抗菌，抗炎，抗氧化等作用。

【使用注意】湿热泻痢者忌用。

覆盆子

【来源】《名医别录》。

【异名】悬钩子、覆盆、树莓。

【性味归经】甘、酸，温。入肝、肾、膀胱经。

【功效】补益肝肾，固精缩尿，明目。

【主治与应用】

1. 肾虚遗尿、尿频　覆盆子 20 粒，莲须 6g，芡实 30g，饴糖 1 汤匙，将莲须、芡实入锅加适量水，武火煮沸后，文火煨至芡实熟软，再加入覆盆子、饴糖煮沸即可。

2. 遗精滑精　覆盆子、菟丝子、金樱子、楮实子、枸杞子、桑螵蛸各 12g，捣碎装入布袋，置于容器中，加入白酒 500mL，密封浸泡 14 日，过滤去滓，每次 15mL，每日服 2 次。

3. 肝肾不足，目暗不明　覆盆子 6g，枸杞子 10g，沸水冲泡代茶饮。

【用法用量】内服：煎汤，6 ～ 12g；或浸酒、熬膏。

【药理作用】具有抗氧化，抗衰老，降血糖，降血脂，抗炎等作用。

山茱萸

【来源】《神农本草经》。

【异名】枣皮。

【性味归经】酸、涩，微温。归肝、肾经。

【功效】补益肝肾，收敛固涩。

【主治与应用】

1. 肾虚腰痛，遗精，虚汗　山茱萸 30～50g，加入白酒 500mL 浸泡 7 天，每服 10～20mL，每日 1～2 次。

2. 肝肾不足，遗尿尿频　山茱萸 12g，粳米 100g，将山茱萸与粳米同入砂锅内煮粥，加入白糖适量，稍煮服食。

3. 肾精亏虚，腰膝酸软，头晕目眩　山茱萸 120g，熟地黄 12g，枸杞子 30g，人参 30g，当归 30g，黄芪 18g，白酒 1500mL，诸药切碎或捣碎，浸入酒中，封存 49 天，每日服 10～30mL。

【用法用量】内服：煎汤，6～12g。

【药理作用】具有增强体力，抗缺氧，增加血红蛋白含量，强心，升高血压，抗休克，抑制血小板聚集，抗血栓等作用。

【使用注意】素有湿热，小便淋涩者不宜使用。

莲子

【来源】《神农本草经》。

【异名】藕实、莲蓬子、莲肉。

【性味归经】甘、涩，平。归脾、肾、心经。

【功效】补脾止泻，益肾涩精，养心安神。

【主治与应用】

1. 脾肾亏虚，遗精滑精，带下清稀　莲子 9g，山药 15g，银耳 6g，将莲子浸泡后去皮、心，银耳泡发，与山药共煎汤，打入鸡蛋 1～2 个，加入白糖适量，每晚服 1 剂。

2. 脾虚泄泻　莲子、薏苡仁各 15g，水煮至熟透，加桂花、冰糖少许，早晚各 1 次温服。

3. 心脾两虚，失眠多梦　莲子 12g，龙眼肉 15g，芡实 10g，茯神 9g，水煎煮，早晚各 1 次。

【用法用量】内服：煎汤，6～15g。

【药理作用】具有抗氧化，抗衰老，镇静等作用。

【使用注意】大便燥结者不宜使用。

芡实

【来源】《本草纲目》。

【异名】鸡头米、卵菱、鸡头实。

【性味归经】甘、涩，平。归脾、肾经。

【功效】固肾涩精，补脾祛湿，止泻。

【主治与应用】

1. 肾虚遗精，遗尿，白带过多，脾虚泄泻　芡实 20g，金樱子 15g，粳米 100g，白糖 20g，金樱子去刺、核，与芡实共煮，去滓取汁，加入粳米煮粥，粥熟加白糖食。

2. 脾肾气虚，腰膝酸软，倦怠乏力，下肢浮肿，小便白浊　党参、黄芪、芡实各 20g，猪腰 1 个，猪腰去筋膜，洗净切片，芡实捣碎，与党参、黄芪放入纱布袋中扎紧后放入锅内，加水，炖熟后弃药袋，加少许盐调味。

3. 气虚痰盛　芡实 180g，鸡内金 90g，面粉 250g，将鸡内金洗净晒干研末，放入盆中，沸水泡 4 小时，分别加入芡实粉、面粉、白糖适量，拌匀，做成小薄饼，烙至金黄色食之。

【用法用量】内服：煎汤，9 ～ 15g。

【药理作用】具有抗氧化和清除自由基作用，且能减轻心脏缺血再灌注损伤。

【使用注意】大小便不畅、食滞不化、腹满肠燥的人群慎用。

金樱子

【来源】《雷公炮炙论》。

【异名】刺梨子、山石榴、糖罐子。

【性味归经】酸、甘、涩，平。归肾、膀胱、大肠经。

【功效】固精缩尿，止带，止泻。

【主治与应用】

1. 肾虚遗精滑精，白带过多　金樱子 100g，蜂蜜 200g，将金樱子洗净，加水煎煮滤汁，继续熬煮蒸发浓缩，加入蜂蜜拌匀，每次 10g，白开水调食，每日 2 次。

2. 肾气亏虚所致遗尿尿频　金樱子 12g，桑螵蛸 12g，粳米 100g，将金樱子、桑螵蛸加水煎煮去滓取汁，药汁加入粳米煮成稀粥服食。

【用法用量】内服：煎汤，6 ～ 12g。

【药理作用】具有抗菌，抗氧化，抗动脉粥样硬化，降血脂，增强机体免疫功能等作用。

【使用注意】实火、邪实者不宜服用。

第七章　养生保健类药膳应用

养生保健类药膳，是指具有增强体质、防治疾病、养颜美容、聪耳明目、调养精气、健脑益智、延年益寿等作用，并可使身心健康得到增强和维护的药膳。中医经典著作《黄帝内经》载"五味所入：酸入肝、辛入肺、苦入心、咸入肾、甘入脾""酸走筋，多食之令人癃；咸走血，多食之令人渴；辛走气，多食之令人洞心；苦走骨，多食之令人变呕；甘走肉，多食之令人悗心"。即为药膳养生之道。唐朝著名医学大家孙思邈认为"凡欲治病，先以食疗，即食疗不愈，后乃药耳"，充分指出药膳不仅是一门历史悠久的饮食文化，更是一种有益健康、防病强身的自然疗法，而且也是养生保健最具特色的内容之一。

根据不同体质人群的健康要求，养生保健药膳可分为健美减肥、美发乌发、润肤美颜、延年益寿、明目增视、聪耳助听、益智健脑、增力耐劳 8 类。

第一节　健美减肥类

健美减肥药膳是具有保持形体优美、减轻或消除肥胖功效的药膳。肥胖主要由水湿内生、痰饮停聚、脾肾阳虚所致，故本类药膳常以利水化湿、健脾消食、补气助阳等药食为主组成。常用药物有薏苡仁、茯苓、泽泻、山楂等，药膳方如荷叶减肥茶、茯苓豆腐等。

荷叶减肥茶

【来源】《华夏药膳保健顾问》。

【组成】荷叶 60g，生山楂 10g，生薏苡仁 10g，橘皮 5g。

【制法用法】

1.将鲜嫩荷叶洗净晒干，研为细末。

2.其余各药晒干研为细末，混合均匀。

3.以上药末放入开水瓶，冲入沸水，塞上瓶塞，浸泡约 30 分钟后即可饮用。

4.以此代茶，日用 1 剂，水饮完后可再加开水浸泡。连服 3 ～ 4 个月。

【功效】荷叶味苦、涩，性平，入肝、脾、胃经，具有利水湿、升清阳、清热解暑等作用。薏苡仁长于健脾利湿，为脾虚湿停者常用之药，可与荷叶共奏健脾利湿、降脂减肥之功。山楂味酸、甘，是消食化积、散瘀行滞的良药。橘皮具有理气健脾、燥湿化痰的作用。以上诸料合用有理气行水、消食导滞、降脂减肥之功，适用于脾虚湿盛证。

茯苓豆腐

【来源】《家庭中医食疗法》。

【组成】茯苓粉 30g，松子仁 40g，豆腐 500g，胡萝卜、菜豌豆、香菇、玉米、蛋清、食盐、黄酒、原汤、淀粉各适量。

【制法用法】

1. 豆腐用干净棉纱布包好，压上重物以沥除水。

2. 干香菇用水发透，洗净，除去柄上木质物，大者撕成两半。

3. 菜豌豆去筋，洗净，切作两段。

4. 胡萝卜洗净切菱形薄片；蛋清打入容器，用起泡器搅起泡沫。

5. 将豆腐与茯苓粉拌和均匀，用盐、酒调味，加蛋清混合均匀，再放香菇、胡萝卜、菜豌豆、松子仁、玉米粒，入蒸笼用武火煮 8 分钟，再将原汤 200g 倒入锅内，用盐、酒、胡椒调味，以少量淀粉勾芡，淋在豆腐上即成。

6. 佐餐食用。

【功效】茯苓味甘淡，性平，入心、脾、肺经，功能健脾和中、淡渗利湿，常用于治疗痰饮停聚、水湿潴留所致的小便不利、浮肿、食欲不振、消化不良等症。豆腐甘凉，能益气和中、生津润燥、清热解毒，是高营养、高矿物质、低脂肪的减肥食品，所含丰富的蛋白质可以增强体质和增加饱腹感，适合于单纯性肥胖者食用。豆腐制品如豆腐干、油豆腐、豆腐皮中的蛋白质含量更高于豆腐，且都是优质减肥食品。以上述三物为主配伍，起减肥降脂之效。茯苓得豆腐，能健中气而复脾之运化；松子仁配茯苓，则宽肠胃而促大便下行，脾胃健运水湿得化。药食并用，有健脾化湿、消食减肥之功，故能减肥消脂，适用于脾虚湿盛证。

参芪冬瓜汤

【来源】《中华临床药膳食疗学》。

【组成】鸡脯肉 200g，党参 6g，黄芪 6g，冬瓜 200g，黄酒、食盐、味精适量。

【制法用法】

1. 先将鸡脯肉洗净，切成丝。

2. 冬瓜削去皮，洗净切片。

3. 党参、黄芪用清水洗净。

4. 砂锅置火上，放入鸡肉丝、党参、黄芪，加水 500mL，小火炖至八成熟，再余入冬瓜片，加精盐、黄酒、味精，仍用小火慢炖，冬瓜炖至熟烂即成。

5. 单食或佐餐用。

【功效】党参、黄芪为健脾益气之要药。党参补脾养胃，润肺生津，健运中气，能健脾运而不燥，滋胃阴而不湿，润肺而不犯寒凉，养血而不偏滋腻。黄芪补气升清，走表而利水湿。党参、黄芪相配，能健中补脾，运化水湿而减肥。鸡脯肉能补益气血，补脾和胃，与党参、黄芪相合，则补益之力更强。冬瓜甘淡而凉，长于利水消痰、清热解毒，常用于水肿、胀满、脚气、喘咳等病症，与健脾补气药食相配伍，既能利湿而助脾，又能祛水而减肥。诸药配伍，有平补中焦、益气除湿之效。合用有健脾补气，轻身减肥之功，适用于脾虚气弱证。

麻辣羊肉炒葱头

【来源】《中华临床药膳食疗学》。

【组成】瘦羊肉 200g，洋葱 100g，生姜 10g，食用油 50g，川椒、辣椒各适量，食盐、味精、黄酒、醋各少许。

【制法用法】

1. 先将瘦羊肉洗净，切成肉丝。

2. 生姜洗净，刮去皮，切成姜丝。

3. 洋葱洗净，切片。

4. 将炒锅置火上，放入素油烧热，投入适量川椒、辣椒（因人对辣味的耐受程度而定用量），炸焦后捞出。

5. 再在锅中放入羊肉丝、姜丝、洋葱煸炒，加入精盐、味精、黄酒、醋等调味，熟透后收汁，出锅即成。

6. 佐餐食用。

【功效】羊肉味甘性温，能助元阳、补精血、疗肺虚、益劳损，是一种滋补强壮药食，功能益气养血、温中补虚，用于虚劳羸瘦、虚冷腹痛、中虚反胃等症，在本膳中起温阳减肥作用。洋葱辛温，能温通经脉，通阳宣肺，祛风达表。生姜、川椒、辣椒辛热，与羊肉、洋葱共用，更能温阳散寒，除湿化水，减肥降脂。药食合用，有温阳化湿、利水减肥之功，适用于阳虚水停证。

茯苓饼子

【来源】《儒门事亲》。

【组成】白茯苓 120g，精白面 60g。

【制法用法】将茯苓粉碎成极细末，与白面混合均匀，加水调成稀糊状，制成煎饼，当主食食用。每周食用 1 ～ 2 次。

【功效】本膳重用茯苓，其味甘淡、性平，具有健脾和胃、宁心安神、渗湿利水之功用，因其药性缓和，可益心脾、利水湿，补而不峻，利而不猛，既可扶正，又可祛邪，在本方中起健脾助运、运转水湿脂肪的作用。此方原为古人"辟谷绝食"之用，有健脾消食、抑胃减肥之功，适用于胃强脾弱证。

【附方】茯苓粥（《圣济总录》）由白茯苓（研末）20g，粳米 100g 组成。粳米淘净煮粥，将熟即下茯苓末。空腹食之。功能健脾益胃，利水消肿。适用于单纯性肥胖，老年性浮肿，脾虚泄泻，小便不利，水肿等。

鲤鱼汤

【来源】《备急千金要方》。

【组成】鲤鱼 1 条（重约 500g），白术 15g，生姜、白芍、当归各 9g，茯苓 12g。

【制法用法】

1. 鲤鱼去鳞片、肚肠，洗净，备用。

2. 将后五味切成黄豆大小碎块，加水熬取药汁，去药渣，以药汁煮鱼，鱼熟后加入调味品。

3. 食鱼喝汤，每日分 3 ～ 5 次服完。

【功效】鲤鱼下气利水，当归养肝血以营经，白芍敛阴以柔肝，白术健脾以制湿，茯苓健脾利水，生姜能解鲫鱼腥膻。以药汁煮鱼，肝血充，肝气调和；脾气化，水湿得运。肝脾气调，小便通利，痰湿水气自小便而去，则浮肿肥胖得消退。药食合用，有健脾养血、利水减肥之功，适用于脾虚痰盛证。

【附方】

1. 鲤鱼汤（《饮膳正要》）由大鲤鱼 1 条，赤小豆 50g，陈皮 6g（去白），小椒 6g，草果 6g 组成。入五味，调和匀，煮熟，空腹食之。功能醒脾燥湿，利水消肿。适用于肥胖属脾虚而寒湿明显者，以及水肿、寒湿黄疸。

2. 鲤鱼汤（《古今医统大全》）由鲤鱼 1 条（去肠肚鳞片），赤茯苓、猪苓、泽泻、杏仁、紫苏各 30g 组成。先用水煮鱼取汁，去鱼，入药煮汤。食前温服 1 盏，鱼亦食之。功能利水渗湿，宣肺化水。适用于肥胖见有浮肿、喘急、小便涩、大便难者。

3. 乌鲤鱼汤（《世医得效方》）由乌鲤鱼 1 条，赤小豆、桑白皮、白术、陈皮各 30g，葱白 5 根组成。用水 3 碗同煮，不可入盐。先吃鱼，后服药。功能行气消肿，适用于肥胖而四肢浮肿明显者。

健美茶

【来源】《家庭药茶》。

【组成】普洱茶、乌龙茶、莱菔子、茯苓适量。

【制法用法】上 4 味，放入一个茶袋。每次 1 小袋，放入茶杯中用开水冲泡，2 ～ 3 分钟后即可饮用。每日饮用 2 袋。

【功效】本方中普洱、乌龙等茶均是消脂减肥之佳品，《本草纲目拾遗》中就有"普洱茶味苦性刻，解油腻牛羊毒……刮肠通泄"的记载，其中就提到了普洱茶解油腻、减肥的功效。现代临床试验证明，云南普洱茶对降血脂、胆固醇有良好效果。配伍莱菔子、茯苓，则增加了健脾消食功效，减肥疗效更著。合用有利水化痰、祛脂减肥之功，适用于痰浊壅盛（膏脂型肥胖）证。

谷芽山楂粥

【来源】《食疗烹苑》。

【组成】山楂 50g，酸梅 20g，谷芽 50g，麦芽 50g，冰糖适量。

【制法用法】在山楂、酸梅、谷芽、麦芽中加入清水 8 碗煮 45 分钟，加入冰糖溶化即可。

【功效】本膳中山楂味酸甘，微温，入脾、胃、肝经。具有消滞开胃、助消化的功效，最宜食积不化者服用，在夏天饮用还可开胃消滞、止渴生津、增进食欲。酸梅具有敛肺止咳、生津止渴、涩肠止泻、开胃消滞的功效，对于肺虚久咳、津少口渴、不思饮食者尤为适宜。麦芽和谷芽，甘，平，归脾、胃经，能行气消食，健脾开胃。合用有健胃消食、消积导滞、减脂降脂之功，适用于胃气虚证。

双瓜菜窝头

【来源】《减肥瘦身药膳食疗》。

【组成】冬瓜 300g，红薯 200g，玉米粉 100g，食盐 5g，葱 10g，姜 10g。

【制法用法】

1. 冬瓜去皮后切成细末。

2. 红薯切成细泥，加葱、姜、盐、玉米粉调匀。

3. 将菜窝头捏好后，上笼用旺火蒸 20 分钟即成。

【功效】红薯中含有多种人体需要的营养物质，含热量非常低，可起到减肥作用。红薯含有一种类似雌激素的物质，对保护人体皮肤、延缓衰老有一定的作用；还含有较多食物性纤维素，在肠中可吸收大量的水分，能促进排泄并预防便秘。另外，红薯是碱性食物，可调节米面及肉类食品的生理酸性，防止肥胖症、高血脂等病的发生。冬瓜是一种药食兼用的蔬菜，具有润肺生津、化痰止渴、利水消肿、清热祛暑、解毒排脓的功效。以上诸料合用共奏清热生津、消肿止渴、宽中、润肤、减肥之功效，适用于气津两虚证。

<h2 style="text-align:center">清爽茶</h2>

【来源】《减肥瘦身药膳食疗》。

【组成】干荷叶 3g（鲜品 10g），生山楂 5g，普洱茶 2g。

【制法用法】

1. 将荷叶洗净，切成细丝；生山楂洗净切丝备用。

2. 将荷叶丝、生山楂丝、普洱茶放入茶壶中，少量沸水冲入，摇晃数次迅速倒掉沸水以洗茶。

3. 将 90 ～ 100℃沸水冲入壶中，盖上盖子，浸泡 10 分钟后即可饮用。待茶水将尽，再冲入沸水浸泡续饮。

【功效】荷叶味苦、涩，性平，入肝、脾、胃经，有利水湿、升清阳、清热解暑等作用。山楂能显著降低血清胆固醇及甘油三酯，有效防治动脉粥样硬化。普洱茶解油腻，有减肥的功效。诸料合用有清热、活血、降浊、消脂之功效，适用于脾气虚证。

<h1 style="text-align:center">第二节 美发乌发类</h1>

美发乌发药膳是指具有保持和促使头发黑密亮泽、防止头发折损脱落等功效的药膳。本类药膳由滋养肝肾、培补精血的药食为主组成，常用药物及食材有何首乌、黑芝麻、黑豆等，药膳方如蟠桃果、玉柱杖粥等。

<h2 style="text-align:center">蟠桃果</h2>

【来源】《景岳全书》。

【组成】猪腰 2 只（约 350g），芡实 60g，莲子肉（去心）60g，大枣 30g，熟地黄 30g，胡桃肉 60g，大茴香 10g。

【制法用法】

1. 将猪腰洗净，去筋膜。

2. 大茴香为粗末，掺入猪腰内。

3. 猪腰与莲子、芡实、大枣、熟地黄、胡桃肉同入锅。

4. 加水，用大火煮开，改为文火，炖至猪腰烂熟为止。加盐及其他调味品即可食用。

5. 饮汤，1 日内服完。连用 7 日。

【功效】本膳以猪腰、莲子肉、胡桃肉等药食为主料。其中核桃仁自古以来就是美容佳品,《开宝本草》谓其"令人肥健,润肌,黑须发"。唐代医家孟诜认为"常服令人能食,骨肉细腻光滑,须发黑泽,血脉通润"。用猪腰是取"以脏补脏"之意,两味合用,可使皮肤润泽细腻光滑、富有弹性,对头发早白、干枯不荣者则有乌发、润发作用。芡实具有滋补强壮、补中益气、固肾涩精、补脾止泻、益肾止渴、助气培元之功能。莲子具有清心醒脾、补脾止泻、安神明目、健脾补胃、止泻固精、涩精止带、滋补元气之功效。莲子肉、芡实、大枣均为健脾之品,有滋养后天之本,益气健脾补血作用。以上诸药合用,能从根本上消除毛发和肌肤失荣,坚持服用,有补脾滋肾、美颜乌发之效。适用于脾肾亏虚证。

【附方】猪肾核桃(《中华临床药膳食疗学》)由猪肾 1 对,杜仲 30g,沙苑子 15g,核桃肉 30g 组成。上药和猪肾加水,煮至猪肾熟烂,蘸细盐食猪肾及核桃肉。功能滋阴补肾,适用于肾虚脱发或须发早白,以及肾虚不固的遗精盗汗等。

玉柱杖粥

【来源】《医便》。

【组成】槐角 10g,五加皮 10g,枸杞子 10g,补骨脂 10g,熟地黄 10g,胡桃肉 20g,燕麦片 100g。

【制法用法】

1. 将槐角、补骨脂、胡桃肉炒香,研末。

2. 将五加皮、熟地黄加水煎煮,去滓,留取药液。

3. 再用药液和枸杞子、燕麦片共熬粥,粥成后,撒入槐角、补骨脂、胡桃肉末。

4. 随量食用,食用时可加入适量白糖调味。

【功效】本方原名"玉柱杖",剂型为蜜丸。本膳在原方基础上减去没食子、沉香、大茴香,并以燕麦片加工成粥。不仅保留了原方功效,且味香爽口。方中熟地黄、枸杞子、胡桃肉、补骨脂均为滋补肝肾之品,久食能养益精血。槐角又名槐子,《抱朴子》谓其"主补脑,久服令人发不白而长生"。由于槐角含蛋白质和胶质,服后有饱腹感,且有足够营养维持生理活动,故又是瘦身减肥通便的佳品。熟地黄味甘,微温,归肝、肾经,有滋阴补血、益精填髓的功效,用于肝肾阴虚、腰膝酸软、骨蒸潮热、盗汗遗精、内热消渴、血虚萎黄、心悸怔忡、月经不调、崩漏下血、眩晕、耳鸣、须发早白。燕麦一味,古人已经发现其"久食甚宜人,头发不白,补虚劳,壮血脉,益颜色,实五脏,止泄,令人肥白滑肌",更是乌须黑发、降脂减肥的必用之品。以上诸药合在一起共奏填精益肾、乌须黑发、延年益寿之效,适用于肾阴亏虚证。

七宝美髯蛋

【来源】《本草纲目》卷十八引《积善堂经验方》。

【组成】白茯苓 60g,怀牛膝 30g,当归 30g,枸杞子 30g,菟丝子 30g,补骨脂 40g,生鸡蛋 10 个,大茴香 6g,肉桂 6g,茶叶 3g,葱、生姜、食盐、白糖、酱油各适量。

【制法用法】

1. 将上述诸物一起放入砂锅内,加适量水。

2. 用武火煮沸,再改用小火慢煮 10 分钟,取出鸡蛋,剥去蛋壳,再放回汤汁内用小火煮

20 分钟即可。每日食 2 ～ 3 个鸡蛋。

3. 鸡蛋食完后，含药的卤水可重复使用 3 ～ 4 次，每次加入鸡蛋 10 个同煮。但卤水须冷藏防腐，每次煮蛋须稍加调味品。

【功效】本药膳来源于著名乌发方剂"七宝美髯丹"，采用民间制作茶叶蛋的方式而改制成药膳，使治病方剂变成美味可口的膳食。茯苓交通心肾，牛膝强筋骨而益下焦，当归甘温以养血，枸杞子味甘可滋补肾水，菟丝子益三阴而强精气，补骨脂助命门之火，以上七味合用共奏补肾养肝、乌须黑发、强壮筋骨之功。加上鸡蛋的补益作用，则本药膳作用更加明显。适用于肝肾不足证。

花生米大枣炖猪蹄

【来源】《中华临床药膳食疗学》。

【组成】猪蹄 1000g，花生米（带红衣）100g，大枣 40 枚，黄酒、酱油、白糖、葱、生姜、味精、花椒、大茴香、食盐各适量。

【制法用法】

1. 猪蹄刮去毛，洗净，剖开砍成段块。

2. 花生米、大枣洗净；葱切段，姜切片备用。

3. 用砂锅先将猪蹄煮至四成熟后捞出，用酱油搽涂均匀，放入植物油内炸成黄棕色，再放入洗净之砂锅内，注入清水，放入花生米、大枣及其他作料。

4. 在旺火上烧开后，改用文火炖至熟烂。

5. 分 4 次佐餐食用，连服 10 ～ 15 日。

【功效】本药膳方以猪蹄、花生、大枣为主料。猪蹄能和血脉，润肌肤，益气通经，以其善补气血、通血脉、润肌肤而用于毛发枯黄失荣者。花生性味甘、微苦而平，具有养血和血、和胃润肺及润肠通便作用，适用于营养不良、脾胃失调、咳嗽痰喘、便秘等。大枣为益气健脾的常用药。故本方以花生、大枣两味健脾和胃、益气补中，配伍猪蹄，共奏益脾胃、生气血、滋肾精的作用。精血充盛，则毛发渐生渐黑，可治发枯发脱之证。故诸料合用有补益气血、养发生发之功，适用于气血亏虚证。此外，本药膳还可用于妇人产后气血虚弱引起的乳汁不下。

煮料豆

【来源】《增补内经拾遗方论》。

【组成】枸杞 24g，生地黄、熟地黄、当归、炒杜仲、牛膝各 12g，菊花、甘草、川芎、陈皮、白术、白芍、牡丹皮各 3g，黄芪 6g，盐 18g，黑豆 500g。

【制法用法】

1. 上药同黑豆煮透，去药留豆，将黑豆晒干。

2. 当消闲零食食用。每天 30 ～ 50g。

【功效】枸杞、牛膝能滋补肝肾而益精血，杜仲补肝肾、壮腰膝、强筋骨、安胎。熟地黄、当归、川芎、白芍为四物汤，配伍牡丹皮、生地黄能养血补血凉血；黄芪益气以滋气血之源。菊花乃轻清之品善疏风清热，盐能入肾经能引领诸药入肾。诸药合用，共成补肝肾、益精血之方。黑豆为本药膳主料，"黑豆乃肾之谷"，黑色属水，所以肾虚之人食用可以补肾养血。黑豆皮为黑色，含有花青素，是很好的抗氧化剂来源，能清除体内自由基，尤其是在胃的酸

NOTE

性环境下抗氧化效果好，养颜美容，增加肠胃蠕动。以上诸药合用，有乌须黑发、固齿明目之效，适用于精血不足证。

【附方】二仙丹（《古今医统大全》）由何首乌、川牛膝各 150g，黑豆 500g 组成。三味同煮熟，加少许盐，至黑豆煮熟后去何首乌、牛膝，食豆。功能黑髭发。适用于肾虚，须发早白。

瓜子芝麻糊

【来源】《千金翼方》。

【组成】甜瓜子、白芷、当归、川芎、炙甘草各 60g，松子仁 30g，糯米 150g，黑芝麻 500g。

【制法用法】

1. 先用白芷、当归、川芎、炙甘草煎煮取汁。

2. 再用药液浸泡糯米、甜瓜子、松子仁，晒干，多次浸泡，直至药液用完。

3. 再将糯米、瓜子、松子仁和芝麻一起炒香，研为细粉。

4. 每服 30g，用沸水冲成糊状食用，每日 2 次。

【功效】本药膳来源于《千金翼方》"瓜子散"。原方为散剂，方中无糯米、芝麻。经加工制成药膳，防治白发作用明显增强。方中甜瓜子性甘寒，具有活血散瘀、清肺润肠的功效；松子仁润燥滑肠，两味合用能润肠解毒。当归、川芎活血养血，血充则毛发自润；白芷味香色白，为古老的美容中药之一，对美白祛斑有显著的作用，并可改善微循环，促进皮肤的新陈代谢，延缓皮肤衰老。黑芝麻具有补肝肾、润五脏、益气力、长肌肉、填脑髓的作用；炙甘草能健脾益气、润肺止咳、解毒，以上诸药合用，有活血补血、养发润肤之功，对美容生发也有很好的疗效，适用于气血两虚证。

第三节　润肤养颜类

润肤养颜药膳是指具有保护、滋润皮肤，改善面部气色作用的药膳。本类药膳主要由滋补阴血、养益精气、化痰祛瘀等药食组成。常用药物有当归、白芍、熟地黄、黄精等，药膳方如小龙团圆汤、红颜酒。

小龙团圆汤

【来源】《中国传统性医学》。

【组成】活甲鱼 1 只（约 250g），活泥鳅 5 ～ 6 条。

【制法用法】

1. 泥鳅放入清水中，滴入少量菜油，使泥鳅吐出肚内泥沙，水浑即换。

2. 再滴油，至水清为止。甲鱼去硬壳，取肉。

3. 砂锅内加足水，滴入适量植物油，放入活泥鳅和甲鱼肉，加盖，用小火慢煮。煮至半熟时滴入少量米酒及少许醋、盐，再慢火煮熬 3 小时以上，至汤色白似乳汁时撤火。

4. 趁热连汤服食。1 日之内连汤带肉分 2 次趁热食完，连用 10 天。

【功效】方中泥鳅、甲鱼都是属阴的动物，生活于水底泥中。甲鱼肉味鲜美、营养丰富，有清热养阴、平肝熄风、软坚散结的效果。泥鳅性味甘平，《医学入门》中称它能"补中、止泄"，用之美容养颜，亦是取其滋阴润肤之意。以上诸料合用，有滋阴补肾、润肤养颜之功，适用于肾阴虚证。

红颜酒

【来源】《万病回春》。

【组成】核桃仁、大枣各 60g，甜杏仁、酥油各 30g，蜂蜜 80g，黄酒 1500mL。

【制法用法】

1. 先将核桃仁、大枣捣碎；杏仁去皮尖，煮四五沸，晒干并捣碎，后以蜂蜜、酥油溶化倒入酒中浸泡 7 天。

2. 每日早、晚空腹饮用，每服 10 ～ 20mL。

【功效】本膳中核桃，味甘，性平温，李时珍在《本草纲目》中记载其"能使人健壮，润肌，黑须发，通润血脉，骨肉细腻，补气养血"。大枣味甘性温，归脾、胃经，有补中益气、养血安神、缓和药性的功能。甜杏仁作为零食，可以达到控制体重的效果，最近的科学研究还表明，甜杏仁能促进皮肤微循环，使皮肤红润光泽，具有美容的功效。蜂蜜有助于美容养颜并补充各种微量元素。酥油性味甘，微寒，有补五脏、益气血之功效，主治肺痿咳喘，止吐血，止消渴，缩小便及泽肌肤。以上诸药合用，则有滋补肺肾、补益脾胃、滑润肌肤、悦泽容颜之效，适用于脾肾两虚证。

【附方】樱桃酒（《滇南本草》）由鲜樱桃 500g，米酒 1L 组成。将樱桃洗净，浸于酒中，密封 10 天即成。每服 20 ～ 50mL，每日 2 次。功能大补元气，滋润皮肤。适用于皮肤不润。

沙苑甲鱼

【来源】《中华临床药膳食疗学》。

【组成】活甲鱼 1 只（约 750g），沙苑子 15g，熟地黄 10g，生姜 15g，葱 10g，黄酒 30mL，食盐 2g，酱油 10mL，胡椒 1g，肉汤 500mL，味精 1g。

【制法用法】

1. 活甲鱼斩头，沥净血水，在沸水中烫约 3 分钟，取出用刀刮去背部及裙边黑膜，再刮去脚上白衣，剁去爪和尾，剖开腹腔，取出内脏不用，洗净甲鱼肉备用。

2. 生姜切片，葱切成小段；沙苑子、熟地黄用纱布包好。锅内放清水，放入甲鱼，煮沸后，再用文火炖约半小时，捞出放温水内剔去背壳和腹甲，洗净，切成 3cm×3cm 的肉块。

3. 再将甲鱼块装入蒸钵内，注入肉汤，再加姜片、葱段、料酒、精盐、酱油、胡椒粉和药包，用湿绵纸封严钵口，上蒸笼，置旺火上蒸 2 小时取出。

4. 拣去药包、姜片、葱，放入味精调味即成。佐餐食用。

【功效】本膳中主料甲鱼，味咸平，性寒，为血肉有情之品，长于补养精血。沙苑子入肝、肾之经，补肝益肾、明目固精，治肝肾不足、腰膝酸痛、目昏、遗精早泄、小便频数、遗尿、尿血、白带，具有延缓衰老、减缓皮肤老化、抗肿瘤等药理作用，还有轻身健体、润肤美颜功效。熟地黄味甘微温质润，既补血滋阴，又能补精益髓，可用于血虚萎黄、眩晕、心悸失眠、月经不调、崩漏等症，亦可用于肾阴不足的骨蒸潮热、盗汗、遗精、消渴等症。以上诸药合用，共奏滋养肝肾、补益精血、强腰固精、美容润肤之功，适用于肝肾虚损证。

珍珠拌平菇

【来源】《家庭中医食疗法》。

【组成】珍珠粉 4g，红花 2g，平菇 200g，豆腐 200g，芝麻、白糖、酱油、食盐、黄酒各适量。

【制法用法】

1.红花置细漏勺内，用清水冲洗干净，沥干水。

2.平菇去柄，洗净，撕成条丝状，放入容器内加酱油、白糖、食盐、黄酒浸拌入味。

3.豆腐用洁净纱布包好，压上重物，挤压干水分备用。豆腐放容器内捣碎，加入芝麻粉、白糖、食盐、酱油拌和。

4.将已备好平菇加入，充分拌匀，装于盘内，撒上珍珠粉和红花即成。进食时再调拌均匀。佐餐食用。

【功效】珍珠自古以来是名贵中药材、美容佳品，具有泄热潜阳、安神定惊、消翳明目之功，涂面能令人皮肤润泽、颜色姣好。红花具有活血通经、祛瘀止痛的功效，以其养血活血、通行面部血脉，与珍珠之润肤泽颜功效相配合，相辅相成。平菇含有的多种维生素及矿物质，具有改善人体新陈代谢、增强体质、调节自主神经功能等作用。以上诸药膳配料合用，共奏养血活血、滋润肌肤、泽丽容颜、祛斑美容之效，适用于气血虚弱证。

苡仁茯苓粥

【来源】《家庭中医食疗法》。

【组成】薏苡仁 200g，茯苓 10g，粳米 200g，鸡脯肉 100g，干香菇 4 个。

【制法用法】

1.将薏苡仁用热水浸泡 1 夜，次日捞出沥干水。

2.干香菇泡发，去除木质部分，洗净，切成丁；鸡脯肉去皮洗净，入锅煮 30～40 分钟后，捞出切成肉丁。

3.粳米洗淘干净，茯苓研粉，备用。

4.薏苡仁用 7 倍清水在武火上煮沸后，文火慢煮，至能用手捏烂为度。粳米用 5 倍的清水煮 1 小时。

5.然后将两粥合在一起，加入香菇、鸡肉丁、茯苓粉再煮，至煮稠为止。服食时可酌加调料。

【功效】方中薏苡仁味甘性凉，能上清肺热，下渗脾湿，是健脾利湿的良药，用于扁平疣、浮肿等具有良好作用。茯苓甘平，为健脾利湿之常用药物，又能宁心安神，与薏苡仁合用，可加强健脾利湿功效，促进疣斑的消除。香菇营养丰富，能健脾开胃，且含有多种人体必需的氨基酸、多糖类物质，有抗菌、降血糖、抗癌作用；香菇还含有多种维生素、矿物质，对促进人体新陈代谢，提高机体适应力有很大作用。粳米健脾和胃，益气补中。鸡脯肉蛋白质含量较高，且易被人体吸收并利用，有增强体力、强壮身体的作用，所含对人体生长发育有重要作用的磷脂类，是中国人膳食结构中脂肪和磷脂的重要来源之一；同时鸡肉有益五脏、补虚损、补虚健胃、强筋壮骨、活血通络、调月经、止白带等作用。全方组合，既有健脾利湿、退斑消疣的功效，又有和胃益气、滋养精血的作用，适用于脾胃虚弱证。

胡椒海参汤

【来源】《中华临床药膳食疗学》。

【组成】水发海参 750g，鸡汤 750mL，香菜 20g，酱油、食盐、味精、胡椒粉、香油各少许，黄酒 15g，葱 20g，姜末 6g，食用油 25g。

【制法用法】

1. 将已发好的海参放入清水中，轻轻刮去腹内黑膜，洗净，用刀将海参片裁成大抹刀片，放入沸水锅中余透，捞出沥干水分。

2. 葱洗净切碎，生姜洗净切成末，香菜洗净切为寸段。

3. 猪油放锅中，上火烧热，入葱段、胡椒粉稍加煸炒，再放入料酒，加入鸡汤、精盐、酱油、味精和毛姜水。

4. 然后把海参片放入汤内，煮沸后撇去浮沫，调好口味，淋入香油，盛入大汤碗内，撒上葱花和香菜即成。

5. 佐餐食用。

【功效】方中海参被称为"海人参"，因补益作用类似人参而得名，其味甘咸而性温，入肝、肾、肺、脾等经，有滋补肝肾、强精壮阳的作用。凡有久虚成痨、精血耗损，症见眩晕耳鸣、腰酸乏力、梦遗滑精、小便频数的患者，都可将海参作为滋补食疗之品。鸡汤营养丰富，含有蛋白质、不饱和脂肪酸、微量元素，具有补气养血作用。两物相配，能益气血、补肾肝，精血充足，则能滋荣皮肤，润泽容颜。以上诸料合用，有补肾益精、养血和血、润燥美颜之功效。本药膳鲜香适口，经常食用能延缓皮肤衰老，保持皮肤弹性，适用于肝肾亏损证。

【附方】海参粥（《老老恒言》）由水发海参 50g，糯米 100g 组成。将海参煮烂，细切，与米同煮粥，加调味品食用。功能滋肾补阴，益精养血。适用于肝肾阴亏，皮肤枯燥，弹性减弱等。

黄精煨肘

【来源】《中华临床药膳食疗学》。

【组成】猪肘 500g，黄精 10g，桑椹 10g，玉竹 10g，调料适量。

【制法用法】

1. 先将黄精、桑椹、玉竹包于纱袋内备用。

2. 猪肘洗净，入沸水内焯去血水捞出，与纱布袋内药物同煮，加入调料，武火烧沸，去浮沫，文火煨至汁浓、肘子熟烂时，取出纱布药包。

3. 将肘、汤、大枣同时装入碗内即成。

4. 佐餐食用。

【功效】方中猪肘味甘咸，性平，功能滋阴养血、润燥嫩肤，所含胶质蛋白有增加皮肤弹性、延缓皮肤老化的作用；黄精性味甘平，以根茎入药，具有补气养阴、健脾、润肺、益肾功能，用于治疗脾胃虚弱、体倦乏力、口干食少、肺虚燥咳、精血不足、内热消渴等症；桑椹既可入食，又可入药，为滋补强壮、养心益智佳果，具有补血滋阴、生津止渴、润肠燥等功效，主治阴血不足而致的头晕目眩、耳鸣心悸、烦躁失眠、腰膝酸软、须发早白、消渴口干，延缓

NOTE

衰老，美容养颜，降低血脂，防癌；玉竹甘平，滋阴润燥，养益肌肤。诸药共用，共奏滋阴养血、润肤养颜之效，适用于津气不足证。

【附方】

1.茯苓乳猪（《中国传统性医学》）由茯苓 200g，乳猪 1 只组成。煎煮茯苓取汁，将药汁加肉桂、茴香、川椒及其他调料烹煮，制成卤汁，熏烤乳猪前、熏烤时反复涂抹卤汁，尽量使卤汁渗入皮肉之内。按常法食用。功能健脾养血，健美皮肤。适用于血虚脾弱，皮肤早衰。

2.黄精煨肘（《保健药膳》）由猪肘 750g，黄精 9g，党参 9g，冰糖 120g，大枣 20 枚组成。制法同上。功能补益气血，健身延年。适用于脾胃虚弱，病后体虚等。

燕窝粥

【来源】《本草纲目拾遗》。

【组成】燕窝 10g，糯米 100g，冰糖 10g。

【制法用法】

1.先将燕窝放入开水中焖泡，水冷后换入清水。

2.摘去绒毛和污物，洗净，盛入碗中，加清水 100mL，上笼蒸 30 分钟，至燕窝完全涨发。

3.再将糯米浸泡 24 小时，洗净入锅，煮沸，待米粒煮开时加入燕窝、冰糖，文火煮熬至熟烂，即可食用。

4.每日 1 次，连服 7～10 天。

【功效】燕窝味甘、性平，功效养阴润燥，益气补中，其补益作用极佳，凡久病体虚、羸瘦乏力、气怯食少者，都可把它作为滋补品。《本草求真》谓其"入肺生气，入肾滋水，入胃补中。俾其补不致燥，润不致滞，而为药中至平至美之味者也"。《食物宜忌》言其"壮阳益气、和中开胃、添精补髓、润肺、止久泻、消痰涎"。《本草纲目拾遗》中称其"味甘淡平，大养肺阴，化痰止嗽，补而能清，为调理虚损痨瘵之圣药"。燕窝富含维生素 B_1、维生素 B_2、烟酸及淀粉等，营养丰富，为温补强壮食品，具有补中益气、健脾养胃、止虚汗之功效，对食欲不佳、腹胀腹泻有一定缓解作用。加以冰糖，制成燕窝粥，即成为营养价值极高的滋补药膳。以上诸料合用，有润肺补脾、养阴润燥、延年驻颜之功，适用于元气虚损证。

枸杞子酒

【来源】《延年方》。

【组成】枸杞子 200g，60° 白酒 500mL。

【制法用法】

1.将枸杞子用清水洗净，剪碎放入细口瓶中，加白酒约 350mL，瓶口密封，每日振摇 1 次，浸泡 1 周以后即可供饮用。

2.每日晚餐或临睡前饮用 10～20mL。瓶中酒可边饮边加（共加 150mL），枸杞可拌糖食用。

【功效】方中主料为枸杞子，其味甘，其性平，入肝、肾、肺经，具有补肝肾、益精气、长肌肉、改善面色、明目安神、祛风治虚、延年益寿、坚筋骨之功效，常与熟地黄、菊花、山药、山茱萸等药同用。制成酒剂，能通达经络，增助药力。以上药共用，共奏养阴补血、长肌肉、益颜色之功，本方历千年而不衰，可知其功效确切，适用于气阴两虚证。

【附方】

1. 枸杞子酒（《医心方·卷十三》引《极要方》）又名"神仙枸杞子酒"。取枸杞子 150g，生地黄 250g，菎麻子 200g，浸酒服。功效明目驻颜，轻身不老，坚筋骨，耐寒暑。用于虚赢，黄瘦，面色鳌黑及面部黑色斑点。

2. 熙春酒（《随息居饮食谱》）取枸杞子 200g，龙眼肉、女贞子、熟地黄、淫羊藿、绿豆各 100g，浸泡于 2500mL 白酒中。每天早、晚各饮用 30mL。有美毛发、泽肌肤作用。

第四节　延年益寿类

延年益寿药膳是指具有延缓衰老，提高生存质量，延长寿命的药膳。精气衰弱，阴阳失衡，脏腑不和是导致疾病的基础，也是人体衰老的根本原因。因此本类药膳以补养五脏、平衡阴阳、调和气血为主的药食组成。常用药物有人参、黄芪、山药、熟地黄等，药膳方如八宝饭、补虚正气粥等。

八宝饭

【来源】《方氏脉症正宗》。

【组成】芡实、山药、莲子、茯苓、党参、白术、薏苡仁、白扁豆各 6g，糯米 150g，冰糖适量。

【制法用法】

1. 先将党参、白术、茯苓煎煮取汁。

2. 糯米淘洗干净，将芡实、山药、莲子、薏苡仁、白扁豆打成粗末，与糯米混合。

3. 加入党参、白术、茯苓煎液和冰糖上笼蒸熟。亦可直接加水煮熟。当主食食用。

【功效】本方所治之证为脾气虚所致，治宜加强脾胃吸收运化功能，脾后天得健，生化有源，气血自能充盈，而得长生。本方所主为脾虚体弱之人，膳中所用药食均为平补脾胃之物。党参、白术、茯苓为益气健脾祖方"四君子汤"的基本组成，能调补脾胃；山药平补三焦；芡实、莲子健脾涩精；白扁豆、薏苡仁健脾渗湿；糯米润养脾阴。诸药制成饭食，共成益气健脾、养生延年之功效，适用于脾虚体弱证。中老年人可作为保健药膳食用。

补虚正气粥

【来源】《圣济总录》。

【组成】炙黄芪 30g，人参 3g，粳米 100g，白糖适量。

【制法用法】

1. 将炙黄芪、人参切成薄片，用冷水浸泡半小时后，放入砂锅煎沸，改用小火炖成浓汁，取汁后，再加水煎取二汁，去渣。

2. 将两次煎药液合并，分 2 份，于每日早、晚同粳米加水适量煮粥。粥成后，入白糖少许，稍煮即可。

3. 每日服 1 剂，3～5 天为一疗程，间隔 2～3 天后再服。人参亦可研末，调入黄芪粥中煎煮服。

【功效】本药膳是健脾补气、加强中焦之方，原名"补虚正气粥饮"，治疗"诸痢疾、水泄霍乱，并泄血后，困顿不识人"。方中炙黄芪味甘、微温，可补气升阳，益卫固表。人参味甘性平，可大补元气，用于一切气血、津液不足之证。将黄芪、人参合用，同粳米煮粥，增强了两者的补气强壮作用。且粳米亦有补脾胃、养气血的作用，熬煮为粥，不仅补气壮力，更能和胃养气，有助于虚损之证的恢复。以上诸药合用，共奏健脾益气、和胃补虚之功，适用于脾胃虚弱证。

九仙王道糕

【来源】《万病回春》。

【组成】莲子 12g，炒麦芽、炒白扁豆、芡实各 6g，炒山药、茯苓、薏苡仁各 12g，柿霜 3g，白糖 60g，粳米 100 ~ 150g。

【制法用法】

1. 以上药物及食材共为细末，和匀，蒸制成米糕。

2. 酌量服食，连服数周。

【功效】本药膳中麦芽、白扁豆健脾养胃，能使米谷肉蔬得以消化；莲子、芡实、山药脾肾两补，补气涩精，能使精气内藏以养神；茯苓、薏苡仁健脾渗湿，通利水道，能使湿浊外出以除邪。加以柿霜润肺以利气，粳米养胃以生津。诸药药性平和，不温不燥，合用有健脾和胃、益气补虚之功。本药膳实为补充根本之方，故以"王道"名之，中老年人可作为保健药膳食用。适用于元气不足，脾胃虚衰证。

【附方】

1. 八仙长寿糕（《医学集成·补遗》）由黄芪、人参、茯苓、山药、莲子、芡实、薏苡仁、白扁豆各 30g，糯米 500g 组成。以上炒黄、磨细，加白糖 150g，打成糕。随意食用。功效补养脾胃，益寿延年。

2. 阳春白雪糕（《寿世保元》）由茯苓、山药、芡实、莲子各 120g，陈仓米 250g，糯米 375g，白糖 750g 组成。前五味研为细末，与糯米同入布袋，盛放笼内蒸极熟，取出放入容器内，入白糖同搅均匀，用木印制成饼子，晒干收贮。大人、小儿任意取食。功效健脾养胃，安神定志。

地仙煎

【来源】《饮膳正要》。

【组成】山药 500g，杏仁 180g，生牛奶子 360g。

【制法用法】

1. 将杏仁用清水浸泡，去皮、尖，研成细粉。

2. 加入山药、生牛奶子，一起拌绞取汁，入砂罐内，加入清水，密封后，文火煮 24 小时。

3. 每日早晨空腹服 1 汤匙。

【功效】本药膳健脾益肺，清热化痰，在补养肺、脾的基础上注重清除痰热，祛邪扶正，达到祛病延年的目的。脾为生痰之源，肺为贮痰之器，本药膳尤其适合目前痰湿体质、痰热偏盛，伴有疲劳乏力者，不仅能改善症状，更能祛病延年。膳中山药具有健脾补肺、益胃补肾、固肾益精、聪耳明目、助五脏、强筋骨、益志安神、延年益寿的功效；在重用山药基础上，注意清除痰热，采用杏仁化痰宣肺平喘，生牛奶子清热止咳，利湿解毒，两药合用清补兼施，通涩并用，使补而不滞，涩而不秘。以上诸药共奏健脾益肺、清热化痰之功，适用于脾肺两虚证。

珍珠鹿茸

【来源】《中医饮食疗法》。

【组成】鹿茸 2g，鸡肉 100g，肥猪肉 50g，油菜 100g，熟火腿 15g，鸡蛋清 50g，料酒 10mL，味精 2.5g，食盐 10g，鸡汤 500mL。

【制法用法】

1.将鹿茸研为细末，火腿切为薄片。

2.油菜洗净，切成小片，用开水烫片刻，放凉水中过凉备用。

3.鸡肉与肥猪肉均剁成肉泥，加入鸡蛋清、料酒、味精、食盐、鸡汤，调搅均匀，再加入鹿茸粉拌搅和匀。

4.锅内放入鸡汤，置火上烧开后，用小勺将拌好的鹿茸肉泥做小团块徐徐下入沸汤内，煮成珍珠球状。

5.再放入火腿片、油菜、味精、食盐、料酒，汤开后打去浮沫，滴入数滴香油出锅即成。

6.佐餐食用。

【功效】本药膳中主料为鹿茸，其味甘而咸，性温，咸能入肾，以生精髓，壮元阳，补督脉，强筋骨，能治疗元气不足，畏寒乏力，四肢痿软，小儿发育不良、五迟五软等病症。该药有峻补元阳、增进体力、强健筋骨的功效，自古以来都被认为是血肉有情峻补之品。鸡肉、鸡蛋清含丰富的蛋白质、脂肪及其他营养成分，能益五脏，补虚损，健脾胃，强筋骨，是补虚益寿的良好食料，与鹿茸配伍，能增强功效。故本药膳既有鹿茸生精壮阳，又有鸡肉、蛋、猪肉等补充大量营养物质，以生气血精髓，故能补虚强体，延年益寿。以上诸料共用可调养五脏、益髓生精、补气养血、滋补强壮、延年益寿。适用于气血不足证。

长生固本酒

【来源】《寿世保元》。

【组成】枸杞子、天门冬、五味子、麦门冬、山药、人参、生地黄、熟地黄各 60g，白酒 3L。

【制法用法】

1.分别将人参、山药、生地黄、熟地黄切片，枸杞子、五味子拣净杂质，天门冬、麦门冬切分两半，全部药物用绢袋盛装，扎紧袋口。

2.将酒倒入净坛中，放入药袋，酒坛口用湿绵纸封固加盖。

3.再将酒坛置于锅中，隔水加热蒸约 1 小时，取出酒坛，冷却，埋于土中以除火毒,3 ～ 5 日后破土取出，开封，去掉药袋，再用细纱布过滤 1 遍，贮入净瓶中，静置 7 日即可饮用。

4.每日早、晚各 1 次，每次饮服视酒量大小，一般 50 ～ 100mL。

【功效】本方所主为脾气亏虚、阴液干涸所致的虚损不足，治宜益气养阴、补肾健脾、固本延年。本药膳中人参大补元气，山药补脾益气，五味子安神养心，枸杞子平补肝肾，亦能助脾益气，四味相合，能补元气，益中气，有助气血生化。天门冬、麦门冬、生地黄、熟地黄、枸杞子等能补肝肾，益精血，大补肾中元阴。与诸补气之品配伍，即成气阴两补之方，有补元气、生气血、滋肝肾、助元阴的作用。诸药制酒，酒助药势，使先天之本得滋，后天之本得调，脏腑安和而气机调和，身体健康，故具有养心安神、乌发延年之功效，适用于气阴两虚证。

延年草

【来源】《养老奉亲书》。

【组成】青橘皮 120g，甘草 60g，小茴香 30g，食盐 75g。

【制法用法】

1. 先将甘草研细末；食盐炒过，加水溶解成浓食盐水。

2. 再洗浸青橘皮，去苦水，微焙。将青橘皮、甘草、小茴香、食盐水混合拌匀，密闭 10 小时，每小时摇晃 1 次。

3. 然后慢火炒干，不得有炒焦气，去甘草、小茴香不用。服食青橘皮，每日服 1～2 片。老人小儿皆可服，尤宜老人，清晨食后嚼数片，有养生之效。如伤生冷及果实蔬菜之类，即嚼数片，气通即无恙。

【功效】本药膳以青橘皮、甘草、小茴香、食盐四味制成。青橘皮辛苦而温，功能理气健脾，燥湿化痰，开胃消食，善治食滞、气滞胃脘引起的心腹气痛、胀满、食欲不振、呕吐泄泻，以及咳嗽痰多等症，以其理气消食而不伤正，最宜老人食用；小茴香温肾暖肝、散寒止痛、理气和中；甘草补脾胃，润心肺，清火解毒，调和诸药；与食盐相合，共成顺气进食强壮之品。以上诸料合用，有健脾和胃、通腑行滞之功效，适用于脾胃不足证。

第五节　明目增视类

明目增视药膳是具有保护眼睛、增强视力作用的药膳。眼睛的视物功能与脏腑，尤其是肝的精气盛衰及功能活动状态密切相关。因此本类药膳主要由滋补精血、养肝益肾、清肝明目功能的药食为主组成。常用药物有菊花、桑叶、枸杞等，药膳方如人参枸杞酒、杞实粥等。

人参枸杞酒

【来源】《家庭药膳》。

【组成】人参 20g，枸杞子 350g，熟地黄 100g，冰糖 400g，白酒 10L。

【制法用法】

1. 将人参、枸杞子、熟地黄装入布袋，扎口备用。

2. 冰糖放入锅中，用适量水加热溶化至沸，炼至色黄时，趁热用纱布过滤去滓备用。

3. 白酒装入酒坛内，将装有人参、枸杞子、熟地黄的布袋放入酒中，加盖密闭浸泡 10～15 天，每日搅拌 1 次，泡至药味尽淡，取出药袋，用细布滤除沉淀。

4. 加入冰糖搅匀，再静置过滤，澄明即成。

NOTE

5. 根据酒量，每次饮 10 ～ 30mL。

【功效】本膳中人参大补元气，熟地黄滋阴补血，枸杞子养肝明目，白酒温通血脉，冰糖调味。诸药合用，则补血益阴之力更强，可使肝血得充，肝窍得养，是肝虚目视不明及养生保健的有益饮品，有柔肝养阴、明目增视、养血乌发、强壮腰膝之功效，适用于肝肾阴虚证。

杞实粥

【来源】《眼科秘诀》。

【组成】芡实 21g，枸杞子 9g，粳米 75g。

【制法用法】

1. 上 3 味，各自用滚开水泡透，滤水，放置 1 夜。

2. 次日早晨用砂锅先将水烧滚，下芡实煮四五沸，再下枸杞煮三四沸，又下粳米，共煮至浓烂香甜。

3. 煮粥的水一次加足，中途勿添冷水。粥成后空腹食之，以养胃气。或研为细末，滚水冲泡服用亦可。

【功效】本膳中芡实以益肾固精为主，兼补脾益肾；枸杞子以养血明目为主，功兼滋补肾肝。本药膳肝肾双补，加以粳米熬粥，又能补益脾胃。《眼科秘诀》称服用本药膳后"四十日皮肤润泽，一百日步履壮健，一年筋骨牢固"，属保健膳食，但从药物组成和收载书目看，终是养肝护目之品。年高之人，最宜常服。以上三药合用有聪耳明目、延年益寿之功效，适用于脾肾两虚证。

猪肝羹

【来源】《太平圣惠方》。

【组成】猪肝 100g，葱白 15g，鸡蛋 2 枚，豆豉 5g，食盐、酱油、料酒、淀粉各适量。

【制法用法】

1. 将猪肝切成小片，加食盐、酱油、料酒、淀粉，抓匀。

2. 鸡蛋打散备用。葱白切碎，先以水将豆豉煮烂，下入猪肝、葱白，临熟时将鸡蛋倒入。

3. 佐餐食之。

【功效】本药膳中猪肝、鸡蛋，均是血肉有情之物，营养丰富，能补益人体精血，其中猪肝能以脏补脏，滋养肝血；葱白温通阳气；豆豉含有丰富卵磷脂，对视神经有营养作用。诸食料合用，共同发挥补益肝脏、明亮眼目之功效，不仅对老人视力减退有效，即使是儿童、青年，也有很好的保护视力作用，适用于肝血亏虚证。

【附方】玄参炖猪肝（《济急仙方》）由玄参 15g，猪肝 500g，食用油、生姜、葱、酱油、黄酒、豆粉各适量组成。将猪肝洗净，与玄参同置锅内，加水适量煮 1 小时，取出猪肝切成薄片备用。另将葱、生姜加食用油稍炒，放入猪肝片中，再将酱油、白糖、料酒少量，加煮玄参、猪肝之原汤少许，收汁，勾入豆粉，使汁液透明，倒入猪肝片中，拌匀即成。佐餐食用。功能滋阴养血，补肝明目，适用于肝血不足所致的两目干涩、昏花夜盲等。

决明子鸡肝

【来源】《医级》。

【组成】决明子 10g，鲜鸡肝 200g，黄瓜 10g，胡萝卜 10g，鲜汤 20mL，食用油 500g，食盐、白酒、料酒、香油、淀粉、味精、大蒜末各适量。

【制法用法】

1. 先将决明子焙干，研成细末，再将鸡肝洗净切片，放于碗内，加入食盐、香油少许，腌渍 3 分钟，然后加一半淀粉拌和均匀。

2. 黄瓜、胡萝卜洗净切片。

3. 炒锅内注食用油烧至六七成热时，把鸡肝片放入油内炸片刻，捞出用漏勺沥干油，锅内留少许油，放入胡萝卜、黄瓜、葱、生姜、料酒、白糖、食盐、味精、决明子末，用鲜汤、淀粉调芡入锅，再将鸡肝片倒入锅内，翻炒均匀，加大蒜末、香油，出锅装盘即成。

4. 佐餐食用。

【功效】本药膳据《医级》"鸡肝散"改造而成。原方仅决明子、鸡肝两味，为制成药膳，本药膳加入黄瓜、胡萝卜及各式佐料，使原方在功能得以保持的基础上，变成色、香、味俱佳的膳食，更加受到患者欢迎。药膳方所主，为肝肾不足所致的眼目功能衰减，治宜滋补肝血、凉肝明目。药膳中决明子甘苦而寒，入肝、胆经，长于清肝明目，常用治肝胆郁热而致的目赤涩痛、羞明多泪，为眼科常用药；鸡肝甘温，入肝、肾经而生精补血，补肝明目；胡萝卜能入脾肺而养肝明目，健脾消食；黄瓜甘寒，能清热生津，祛风利水。决明子得黄瓜以生津养阴，能清肝经风热而兼以滋阴；鸡肝得胡萝卜相伍，能增强生精化血之力而养肝血以明目。四料相配，肝经风热得清，则阴血不致妄耗；肝肾精血得补，则阴血充而虚风自灭。全方荤素相配，有相辅相成之妙，药食合用，有清肝明目、补肾健脾之功效，适用于肝血亏虚证。

归圆杞菊酒

【来源】《摄生秘剖》。

【组成】当归身（酒洗）30g，龙眼肉 240g，枸杞 120g，甘菊花 30g，白酒 3500mL，烧酒 1500mL。

【制法用法】

1. 诸药用绢袋盛之，悬于坛中。

2. 再入二酒，封固，贮藏 1 月余即可饮用。不拘时随意饮之。

【功效】本药膳又名"养生主""养生酒"。膳中当归甘辛温，入肝、心、脾诸经，能补血和血，养肝调经。《本草经百种录》称当归"辛香而润，香则入脾，润则补血，故能透入中焦营分之气"，为血家必用之圣药，故古今皆谓当归为补肝血之圣药。龙眼肉甘温入心、脾，养血益脾，大补气血，适用于体虚老弱、气血不足者，与当归相配，以加强补血养肝的作用。枸杞甘平、入肝、肾，滋补肝肾，益精明目，多用于肝肾不足所致头晕目眩。甘菊花甘苦微寒，善疏风除热，养肝明目，与枸杞相配伍，滋补肝肾而益肝肾之体；疏风散热，而散肝经之邪，两相配合，补肝明目之力益强。白酒则活血行气，推导药力。如原书所谓："当归，补血奇珍；圆眼，养生佳果；枸杞扶弱，谓之仙人杖；甘菊花益寿；酒浆之甘，厚肠胃而润肌肤，烧酒之辛，行药势而通血脉。且其配合，性纯和、味甘美，诚养生之主也。"故具有补肾滋精、益肝补血、养心安神之功效，适用于精血不足证。

竹叶粥方

【来源】《养老奉亲书》。

【组成】鲜竹叶 50 片，生石膏 45g，白糖 15g，粳米 75g。

【制法用法】

1. 取 600mL 水，放入竹叶、生石膏熬煮，剩 400mL 时用过滤网将生石膏和渣滓滤除。

2. 将过滤水澄清后，加入粳米熬煮，至烂熟后加入白糖食之。

【功效】肝开窍于目，肝木自实则病眼，邪害空窍。本膳中竹叶、生石膏为张仲景《伤寒论》中竹叶石膏汤之二味君药，取其清透气分之热、除烦止渴之效。《雷公炮制药性解》中记载："竹叶入心、肺经，味淡甘，主新旧风邪之烦热，解虚烦，治消渴；生石膏入肺、胃经，味辛甘，主出汗解肌，生津止渴。"此二味分入心、肺二经，心为肝之子，实则泻其子，则母气得顺；佐金平木，清泻肺气以制肝，而使肝气得平，最终达到清肝明目之目的。加粳米、白糖熬粥又可温脾健胃，补益脾气，防止竹叶、生石膏过寒伤胃，寓清于补之中。以上诸药合用有清热明目之功效，适用于风热上犯证。

【附方】栀子仁粥方（《养老奉亲书》）栀子 15g，粳米 300g。栀子研末，分为 4 份。每服用 75g 粳米煮粥，临熟时下栀子末 1 份，搅拌均匀食之。主治老人发热，眼赤涩痛。

羊肝丸

【来源】《医方考》。

【组成】白羊肝 500g（去膜），黄连 40g。

【制法用法】

1. 羊肝去除筋膜，切薄。

2. 取干燥瓦盆，铺羊肝于盆中，置于炭火上烘焙至脂汁尽。

3. 黄连于钵中捻成细末，与羊肝一起研令极细，制为黄豆大小的丸剂。食后服用 20 丸，暖浆水送下。

【功效】本膳中羊肝味甘苦性凉，入肝经，功效养肝明目。《食疗本草》中记载："羊肝，性冷。治肝风虚热，目赤肿痛，热病后失明者。"又取其为气血之属，同类相从，用于补肝，不失冲和。膳中黄连味苦，性寒无毒，入心经，主心火炎，目疾暴发，惊悸烦躁。此二味心肝同治，同时黄连苦以坚脾，以暖浆水送服，在其清肝泻心之余不失固护脾胃，合用具有清肝泻心、明目退翳之功效，适用于肝火旺盛证。

九月肉片

【来源】《家庭药膳》。

【组成】菊花瓣（鲜）100g，石斛 20g，猪瘦肉 300g，鸡蛋 3 个，鸡汤 300mL，葱、生姜各 15g，淀粉 10g，芝麻油 50g，食用油 500g，食盐 3g，白糖 3g，料酒 20mL，胡椒粉 2g。

【制法用法】

1. 将猪瘦肉去皮、筋后切成薄片；菊花瓣用清水轻轻洗净，用凉水漂上；生姜、葱洗净后都切碎；鸡蛋去黄留清。

2. 猪肉片用鸡蛋清、食盐、料酒、味精、胡椒粉、淀粉调匀浆好，再用食盐、白糖、鸡汤、胡椒粉、淀粉、芝麻油兑成汁。

3. 石斛加水 200mL 煎至 100mL 去渣取汁备用。

4. 炒锅置武火上烧热，放入食用油，待油五成热时投入猪瘦肉片，滑撒后倒入漏勺沥油，锅接着上火，放进底油，待油温五成热时，入生姜、葱稍炒，即倒入肉片，烹入料酒，随之把兑好的调味汁及石斛汁搅匀倒入锅内，先翻炒几下，把菊花瓣接着倒入锅内，翻炒均匀即可。

5. 佐餐食用。

【功效】身体虚弱无病者常食，能健身益寿，美人肤色。中老年人最为适宜。还可用于高血压、冠心病的膳食调理、辅助治疗。本膳中菊花瓣具有散风清热、平肝明目、清热解毒的功效；石斛具有益胃生津、滋阴清热的作用；猪肉具有补肾滋阴、养血润燥的作用。诸食料合用，有清热滋阴、明目祛风、平肝养血之功效，适用于肝风内动证。

第六节　聪耳助听类

聪耳助听药膳是具有缓解或消除耳鸣耳聋，以改善或恢复听力为功效的药膳。听力与五脏精气盛衰及功能活动状态有关，而与肝、肾、胆关系最为密切。聪耳助听涉及扶正与祛邪两方面，其药膳多以补益肝肾、养血填精及疏风清热、清肝泻火、利气通窍之药食为主组成。常用药物及食材有磁石、石菖蒲、猪肾等，药膳方如气虚狗肉汤、黄花炒猪腰等。

黄花炒猪腰

【来源】《家庭药膳》。

【组成】猪腰 500g，黄花菜 50g，生姜、葱、大蒜、食用油、食盐、白糖、面粉各适量。

【制法用法】

1. 将猪腰切开，剔去筋膜臊腺，洗净，切成腰花块。

2. 黄花菜水泡发，撕成小条。

3. 炒锅中置植物油烧热，先放入葱、生姜、大蒜等佐料煸炒，再爆炒猪腰，至其变色熟透时，加黄花菜、食盐、白糖煸炒，再入面粉，汤汁明透起锅。顿食或分顿食用，也可佐餐服食。

【功效】本膳中以猪腰、黄花菜为主料。猪腰味咸，性平，补肾养阴，《日华子本草》称其能"补水脏，治耳聋"。黄花菜味甘性平，功效养血平肝，利水消肿，但民间以其治疗肾虚耳鸣、腰痛、产后乳汁不下，有很好疗效。两味合用，治疗肾虚所致的耳聋耳鸣效果更加突出。亦可用于男子阳痿，产妇乳少，产后身痛等肾精亏损者。本方药食共用，具有补肾益损、固精养血之功效，适用于肾虚证。

法制黑豆

【来源】《景岳全书》。

【组成】黑豆 500g，山茱萸 10g，茯苓 10g，当归 10g，桑椹 10g，熟地黄 10g，补骨脂 10g，菟丝子 10g，旱莲草 10g，五味子 10g，枸杞子 10g，地骨皮 10g，黑芝麻 10g，食盐 100g。

【制法用法】

1. 黑豆用温水泡 30 分钟备用。

2. 将以上中药装入纱布袋内，扎紧，放入锅内，加水适量，煎煮，每小时取煎液 1 次，放入另一盆中，再加水煎煮，如此共煎液 4 次，合并煎液，放入锅内。

3. 将黑豆倒入盛有煎液的锅内，放入食盐，先以武火烧沸药液，再用文火煎熬，至药液干涸停火。

4. 将黑豆暴晒至干，装入瓮罐（或瓶）中贮藏备用。随量嚼食。

【功效】本药膳中以黑豆为主料。黑豆性味甘平、无毒，有活血补血、补虚乌发的功能。《本草纲目拾遗》言其"服之能益精补髓，壮力润肌，发白后黑，久则转老为少，终其身无病"。膳中山茱萸、桑根、熟地黄、旱莲草、五味子、枸杞子、黑芝麻等滋阴之品中加入补骨脂、菟丝子等养阳之物，取得"阴得阳助而源泉不断"之效。以上诸料共用，有补肾固精、壮骨聪耳之功效，适用于肾精不足证。

鱼鳔汤

【来源】《中华临床药膳食疗学》。

【组成】鱼鳔 25g，枸杞、女贞子、黄精各 25g，调料适量。

【制法用法】

1. 将鱼鳔、枸杞、女贞子、黄精等诸料洗净，与水共煮汤，煮沸后，改用文火煎熬 20 分钟，加调料即成。

2. 药渣加水再煎。内服，每日 2～3 次。

【功效】本方所主，为肝肾阴虚所致的各种耳疾，听力下降，甚则耳聋，治宜补益肝肾。本膳中以鱼鳔为主料。鱼鳔亦名鱼肚，味甘，性平，补肾益精，含高黏性的胶体蛋白和糖胺聚糖，滋补性很强；枸杞子、女贞子、黄精皆为滋补阴精之味。诸料合用，不仅适用于肾虚耳疾，又可作为肾阴虚损诸症之保健膳食，有滋肝补肾、聪耳助听之功效，适用于肝肾不足证。

黄酒炖鸡公

【来源】《古今医统大全》。

【组成】嫩公鸡 1 只（约 500g），黄酒 500～1000mL，花椒、食盐、食用油各适量。

【制法用法】

1. 将嫩公鸡宰杀去毛及内脏，洗净切大块，焯水。

2. 热油，将鸡块入油锅略炸至表面熟色时，入黄酒，量以盖住鸡肉即可，煮至肉烂熟，入花椒、食盐适量，文火煮 10 分钟起锅。

3. 顿食或分顿食用。

【功效】本药膳中以公鸡、黄酒为主料。公鸡，味甘平，性微温，《饮膳正要》称其能"补虚、温中"。黄酒甘温，温中益气，有补气养颜的作用，《食疗本草》称酒能"行百药""通脉、养脾气"。两味合用，补而不滞，通行上下，不仅适用于肾虚耳鸣，又可作为脾阳虚损诸症之保健膳食。本方以食为药，具有补肾助阳、通脉聪耳之功效，适用于肾阳虚证。

鹿肉粥

【来源】《景岳全书》。

【组成】鹿鞭 5g，鲜鹿肉 30g，鹿角胶 5g，肉苁蓉 20g，菟丝子 10g，山药 15g，橘皮 3g，楮实子 10g，川椒 1.5g，小茴香 1.5g，食盐 3g，粳米 150g。

【制法用法】

1. 将鹿鞭用温水发透，刮去粗皮杂质，洗净，细切。

2. 鹿肉剁成肉糜；鹿角胶用黄酒蒸化；楮实子煎煮取汁。

3. 肉苁蓉用酒浸 1 宿，刮去皱皮切细。

4. 其余药物按常法制成细末。粳米淘净，与鹿鞭、鹿肉同煮稀稠，半熟时加入肉苁蓉、菟丝子、山药末，将熟时加入鹿角胶汁和楮实子汁，稍煮，再加入橘皮末、川椒末、小茴香末、食盐等调味。再稍煮即成。

5. 佐餐食用，连服数日。

【功效】药膳取材于《景岳全书》全鹿丸方，系从该方选取精华，加以药膳工艺设计而成。膳中鹿肉、鹿鞭、鹿角胶，味甘咸而性温，均是中医所谓"血肉有情之品"，功效补肾、壮阳、益精，配伍肉苁蓉、菟丝子、山药、楮实子等植物补肾药，则补益肝肾之力更足。用以熬粥食用，适合年高之人养生之用。以上诸料合用，具有补益元阳、滋补精血、聪耳助听之功效，适用于精血不足证。

磁石酒

【来源】《圣济总录》。

【组成】磁石 30g，木通、石菖蒲各 15g，白酒 500mL。

【制法用法】

1. 将磁石打碎，石菖蒲用米泔浸一二日。

2. 与木通一起装入纱布袋中，用酒浸，冬季浸 7 日，夏季浸 3 日。

3. 每次饮 30～50mL，每日 2 次。

【功效】本药膳中磁石益肾平肝潜阳；木通利水通淋，使湿热自小便而出；石菖蒲祛痰利湿，能开通闭塞之神窍；白酒活血通络，以助药力。诸药合用，具有平肝清热、祛痰通窍之功效，适用于肝胆湿热证。

【附方】蔓荆酒（《普济方》）由蔓荆子（微炒）100g，白酒 500mL 组成。将蔓荆子浸入酒中，冬季浸 7 日，暑夏浸 3 日，去滓。饮用时根据酒量，每次 20～40mL。功能清利头目，疏通耳窍，适用于耳聋。

第七节 益智健脑类

益智健脑药膳是具有改善大脑功能，提高智力功能的药膳。智力的产生与保持，与各脏腑的功能有关，而主宰在心、脑，并以精血为物质基础。故本类药膳主要由补肾填精、养心健脾、开通心窍的药食组成。常用药物有人参、茯神、百合、山药、益智仁等，药膳方如琼玉膏、水芝汤等。

琼玉膏

【来源】《洪氏集验方》引铁瓮先生方。

【组成】人参 60g，茯苓 200g，蜂蜜 500g，生地黄汁 800mL。

【制法用法】

1. 将人参、茯苓制成粗粉，与蜂蜜、生地黄汁一起搅拌均匀，装入瓷制容器内，封口。

2. 再用大锅盛净水，将瓷器放入，隔水煮熬，先用武火，再用文火，煮三天三夜，取出。

3. 再重新密封容器口，放冷水中浸过，勿使冷水渗入，浸一天后再入原锅内炖煮一天一夜，即可服用。

4. 每次服 10mL，每天早、晚各服一次。

【功效】本方所主为气阴虚衰所致的智力衰减，治宜滋养气阴、填补精髓。元气之出入盈虚，责之肺、脾、肾三脏，故以益脾、滋肾、补肺为调养大法。本膳以生地黄为主料，补肾阴以生水，水盛则精血生，心火自息。人参补益肺气，肺为气之大主，得人参可以鼓舞生发之元气。虚则补其母，故用茯苓健脾，以培万物之本。蜂蜜为百花之精，味甘归脾，性润悦肺。全方皆温良和厚之品，合用具有健脾补肺、滋肾填精、益髓健脑之功效，适用于气阴精髓不足证。

水芝汤

【来源】《医方类聚》引《居家必用》。

【组成】莲子 60g，甘草 12g。

【制法用法】

1. 莲子不去皮，不去心，炒香，碾成细粉。

2. 甘草炒后也制成细粉。

3. 再将莲子粉与甘草粉混匀。每次服用 12g，加少许食盐，滚开水冲服。

【功效】本药膳为调养心神，助益智力而设。膳中莲子，功善补脾止泻，益肾固精，养心安神。《神农本草经》称其“补中养神，益气力”；《本草纲目》论其功效为“交心肾，厚肠胃，固精气，强筋骨，补虚损，利耳目，除寒湿”。在本膳中，不去皮，不去心，因此又有清心泄热之效，与甘草配伍，益气之中寓泄热安神之效。《遵生八笺》指出，读书人勤奋过度，废寝忘食，夜间常常会精神疲乏，不欲饮食，此时可饮服 1 小碗水芝汤，有补虚益智的效果。该方简单而实用，是各个年龄阶层的养生佳品，具有养心宁神、益髓健脑、补虚助气之功效，适用于心肾不交证。

【附方】芡实粥（《太平圣惠方》）由芡实 30 ～ 60g，粳米 30g 组成，煮粥食之。功效益精气，强意志，聪利耳目。因芡实是健脾固涩药，故脾虚者更为适宜。

山莲葡萄粥

【来源】《中华药粥谱》。

【组成】生山药 50g，莲子 50g，葡萄干 50g，白糖适量。

【制法用法】

1. 将前 3 味洗净，然后同放入开水锅里熬成粥，加白糖食之。

2. 每日早、晚温热服食。

【功效】本药膳山药性味甘平，能益气养阴，滋补脾、肺、肾诸脏，《日华子本草》谓其“主泄精，健忘”，《本草正义》则称其“能健脾补虚，滋肾固精，治诸虚百损，疗五劳七伤”。

莲子味甘而涩，性平，可补脾止泻、益肾固精、养心安神，《神农本草经》谓其"补中，养神，益气力"，《本草拾遗》称其"令发黑，不老"。葡萄干为滋补类果品，味甘而涩，性平，功能益气强志，养心除烦。三者合用有健脾益气、养心益智之功，适用于心脾两虚证。

金髓煎

【来源】《寿亲养老新书》。

【组成】枸杞不拘多少，米酒适量。

【制法用法】

1. 枸杞取红熟者，去嫩蒂子，拣令洁净，以米酒浸泡，用蜡纸封闭瓮口紧密，无令透气。

2. 浸 15 日左右，过滤，取枸杞于新竹器内盛贮，再放入砂盆中研烂，然后以细布滤过，去滓不用。

3. 将浸药之酒和滤过的药汁混合搅匀，砂锅内慢火熬成膏，且须不停手搅，恐粘锅底。膏成后用净瓶器盛，盖紧口。

4. 每服 20 ~ 30mL，早、晚各 1 次。

【功效】膳中仅用枸杞子一味，用酒浸法熬制成煎膏服用。枸杞子味甘性平，功效滋肾补肝、养血明目、生津止渴，《本草经疏》称其"润而滋补，兼能退热，而专于补肾、润肺、生津、益气，为肝肾真阴不足、劳乏内热补益之要药。"枸杞子在《遵生八笺》中名为"金水煎"，并称"久服发白变黑，返老还童"。方虽单一，效则多端，具有填精补髓，兼有轻身壮气、聪耳明目、延年益寿之效，是老年人养生益智的常食之物。适用于肝肾不足证。

玫瑰花烤羊心

【来源】《饮膳正要》。

【组成】羊心 1 个，鲜玫瑰花 70g（干品 15g），食盐 30g。

【制法用法】

1. 将玫瑰花洗净，放小锅中，加清水少许，放入食盐，煮 10 分钟，待冷备用。

2. 羊心洗净，切小块，用竹签串好，蘸玫瑰盐水反复在火上烤炙至熟（稍嫩，勿烤焦）即可。

3. 适量热食或佐餐。

【功效】本方所主为肝气郁滞、血虚不足而心失所养所致，治宜养心和血、散郁醒神。本药膳原名"炙羊心"，功效补心，疏肝，醒神。药膳中羊心味甘而温，补心气，滋心阴，安神志，以脏补脏而入心；玫瑰花甘微苦温，理气解郁，和血散瘀，芳香醒神，可使精气升运于诸神窍；食盐咸寒调味。三味合用，既味美可口，又能散郁调气，合为养心安神之膳。以上共烤炙食用，有养心安神、行气开郁之功，适用于心血虚证。

神仙富贵饼

【来源】《遵生八笺》。

【组成】炒白术、石菖蒲各 250g，山药 1000g，米粉、白糖各适量。

【制法用法】

1. 白术、石菖蒲用米泔水浸泡 1 天，切片，加石灰 1 小块同煮熟，以减去苦味，去石灰不用。

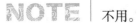

2.然后加入山药共研为末，再加米粉适量和少量水，做成饼，蒸熟食之。服食时可佐以白糖。

【功效】本药膳中用白术健脾补气，燥湿化痰。石菖蒲则为治心神要药，《神农本草经》称其"开心孔，补五脏，通九窍，明耳目，出音声。久服轻身，不忘，不迷惑，延年"，可知益智之功在其他药物之上。山药平补肺、脾、肾三脏，对智力活动也有很好的促进作用，如《神农本草经》曰"主伤中，补虚，除寒热邪气，补中益气力，长肌肉，久服耳目聪明"。诸药合用，制成米糕，具有健脾化痰、开窍益智之功，适用于痰湿阻窍证。

【附方】菖蒲酒（《寿亲养老新书》）由石菖蒲1000g，生白术1000g，白酒5L组成。功效补髓益智，益气活血，适用于记忆力低下，乏力。

第八节　增力耐劳类

增力耐劳药膳是以补肝肾、健脾胃的药食为主，用于增力强筋、壮骨耐劳的药膳。本类药膳常用药物及食材有黄芪、人参、白芍、附子、羊肉等，药膳方如芪蒸鹌鹑、猪肚方等。

芪蒸鹌鹑

【来源】《食疗本草》。

【组成】鹌鹑2只，黄芪、生姜、葱各10g，清汤100mL，胡椒粉、食盐各适量。

【制法用法】

1.将鹌鹑宰杀，去毛、内脏和爪，洗净，入沸水中余1分钟捞出待用。

2.黄芪切薄片和生姜片、葱一起装入鹌鹑腹内，放入蒸碗，注入清汤，用湿绵纸封口，上笼蒸约30分钟，出笼揭去绵纸，出原汁，加食盐、胡椒粉等调好味，再将鹌鹑扣入碗内，灌入原汁即成。

3.饮汤，食肉，隔日1次。

【功效】本药膳中以鹌鹑为主料，味甘、性平，有补中益气、清利湿热的作用。《本草纲目》中说："肉能补五脏，益中续气，实筋骨，耐寒暑，消结热。""肉和小豆、生姜煮食，止泻痢、酥煮食，令人下焦肥。"临床可用于治疗身体虚弱、神经衰弱、消化不良、咳嗽哮喘等病症，其食用价值被视为"动物人参"。黄芪健脾益气，利水消肿，敛汗固脱。两者并用，具有健脾益气、增力耐劳之功，适用于脾气虚证。

猪肚方

【来源】《寿亲养老新书》。

【组成】猪肚1具，人参3g，干姜3g，花椒3g，葱白7茎，糯米250g。

【制法用法】

1.将人参、干姜、花椒制成粗粉，葱白和糯米捣烂，混匀。

2.放入猪肚内，封口。用水5L，微火炖烂熟，空腹温食。

【功效】本药膳以猪肚为主料，具有治虚劳羸弱、泄泻、下痢、消渴、小便频数、小儿疳积的作用。《日华子本草》谓猪肚"补虚损，杀劳虫，止痢……酿黄糯米蒸捣为丸，甚治劳气，并小儿疳蛔黄瘦病"。其中干姜、花椒、葱白，辛开温胃，且除猪肚本身之膻腥味。人参大补元气且健脾益肺、安神益智，一方面补虚助力，另一方面合猪肚大补脾气，对脾胃虚弱有力挽狂澜之效。以上诸料共用，具有补气助力、健脾和胃之功，适用于脾胃虚弱证。

神仙鸭

【来源】《验方新编》。

【组成】乌嘴白鸭 1 只，黑枣 49 枚，白果 49 个，莲子 49 粒，人参 3g，甜酒 300mL，酱油 30mL。

【制法用法】

1. 将鸭子去净毛，剖开去内脏，鸭腹内不可见水。

2. 黑枣去核，白果去壳，莲子去心。然后将黑枣、白果、莲子、人参以上各料放鸭腹内，装入瓦钵（不用放水），封口，蒸烂。

3. 甜酒送服。

【功效】本方所主为气阴两虚所致的体虚羸瘦、体力不支、行动虚喘等，治宜补益脾气、滋养阴血。本膳中以白鸭为主料，古书记载白鸭补虚、强精、除热、和脏腑、利水道、消水肿、解毒。如无乌嘴白鸭，可以白毛老鸭代之；人参（可用玉竹 15g 代）、莲子、黑枣，均为补气健脾、润养气阴之品；白果滋肾润肺，固涩阴精；甜酒和血通络。合为药膳方，有健脾益精、滋养阴血之功，适用于脾胃虚弱，阴血不足证。

田七白芍蒸鸡

【来源】《中华临床药膳食疗学》。

【组成】三七 20g，白芍 30g，肥母鸡 1500g，黄酒 50mL，生姜 20g，葱 50g，味精、食盐各适量。

【制法用法】

1. 将鸡处置干净，剁成核桃大块，分 10 份装入蒸碗内。

2. 取三七一半打粉备用，另一半蒸软后切成薄片。

3. 三七片、葱姜片分为 10 份摆入各碗面上，加入白芍水煎液、黄酒、食盐，上笼蒸约 2 小时，出笼后取原汁装入勺内，加三七粉煮沸约 2 分钟，调入味精，分装 10 碗即成。饮汤，食肉，每日 1 次。

【功效】本方所主为气血两虚筋骨痿弱之证，治宜补气养血、壮骨强筋。本膳中三七甘温微苦，是传统的活血止痛药，多用于外伤出血、跌打损伤等血分病症，民间则认为其有补益功能，能强壮筋骨。现代药理研究发现，三七所含皂苷与人参作用相似，本药膳即取其补益功能。白芍酸甘微寒，能养血柔肝，舒缓筋脉。两味合用，一强骨，一柔筋，可使筋骨强健。鸡肉温中益气，合之辅料，能温补散寒、调畅气血。以上诸料合用，具有养血补虚、填补壮骨之功，适用于气血不足证。

牛骨膏

【来源】《济众新编》。

【组成】黄犍牛骨（带骨髓者）500 ~ 1000g，怀牛膝 20g，黄酒 150mL，生姜、葱、食盐各适量。

【制法用法】

1. 大锅中加足水，放入牛骨、牛膝熬煮，煮沸后加黄酒 150mL，煎至水耗去半量，过滤，去牛骨、牛膝不用，放入容器中，待其凝固。凝后去除表面浮油，只取清汤。

2. 然后上火熬化，煮沸后用小火煮 30 分钟，入生姜、葱、食盐少许。

3. 随量饮用，或佐餐饮用。

【功效】本药膳中以带髓牛骨为主料，据《食物本草》记载，牛骨髓"味甘温，主安五脏，平三焦，温骨髓，补中，续绝伤，益气"，本药膳用之，亦是以骨补骨、以髓填髓之意。辅以怀牛膝，入肝、肾二经，有滋补肝肾、强筋健骨之功，又善下行，长于治疗下半身的腰膝、筋骨酸痛，是治疗肝肾不足、腰膝酸软的要药。两味熬制成浓膏，有增强精力的功效。体力劳动者常服，可增强体力。可作为体力劳动者的饮料，既可解渴，又能强壮筋骨。故本方具有滋补肝肾、强壮筋骨、益髓填精之功效，适用于肝肾不足证。

<h2 style="text-align:center">肉桂肥鸽</h2>

【来源】《中国传统性医学》。

【组成】肉桂 3g，肥鸽 1 只。

【制法用法】

1. 将鸽子去毛及内脏。

2. 与肉桂一起加入清水，置大汤碗内，加盖，隔水炖熟，去肉桂滓。

3. 饮汤，食鸽肉，隔日 1 次。

【功效】本方所主为肝肾不足而致的体力衰减，治宜补肝肾、强筋骨。本膳以鸽肉为主料，味甘咸，性平，有补肝肾、补精血的作用，《食物本草》谓其"无毒，调精益气，解一切药毒，食之益人"。临床治疗可用于体虚、消渴、妇人血虚闭经；由于其脂肪少，味鲜美，故多用于食补。肉桂温肾化气，有化精气为气力的作用。两者合用，可加强补益肝肾、强壮筋骨的功效。除了用于增进体力外，还可用于性欲低下、男子少精等。以上诸料共用，具有补益肝肾、强筋壮骨之功效，适用于肝肾不足证。

NOTE

第八章 不同体质的药膳应用

一、体质学说

体质学说是中医学"三因施治"原则在药膳领域的理论基础，依体质施膳因其实践性强、符合辨证施治的特点，有助于个体化应用。根据人体气血、阴阳、津液的盛衰虚实，现代中医学将体质分为正常体质与不良体质两大类，其中正常体质无明显的气血阴阳盛衰偏性；而有明显气虚、阳虚、阴虚、痰湿、血瘀等倾向者，属于偏颇体质。根据 2009 年中华中医药学会颁布的《中医体质分类与判定》标准，人体体质被划分为 9 种基本类型，分别为平和质（A 型）、气虚质（B 型）、阳虚质（C 型）、阴虚质（D 型）、痰湿质（E 型）、湿热质（F 型）、血瘀质（G 型）、气郁质（H 型）、特禀质（I 型）。除平和质为理想的正常体质外，其余的 8 种体质都属于偏颇体质。

二、九型体质的施膳思路

根据不同体质类型，以中医"四气五味"理论为基础，依据药食物寒热温凉等性味的差异进行施膳，选择差异化的、具有针对性的药膳方案，更有助于防病、治病，强身、宁心，提升生活质量。在辨体施膳时，应注意以下几点。

人体体质的偏性可同时兼有多个，如阳虚质常兼有好发过敏的特禀质，瘀血质常伴敏感多疑的气郁质等，针对具有多种偏性的体质在施膳时应注重灵活变通，切忌照本宣科。

对于以虚为主的体质，在补养时应注重缓补，切忌峻补，以免虚不受补，形成积滞，反致更虚。如气虚质、阳虚质的施膳，除选用甘温的温补之品外，应当佐以健脾、养胃、补肾的平性药食物，以实脾土，滋肾水，促进机体补养。

施膳同时，情志调摄、生活习惯的改善同样重要。广义的体质包含身体素质的健康和心理健康，药膳帮助改善机体的同时，引导进行良好生活习惯和积极情绪的养成，对于辨体施膳常可事半功倍。

第一节 平和质的药膳

平和质，顾名思义是人体的正常体质，其特征为体形匀称健硕，面色红润，头发密而有泽，目光有神，精力充沛，不易疲劳，食欲良好，二便通畅，睡眠安定，性格开朗随和，无明显的气血阴阳偏胜偏衰。此类人群心宽体健，对气候冷热变化能够适应，对疾病抵抗能力强，对自然和社会环境的适应能力也较强。

【判断依据】

体形匀称健壮，性格随和开朗，面色、肤色润泽，头发稠密有光泽，目光有神，鼻色明润，嗅觉通利，味觉正常，唇色红润，精力充沛，不易疲劳，耐受寒热，睡眠安和，胃纳良好，二便正常，舌色淡红，苔薄白，脉和缓有神。平素患病较少，对自然环境和社会环境适应能力较强。

【发生原因】

1. 先天禀赋充足。

2. 后天饮食、起居、运动调养得当。

3. 保持平和，调摄情志。

【调理原则】

平和质具有阴阳调和、血脉畅达、五脏平衡的生理特点，故而日常养生应采取中庸之道。《素问·上古天真论》中载："上古之人，其知道者，法于阴阳，和于术数，食饮有节，起居有常，不妄作劳，故能形与神俱，而尽终其天年，度百岁乃去……是以志闲而少欲，心安而不惧，形劳而不倦，气从以顺，各从其欲，皆得所愿。"生活规律，饮食有节，坚持锻炼，心态平和，劳逸结合，平和质的调理形成，与其说是一种体质，毋宁说是一种生活方式。

在饮食调养方面，平和质要注重寒热适中、食材多样。粮食类的如粳米、小麦、白扁豆；蔬菜宜食用荠菜、胡萝卜、笋、山药、蘑菇、木耳等；调味品宜适度适量，择季节而定，如夏季宜吃紫苏淡补、冬季宜吃生姜温补；水果适合吃苹果、梨、枇杷等。平素不宜过于偏食某一特性的食物，如辛温的肉桂、龙眼、羊肉和寒凉的蟹肉、苦瓜等。

板栗烧鸡

【来源】《常用特色药膳技术指南》。

【组成】鸡 1 只（约 1kg），板栗 300g，枸杞子 20g，绍酒、葱、姜、淀粉、食盐、生抽各少许。

【制法用法】鸡洗净剁块备用，板栗洗净沥干。葱切段、姜切片备用。油倒入锅中烧至六成热，板栗炸至上色，捞出备用。锅内底油烧热，下葱、姜煸香，倒入鸡块炒干，烹绍酒，加清水、食盐、生抽，文火煨至八成熟，再放入板栗、枸杞子，煨至鸡块软烂，勾芡即可。饮汤，食肉，隔日 1 次。

【功效】健脾补肾，益气填精。

甘麦大枣茶

【来源】《金匮要略》。

【组成】小麦 30g，大枣 10 枚，甘草 6g。

【制法用法】上述三味，水煮去滓，取汁，代茶饮。

【功效】养心安神，补脾益气。

牛肉大米粥

【来源】《宫廷颐养与食疗粥谱》。

【组成】牛肉 100g，大米 100g，五香粉、食盐少许。

【制法用法】牛肉切成薄片，与大米共煮，候熟，加五香粉与食盐少许，调匀即可食用。

【功效】补脾胃，益气血，强筋骨。

枣参丸

【来源】《醒园录》。

【组成】大枣 10 枚，人参 3g。

【制法用法】先将大枣蒸软去核，加入人参同蒸至烂熟，捣匀为丸，分两次服用。

【功效】补气养血。

延寿九仙酒

【来源】《明医选要济世奇方》。

【组成】人参、白术（炒）、茯苓、甘草（炒）、当归、川芎、熟地黄、白芍（酒炒）各 64g，枸杞子 250g，生姜 64g，大枣（去核）30 枚，白酒 17500mL。

【制法用法】将上药与酒共煮，备用，随量饮用。

【功效】调和气血，强身健体。

糯米莲枣粥

【来源】《中国药膳学》。

【组成】糯米、莲子、大枣、山药、白糖各适量。

【制法用法】莲子用温水泡发后去皮、心，与另三味同煮粥，待熟后，调入白糖。早晚温热服食。

【功效】健脾益气。

第二节　气虚质的药膳

气虚质是指人的一身之气不足，气的推动、固摄、防御、气化等功能减退，或部分脏腑功能减退，以气短息弱、神疲乏力、声低懒言为主要症状特征的体质。气虚质在免疫力减弱的亚健康及老年人群中较为多见，此类人群不耐受风、寒、暑、湿邪，易患感冒、内脏下垂等疾病，愈后康复亦较为缓慢。

【判断依据】

形体、肌肉松软，性格内向，情绪不稳定，胆小不喜欢冒险，平素气短懒言，语音低微，精神不振。肢体容易疲乏，易出汗，舌淡红、胖嫩、边有齿痕，脉象虚缓。面色萎黄或淡白，目光少神，口淡，唇色少华，毛发不泽，头晕，健忘，大便正常，或虽便秘但不结硬，或大便不成形，便后仍觉未尽，小便正常或偏多。平素体质虚弱，卫表不固易患感冒；或病后抗病能力弱，易迁延不愈；不耐受寒邪、风邪暑邪。

【发生原因】

1. 先天禀赋不足，如父母体弱、早产、偏食厌食或喂养不当。

2. 大病愈后气亏。

3.年老气弱。

4.节食减肥过度，营养缺乏，气血生化无源而致气虚、血虚。

5.过量服用清热解毒的药物、泻药等，会促生或加重气虚。

【调理原则】

气虚质平时应注意养心安神，少受惊吓，维持安定的心态；日常活动可适量练习太极拳、八段锦、瑜伽等舒缓运动，但应避免过量运动或过度劳累；保持规律、充足的睡眠，有助于养气调神；另外如按摩，艾灸足三里、关元等穴位，也有不错的补气作用。

气虚质应多食用性味温和、兼有补益作用的食物，粮食类的如糯米、粳米、小米、红薯；蔬菜宜食用山药、香菇、猴头菇、马铃薯等；水果宜大枣、桑椹、葡萄。平素应少食用寒凉、生冷的食物，如蟹肉、雪糕、冰沙等，因气虚质者往往脾胃虚弱，过食寒凉会阻碍脾胃生化；另外，气虚质者补益应当缓补，切忌峻补，以免脾胃积滞而致气滞影响补气效用。

人参粥

【来源】《圣济总录》。

【组成】人参 10g，生姜 10g，粟米 100g。

【制法用法】将人参、生姜研末，同粟米煮为稀粥，随意食用。

【功效】益气健脾。

生姜饴糖饮

【来源】《本草汇言》。

【组成】生姜 10g，饴糖 30g。

【制法用法】二味食材于沸水中焖泡 10 分钟，日服数次。

【功效】补脾益气，温中缓急。

炒黄面

【来源】《千金·食治》。

【组成】白面粉适量。

【制法用法】将锅烧热，面粉炒至焦黄，每用 30～50g，开水冲调，温服。

【功效】健脾止泻。

莲子茯苓糕

【来源】《中国药膳》。

【组成】莲子、茯苓、麦冬各 500g，白糖、桂花适量。

【制法用法】莲子用温水泡发后去皮、心，茯苓切片，与麦冬共研细粉，加白糖、桂花拌匀，再加适量水揉和后制成糕坯，上笼蒸 20 分钟，每服 100g，早晚餐服或作点心用。

【功效】健脾，益气，宁心。

黄芪黑豆汤

【来源】《医学从众录》。

【组成】黄芪 30g，黑豆 60g，食盐少许。

【**制法用法**】两味洗净，加水三碗，煎至一碗半，加食盐少许调味。食豆饮汤。

【**功效**】补中益气，固表止汗。

藕粉糕

【**来源**】《本草纲目拾遗》。

【**组成**】藕粉、糯米粉、白糖各250g。

【**制法用法**】上述三种食材同放盆中，加适量水，揉成面团，上笼蒸10～20分钟。作早、午餐，温热服食。

【**功效**】养胃补虚。

第三节　阳虚质的药膳

阳虚质者，因体内阳气不足，而表现出活力不足，温煦功能减退，出现恶寒喜暖等症状。阳虚往往以气虚为前提，并在脏腑功能衰退的同时兼以寒象。阳虚质在老年人、肥胖人群、青年女性中较为多见，形体多白胖，肌肉不健壮，性格多沉静、内向，喜暖怕凉，不耐受寒邪，耐夏不耐冬。一般阳虚体质者易感寒湿邪为病，比其他体质的人更容易患痰饮、肿胀、泄泻、阳痿、惊悸等。

【**判断依据**】

多形体白胖，肌肉松软，性格多沉静、内向，平素畏冷，手足不温，喜热饮食，精神不振，睡眠偏多，舌淡胖嫩、边有齿痕，苔润，脉象沉迟，面色㿠白，目胞晦暗，口唇色淡，毛发易落，易出汗，大便溏薄，小便清长。发病多为寒证，或易从寒化。平素不耐受寒邪，耐夏不耐冬，易感湿邪。

【**发生原因**】

1. 先天因素如遗传，父母体质虚弱或生养过晚，孕育时营养失衡，早产等。

2. 久处寒凉环境，或长期偏嗜寒凉之品。

3. 房劳过度。

4. 患久治不愈之慢性病，损伤阳气，或因年老阳气衰微。

5. 缺乏运动，影响阳气生长。

【**调理原则**】

阳虚质平时应注意保持积极向上的心态，降低欲望，改善忧郁、焦虑、多疑等不良心理；保持规律、充足的睡眠；避免运动强度过大、运动时间过长，避免在寒冷、大风环境中锻炼。

阳虚质应多食用性质温和、兼有壮阳作用的食物，粮食类的如粳米、小麦、高粱；肉类宜羊肉、牛肉、鹿肉等；蔬菜宜吃韭菜、洋葱、刀豆、南瓜、茴香、山药、胡萝卜等；调味品可多食用生姜、肉桂、花椒、辣椒等；水果适合食用核桃、龙眼、荔枝、大枣等。平素应少吃寒凉、生冷的食物，如海鲜、冷饮等，夏日不宜长期服用清热类凉茶。另外，补益应当注重温补、缓补，并注意滋阴。

补骨脂胡桃煎

【来源】《太平惠民和剂局方》。

【组成】补骨脂 100g，胡桃肉 200g，蜂蜜 100g。

【制法用法】将补骨脂酒拌，蒸熟，晒干，研末；胡桃肉捣为泥状。蜂蜜熔化煮沸，加入胡桃泥、补骨脂粉，和匀。收贮瓶内，每服 10g，黄酒调服，不善饮者开水调服。每日 2 次。

【功效】温肾阳，强筋骨，定喘嗽。

当归生姜羊肉汤

【来源】《金匮要略》。

【组成】当归 20g，生姜 12g，羊肉 300g，胡椒粉、花椒粉、食盐适量。

【制法用法】羊肉去骨、去筋膜，入沸水锅内焯去血水，捞出晾凉切条备用；砂锅内加适量清水，下入羊肉，放入当归、生姜，武火烧沸，去浮沫，文火炖煮 1.5 小时，至羊肉软烂，加入胡椒粉、花椒粉、食盐调味即成。饮汤食肉，每周 2 至 3 次。

【功效】温阳散寒，养血止痛。

苁蓉羹

【来源】《圣济总录》。

【组成】肉苁蓉 20g，羊肺 100g，羊肾 1 对，葱白 7 茎。

【制法用法】肉苁蓉用温水浸洗干净，切片；羊肾对剖去脂膜臊腺，洗净，切片；羊肺洗净切片；葱切碎。诸味加水同煮，调味作羹，食肉饮汤。

【功效】补肾，壮阳，益精。

韭菜炒胡桃

【来源】《中国药膳学》。

【组成】韭菜白 400g，胡桃肉（去皮）100g。

【制法用法】上两味用芝麻油炒熟食用，连服 1 个月。

【功效】补肾强腰，温肾暖脾。

淫羊藿酒

【来源】《普济方》。

【组成】淫羊藿 600g，白酒 10000mL。

【制法用法】淫羊藿酒浸 3 日，酌量饮用。

【功效】壮阳益肾。

羊脊骨粥

【来源】《养老奉亲书》。

【组成】羊连尾脊骨 1 条，肉苁蓉 30g，菟丝子 3g，粳米 60g，葱、姜、食盐、料酒适量。

【制法用法】肉苁蓉酒浸 1 宿，刮去粗皮；菟丝子酒浸 3 日，晒干，捣末。将羊脊骨砸碎，用水 2500mL，煎取汁液 1000mL，入粳米、肉苁蓉煮粥；粥欲熟时，加入葱末、姜末、食盐等调料，粥熟，加入菟丝子末、料酒 20mL，搅匀，空腹食之。

【功效】益气补虚，补肾温阳。

第四节　阴虚质的药膳

阴虚质是指由于体内津液精血等阴液亏少，以阴虚内热等表现为主要特征的体质类型。阴虚体质多见于老年人、更年期男女；精神压力过大、睡眠不足、精力消耗过多的中年人。阴虚质者性情多急躁、心烦易怒，遇事易激惹，不耐热邪，耐冬不耐夏，不耐受燥邪，易患咳嗽、消渴、闭经、内伤发热等病症。

【判断依据】

体形瘦长，性情急躁，外向好动，活泼，手足心热，平素易口燥咽干，鼻微干，口渴喜冷饮，大便干燥，舌红少津少苔。面色潮红，有烘热感，两目干涩，视物模糊，唇红微干，皮肤偏干，易生皱纹，眩晕耳鸣，睡眠差，小便短，脉象细弦或数。平素不耐热邪，耐冬不耐夏；不耐受燥邪，易患有阴亏燥热的病变，或病后易表现为阴亏症状。

【发生原因】

1. 先天不足，如孕育时父母体弱，或年长受孕，早产等。

2. 后天失养，纵欲耗精，积劳阴亏，或曾患出血性疾病等。

3. 过多服用利尿药或清热利湿药。

4. 不良生活习惯，如过食煎烤烹炸辛辣食物、长期熬夜等。

【调理原则】

阴虚质者平时调养的关键是静养心神，舒缓情绪，可以通过读书、抚琴、弈棋、书法等方式，在提高个人素养的同时，使精神得到修炼，心神渐复宁静；避免高强度、大运动量的锻炼形式，以太极拳、八段锦等平缓柔和的锻炼方式为宜；起居规律，不妄作劳，尤其要节制房事，以免耗伤阴精。

在饮食调养方面，阴虚质应选择性味甘寒或甘凉质润多汁之品，如芝麻、糯米、绿豆、龟、鳖、海参、鲍鱼、牛奶、牡蛎、蛤蜊、海蜇、鸭肉、猪皮、豆腐、甘蔗、桃子、银耳等育阴潜阳。少食或不食辛辣燥烈、煎炸炙烤等伤阴之品。

玉竹百合猪瘦肉汤

【来源】《中医体质养生学》。

【组成】玉竹、百合各 30g，猪瘦肉 300g，生姜 2 ~ 3 片，食盐、生抽适量。

【制法用法】玉竹、百合用清水洗净后稍浸泡，猪瘦肉用清水洗净即可，不用切块。将上述原料与生姜一起放进瓦煲内，加入适量清水。武火煮沸后改为文火煲 2 ~ 3 小时，调入适量食盐和少许生抽即可。

【功效】养胃阴，润肺燥。

山药炖鸭肉

【来源】《图解九种体质养生全书》。

【组成】鸭肉 250g，山药 100g，红枣、枸杞子各少许，葱、姜、八角茴香、花椒、香叶、陈皮、黄酒、冰糖、食盐、胡椒粉各适量。

【制法用法】葱、姜洗净，葱切段、姜切片备用；将鸭肉洗净后切块，入冷水中煮开，关火捞出鸭肉，用冷水冲洗 2～3 次。锅中加冷水，放入鸭肉、葱段、姜片、八角茴香、花椒、香叶、陈皮、黄酒，武火烧开后转文火炖 50 分钟，加食盐调味。放两块冰糖，再放入山药、红枣和枸杞子炖 10 分钟，出锅加胡椒粉即可。佐餐食用。

【功效】滋阴润燥，健脾和胃。

千金瓜蒌根茶

【来源】《备急千金要方》。

【组成】天花粉、麦门冬、芦根、茅根各 30g，生姜 2 片。

【制法用法】将天花粉、麦门冬、芦根、茅根挑拣出杂质，再用清水洗去浮土，与生姜片一同放入锅内，加入清水，武火煮沸后改文火煎煮 20 分钟，将药汁倒出即可。代茶饮。

【功效】清热生津，润燥止渴。

枸杞叶粥

【来源】《太平圣惠方》。

【组成】鲜枸杞叶 100g（干品用量减半），淡豆豉 20g，粳米 100g，葱白、食盐适量。

【制法用法】先用水煎淡豆豉，去滓取汁。再将粳米洗净，与豆豉汁一同放入锅内，按常法煮粥。临熟，下洗净的枸杞叶，稍煮几沸，以葱白、食盐等调味即成。每日 1～2 次。

【功效】清退虚热，除烦止渴。

双母蒸甲鱼

【来源】《妇人大全良方》。

【组成】甲鱼 1 只，川贝母、知母、杏仁、前胡、银柴胡各 6g。葱、姜、花椒、食盐、白糖、黄酒适量。

【制法用法】先将甲鱼宰杀，放尽血水，剥去甲壳，弃除内脏，切去脚爪，洗净后切成大块备用。将诸药材洗净，切成薄片，放入纱布袋内，用棉线扎紧袋口。将甲鱼块与药袋一起放入蒸碗内，加水适量，再加葱、姜、花椒、食盐、白糖、黄酒等调料后，入蒸笼内蒸 1 小时。按需分次食用。

【功效】养阴清热，润肺止咳。

猪肝羹

【来源】《太平圣惠方》。

【组成】猪肝 100g，葱白 15g，鸡蛋 2 枚，豆豉 5g，食盐、酱油、料酒、淀粉各适量。

【制法用法】将猪肝切成小片，加食盐、酱油、料酒、淀粉，抓匀。鸡蛋打散、葱白切碎，备用。先以武火水煮豆豉至软烂，下入猪肝、葱白，临熟时将鸡蛋倒入煮熟即可。佐餐食之。

【功效】滋养肝阴，护精明目。

第五节 痰湿质的药膳

痰湿质是由于水液内停而痰湿凝聚，以黏腻重浊为主要特征的体质类型，常表现为形体肥胖、腹部肥满、口黏苔腻等。该体质的人性格偏温和、稳重，多善于忍耐。对梅雨季节及潮湿环境适应能力差。痰湿质易感受湿邪，易患消渴、中风、眩晕、胸痹、咳喘、痰饮等病症。

【判断依据】

体形肥胖，腹部肥满松软，性格偏温和，稳重恭谦，和达，多善于忍耐。面部皮肤油脂较多，多汗且黏，胸闷，痰多，面色黄胖而暗，眼胞微浮，容易困倦，平素舌体胖大，舌苔白腻，口黏腻或甜，身重不爽，脉滑，喜食肥甘，大便正常或不实，小便不多或微浑。对梅雨季节及潮湿环境适应能力差，易患湿证。

【发生原因】

1. 先天遗传。

2. 后天过食肥甘厚腻之品，或因疾病造成水湿停聚。

3. 情绪困扰，如长期压力过大。

4. 不良的生活习惯，如熬夜久坐、缺乏运动等。

5. 工作或生活环境所致，如夏季长期在空调环境中工作。

【调理原则】

痰湿质要调节心境，以主动积极的心态来面对生活和工作，多与家人和朋友沟通，可多听令人愉悦的音乐，观看喜剧或励志的影视作品；合理安排作息时间，戒烟酒；少用空调，不宜居住在潮湿的环境里，避免湿邪外侵；多进行户外活动，多参加体育锻炼，以舒展阳气、通达气机，有益于脾的运化，促进水湿代谢。一切针对单纯性肥胖的体育健身方法都适合痰湿质的人，如散步、慢跑、球类运动、武术等。运动强度应循序渐进，一般先热身15分钟左右，单次运动时长以1小时为佳。痰湿质的人一般体重较大，运动负荷强度较高时，要注意运动节奏，循序渐进地进行锻炼，以保障安全。

痰湿质在饮食上应注意掌握低脂低糖、清淡少盐的原则，即选择性质平和、热量较低、营养丰富、容易消化的平衡膳食。忌各种易于困脾生湿的食物，如甜食、酒、冷饮、油炸食品等。可多选用一些健脾益肾、化湿通利三焦的食物，粮食类如赤小豆、薏苡仁、白扁豆、粳米、蚕豆等；蔬菜类如冬瓜、白萝卜、山药、海带、丝瓜、荸荠、葱、姜、紫菜等；水果类有枇杷、大枣、苹果、木瓜、橘子等；肉类有鲫鱼、牛肉、带鱼、黄鳝、泥鳅、河虾、海蜇等。

山药扁豆糕

【来源】《保健药膳》。

【组成】鲜山药200g，鲜扁豆50g，陈皮丝3g，红枣肉500g。

【制法用法】将山药去皮洗净切碎，鲜扁豆择选干净切碎，陈皮丝、红枣肉择选干净后用温水浸泡至软，切成细细的小丁，将以上四物放入盆中混合搅拌均匀，倒在铺好屉布的蒸锅上，将锅置于火上，蒸熟即可。按需分次食用。

【功效】健脾止泻，和胃调中。

茯苓粥

【来源】《仁斋直指方》。

【组成】茯苓 15g，粳米 50g。

【制法用法】茯苓磨成细粉，与粳米同煮粥。趁热服食，每日 1～2 次。

【功效】利水渗湿，健脾和胃。

赤小豆鲫鱼汤

【来源】《中医体质养生学》。

【组成】赤小豆 50g，陈皮、辣椒、草果各 6g，活鲫鱼 1 尾（约 250g）。

【制法用法】将鲫鱼剖腹，去内脏，去鱼鳞，洗净备用。赤小豆、陈皮、辣椒、草果洗净后，塞入鱼腹中。将鱼放入盆中，加葱、姜、胡椒、料酒、食盐适量，上笼蒸熟即可。食鱼饮汤，隔日 1 次。

【功效】利水消肿，除湿化痰。

鲤鱼冬瓜羹

【来源】《圣济总录》。

【组成】鲤鱼 1 尾（约 800g），冬瓜 1000g，葱白 10g。

【制法用法】先将冬瓜洗净，削皮（勿丢），去瓤切块。再将鲤鱼刮鳞、去鳃、去内脏，洗净，加适量水入锅内武火先煮，去骨。之后将冬瓜及冬瓜皮、葱白放入锅内，再加适量水，继续煮至瓜熟肉烂汤稠为度。最后捞出冬瓜皮、葱白不食。单食或佐餐用，每日 2～3 次。

【功效】健脾，利水，养胎。

郁李仁薏仁粥

【来源】《太平圣惠方》。

【组成】郁李仁 10g，薏苡仁 30g，粳米 50g。

【制法用法】将郁李仁去皮，洗净捣碎，先煮，取汁。再将薏苡仁和粳米淘洗干净。用郁李仁汁加水熬煮薏苡仁和粳米，至米烂粥熟为度。每日 1～2 次。亦可作为佐餐。

【功效】利水渗湿，通便消肿。

参芪鸡丝冬瓜汤

【来源】《中华临床药膳食疗学》。

【组成】鸡脯肉 200g，党参 6g，黄芪 6g，冬瓜 200g，黄酒、食盐、味精各适量。

【制法用法】先将鸡脯肉洗净，切成丝。冬瓜削去皮，洗净切片。党参、黄芪用清水洗净。砂锅置火上，放入鸡肉丝、党参、黄芪，加水 500mL，小火炖至八成熟，再余入冬瓜片，加食盐、黄酒、味精，小火慢炖，待冬瓜炖至熟烂即成。单食或佐餐用。

【功效】健脾补气，轻身减肥。

荷叶减肥茶

【来源】《华夏药膳保健顾问》。

【组成】荷叶 60g，生山楂 10g，生薏苡仁 10g，橘皮 5g。

【制法用法】将鲜嫩荷叶洗净晒干，研为细末。然后其余各药亦晒干研为细末，混合均匀。以上药末放入开水瓶，冲入沸水，加塞，泡约 30 分钟后即可饮用。代茶饮，日用 1 剂。水饮完后可再加开水浸泡。连服 3 ～ 4 个月。

【功效】行气化湿，消食导滞，降脂减肥。

第六节　湿热质的药膳

湿热质是由于过食肥甘厚腻、饮食不节等原因导致湿热内蕴，气化功能失常，肝脾功能失调，以面垢油光、口苦、苔黄腻等湿热表现为主要特征的一种体质类型。该体质的人性格外向，容易心烦气躁，好动不喜静。对夏末秋初湿热气候、湿重或气温偏高环境较难适应。湿热质易感湿热邪气，易患疮疖、黄疸、热淋、衄血、带下等病证。

【判断依据】

形体偏胖，性格多急躁易怒。平素面垢油光，易生痤疮粉刺，舌质偏红苔黄腻，容易口苦口干，身重困倦，心烦懈怠，眼筋红赤，大便燥结，或黏滞，小便短赤，男性易阴囊潮湿，女性易带下量多，脉象多见滑数。对湿环境或气温偏高，尤其夏末秋初的湿热交蒸气候较难适应。

【发生原因】

1. 先天遗传。

2. 长期居住在潮湿闷热环境中，或夏季久开空调。

3. 长期情绪压抑，心理压力大。

4. 生活方式不当，嗜烟酒，喜食辛辣肥甘之味，饮食不节，经常熬夜。

5. 过分滋补，如过食银耳、燕窝、冬虫夏草等补益之品。

【调理原则】

湿热质平时应注意保持心态稳定，切忌郁怒；居住环境宜干燥、通风；养成良好的生活习惯，戒烟酒，不要长期熬夜或过度疲劳，保持二便通畅，以利湿热排泄；湿热体质者多体格强壮，应选择强度较大的锻炼，如中长跑、游泳、爬山、各种球类、武术等活动，运动时应避开暑热环境，六字诀中的"呼""嘻"字诀，有健脾化湿、清热利湿之效，可经常练习。

湿热质饮食上忌辛辣燥烈、温热大补的食物，如辣椒、生姜、大葱、大蒜、狗肉、羊肉、鹿肉等；应多以清淡为主，主食多搭配薏苡仁、赤小豆、绿豆等清热利湿之品；蔬菜类多选用苦瓜、白萝卜、冬瓜、丝瓜、芹菜、竹笋、扁豆、芥蓝、空心菜、苋菜、黄瓜、荸荠、莲藕等；肉类宜泥鳅、鸭肉、田螺、鲫鱼、兔肉等；水果类选择甘蔗、西瓜、香瓜、葡萄等；茶饮类可选择铁观音、绿茶、花茶、荷叶翘苓茶、金银花茶等。

荷叶糯米粥

【来源】《中医饮食营养学》。

【组成】糯米 100g，鲜嫩荷叶 100g，砂糖 50g。

【制法用法】将糯米淘洗干净，加适量水武火煮沸，转文火熬煮，再将荷叶洗净，切小块，放入米中同煮。待粥煮成时，放入砂糖搅匀，再拣出荷叶即可。

【功效】清暑利湿，解热宽中。

车前叶粥

【来源】《圣济总录》。

【组成】鲜车前叶 30g，葱白 15g，淡豆豉 12g，粳米 50g，姜末、食盐、陈醋、味精、香油各适量。

【制法用法】鲜车前叶及葱白切碎与淡豆豉同入煲中，加水 500mL，煎煮 30 分钟后倒出药液，用两层纱布滤过，药渣弃去。再将粳米洗净放入锅中，加入药液及适量水，武火烧沸后改文火慢慢熬煮。粥成后，调入姜末、食盐、陈醋、味精、香油，即可食用。

【功效】清热泄浊，利尿通淋。

青头鸭羹

【来源】《太平圣惠方》。

【组成】青头鸭 1 只，萝卜 250g，冬瓜 250g，葱、食盐适量。

【制法用法】青头鸭洗净后去肠杂，萝卜、冬瓜洗净切片，葱切细丝。将鸭放入砂锅内，加水适量。武火煮开后，改用文火，鸭肉煮至半熟。最后放入萝卜、冬瓜，继续煮至鸭熟后加葱丝、食盐少许调味。空腹食肉饮汤或佐餐食用。

【功效】清热，利湿，通淋。

玉米须蚌肉汤

【来源】《中国药膳学》。

【组成】玉米须 50g，河蚌肉 120g。

【制法用法】先将河蚌肉放入瓦罐文火煮熟，再放玉米须一起煮烂。每次食用河蚌肉 30g、饮汤 100mL。

【功效】利尿泄热，清肝利胆。

神仙醒酒丹

【来源】《寿世保元》。

【组成】葛花 15g，葛根粉 240g，赤小豆花 60g，绿豆花 60g，白豆蔻 15g，柿霜 120g，生藕汁适量。

【制法用法】以上原料共为细末，用生藕汁捣和作丸，如弹子大。每用 1 丸，嚼碎吞服。

【功效】解酒毒，行气醒脾，清热生津。

栀子仁粥

【来源】《太平圣惠方》。

【组成】栀子仁 100g，粳米 100g，冰糖少许。

【制法用法】将栀子仁洗净晒干，研成细粉备用。将粳米放入瓦煲内，加水煮粥至八成熟时，取栀子仁粉 10g 调入粥内继续熬煮。待粥熟，调入冰糖，煮至溶化即成。每日 2 次，趁热服食，3 天为一疗程。

【功效】清热解毒，利湿退黄。

第七节　气郁质的药膳

气郁质是由于长期情志不畅、气机郁滞而形成的以性格内向不稳定、忧郁脆弱、敏感多疑为主要表现的体质状态。处于这种体质状态者，多见于中青年，以女性多见，性格多孤僻内向，易多愁善感，气量较小。气郁质者的发病以肝为主，兼及心、胃、大肠、小肠。易患郁病、失眠、梅核气、惊恐等病。

【判断依据】

形体偏瘦，性格内向不稳定，忧郁脆弱，敏感多疑，平素忧郁面貌，神情多烦闷不乐，胸胁胀满，或走窜疼痛，多伴善太息，或嗳气呃逆，或咽间有异物感，或乳房胀痛，睡眠较差，食欲减退，惊悸怔忡，健忘，痰多，大便偏干，小便正常，舌淡红，苔薄白，脉象弦细。不喜欢阴雨天气，对精神刺激适应能力较差。

【发生原因】

1. 先天遗传。

2. 经常熬夜。

3. 长期压力过大，思虑过度。

4. 突发的精神刺激，比如家庭变故、暴受惊恐等。

【调理原则】

气郁质平时注意心理调摄，调神养性，维持良好的心态平衡；日常起居宜动不宜静，应增加户外活动；居住环境应通风和安静，防止嘈杂及环境影响心情；保持有规律的睡眠，睡前避免饮茶、咖啡和可可等具有提神醒脑作用的饮料。中医学认为，"动形怡神"，运动可以放松心情，缓解压力，气郁质人群应多参加群体性的体育运动，如打球、跳舞、下棋等。

多食用具有理气解郁、调理脾胃作用的食物，粮食类如大麦、荞麦、高粱；蔬菜可多食用刀豆、蘑菇、萝卜、洋葱、苦瓜、丝瓜等；调味品可选用小茴香、桂皮、大蒜、生姜等；水果适合选择柑橘；花类宜用丁香、茉莉花、玫瑰花等。平素应少吃收敛酸涩之品，如石榴、乌梅、青梅、杨梅、草莓、杨桃、酸枣、李子、柠檬等，以免阻滞气机，因气滞而血凝。亦不可多食冰冷食物，如雪糕、冰激凌、冰冻饮料等。

陈皮肉丁

【来源】《中华膳海》。

【组成】猪瘦肉 750g，陈皮、干辣椒各 50g，食盐、花椒各 10g，姜、料酒、酱油、香油各 25g，醪糟汁 50g，白糖 25g，葱 25g，菜油 150g，味精 5g。

【制法用法】猪肉切成丁，用食盐、酱油、料酒、姜、葱腌制30分钟，陈皮切成小方块；将肉丁放入旺油锅中炸至呈金黄色捞出；锅内另舀油少许烧热，下干辣椒、花椒、陈皮炸出香味，再倒入肉丁合炒，加姜、葱适量，入料酒、酱油、白糖、醪糟汁、鲜汤搅匀，待汁收干后，淋香油，颠匀起锅，去姜、葱即成。

【功效】宽胸理气、除满消胀。

橘朴茶

【来源】《中国药膳大辞典》。

【组成】橘络、厚朴、红茶各3g，党参6g。

【制法用法】上四味制成粗末，放入茶杯中用沸水冲泡10分钟即可。

【功效】理气解郁、化痰散结。

萝卜丝饼

【来源】《中国药膳大辞典》。

【组成】鲜萝卜连皮250g，蘑菇50g，面粉、生姜、葱、食盐各适量。

【制法用法】萝卜洗净切丝，加蘑菇丝和生姜丝，或葱和食盐少许，拌成馅。然后将面粉和水和成面团，将上述馅填入，制成夹心饼，放入油锅内，烙熟即成。

【功效】理气化痰、健胃消食。

柚皮醪糟

【来源】《重庆草药》。

【组成】柚子皮（去白）、青木香、川芎各等份，醪糟、红糖各适量。

【制法用法】将柚子皮、青木香、川芎制成细末，每煮红糖醪糟1小碗，兑入药末3～6g，趁热食用，1日2次。

【功效】疏肝和胃，理气止痛。

佛手酒

【来源】《全国中药成药处方集》。

【组成】佛手120g，五加皮30g，木瓜12g，栀子15g，广陈皮15g，高良姜9g，砂仁9g，肉桂9g，当归18g，青皮12g，木香6g，丁香6g，白酒10L，冰糖1.5kg。

【制法用法】将上药装入布袋内，浸于酒中，用文火加热30分钟后，过滤去滓，加冰糖溶化，以瓷坛或玻璃瓶贮存。每次服20～30mL，每日早晨、中午各服1次。

【功效】疏肝理气，温胃健脾。

二花调经茶

【来源】《民间验方》。

【组成】玫瑰花9g，月季花9g，红茶3g。

【制法用法】将上述药制粗末，以沸水冲泡10分钟即可。每日1剂，不拘时温服，连服数日，在行经前几日服用为宜。

【功效】理气止痛，活血调经。

NOTE

第八节　血瘀质的药膳

血瘀质是指体内有血液运行不畅的潜在倾向或瘀血内阻的病理基础，并表现出一系列外在征象的体质状态。血瘀质在脑力工作者及女性人群中多见，处于这种体质状态者，性格内郁，心情不快易烦，急躁健忘。易患出血、癥瘕、中风、胸痹等病。

【判断依据】

瘦人居多，性格内郁，心情不快、易烦，急躁健忘，平素面色晦暗，皮肤偏暗或色素沉着，容易出现瘀斑，易患疼痛，口唇暗淡或紫，舌质暗有瘀点，或片状瘀斑，舌下静脉曲张，脉象细涩或结代，眼眶暗黑，鼻部暗滞，发易脱落，肌肤干或甲错，女性多见痛经、闭经，或经色紫黑有块，崩漏。不耐受风邪、寒邪。

【发生原因】

1. 先天遗传。

2. 情绪抑郁、紧张，郁结日久，影响气血运行。

3. 嗜食油腻、甜食，或饮食过咸，或饮水不足，使血液过于黏稠，导致气血运行不畅。

4. 气虚、阳虚体质，气的推动功能减退，导致气血运行迟缓或瘀积。

5. 生活环境寒冷，血管长期痉挛，血行迟缓或凝滞于微血管。

6. 缺少运动锻炼，气血运行迟缓。

【调理原则】

血瘀质在饮食方面应多食用有活血、散结作用的食物，少食肥腻之品；起居宜有规律，保证充足的睡眠；需尽量避免寒冷刺激，多进行一些有利于促进气血运行的运动；情志上应培养乐观情绪，精神愉悦则气血和畅，营卫流通，有益于改善血瘀质。

多食用具有活血化瘀、行气通络作用的食物，豆类如黑大豆、黄大豆等；蔬菜可多食用韭菜、油菜、黄花菜、莲藕、茄子、葱白、萝卜等；调味品可多食用桂皮、赤砂糖、大蒜、小茴香等，水果适合选择山楂、桃、柑橘、葡萄；花类宜用玫瑰花、红花、月季花、牡丹花、桃花等。对非饮酒禁忌者，可适量饮用葡萄酒促进血液循环。不宜过多食用收涩、寒凉等食品。

三七蒸鸡

【来源】《延年益寿妙方》。

【组成】母鸡1500g，三七20g，葱、生姜、料酒、食盐、味精各适量。

【制法用法】母鸡去内脏和头爪，剁成小块；三七10g上笼蒸软切成薄片，三七10g磨成粉；将鸡肉、三七片置于盆中，葱姜摆在鸡块上，加适量料酒、食盐、清水，上笼蒸约2小时，出笼后拣去葱姜，拌入味精、三七粉即可。

【功效】散瘀定痛，益气养血。

益母草煮鸡蛋

【来源】《食疗药膳学》。

【组成】益母草30～60g，鸡蛋2个。

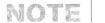

【制法用法】鸡蛋洗净，与益母草加水同煮，熟后剥去蛋壳，入药液中复煮片刻即可。

【功效】活血调经，养血益气。

红花当归酒

【来源】《中药制剂汇编》。

【组成】红花 100g，当归 50g，桂皮 50g，赤芍 50g，40% 食用酒精适量。

【制法用法】将上药打成粗粉，装入纱布袋中，加入 40% 食用酒精 1L 浸渍 10 ～ 15 天，再补充少许 40% 食用酒精继续浸药渣 3 ～ 5 天，滤过，添加食用酒精至 1L 即成。

【功效】活血祛瘀，温经通络。

鸡血藤膏

【来源】《本草纲目拾遗》。

【组成】鸡血藤 100g，益母草 200g，红糖 200g。

【制法用法】鸡血藤、益母草加水适量，武火煮沸，文火煮 30 分钟；分别煎煮 2 次后的滤液合并；将滤液煮沸浓缩至约 100mL，加入红糖，再熬制 15 分钟即可。

【功效】活血祛瘀，舒筋活络。

地龙桃花饼

【来源】《常见病的饮食疗法》。

【组成】黄芪 100g，干地龙（酒浸）30g，红花 20g，赤芍 20g，当归 50g，川芎 10g，桃仁（去皮尖、略炒）15g，玉米面 400g，小麦面 100g，白糖适量。

【制法用法】将黄芪、红花、当归、赤芍、川芎浓煎取汁，将地龙烘干研粉，与白糖、玉米面、小麦面混匀并以药汁调和成面团，分制为 20 个小饼，将桃仁匀布饼上，入笼蒸熟（或用烤箱烤熟）即可。

【功效】益气，活血，通络。

山楂红糖汤

【来源】《医学衷中参西录》。

【组成】鲜山楂 100g，红糖 25g。

【制法用法】山楂去核打碎，加水适量，煮沸 10 分钟后加入红糖，再煮 10 分钟即可。

【功效】行气散瘀，益气补血。

第九节　特禀质的药膳

特禀质是在禀赋遗传基础上形成的一种特异体质，表现为在外界因素的作用下，生理功能和自我调适能力低下，反应性增强，其敏感倾向表现为对不同过敏原的亲和性和敏感性。

【判断依据】

形体无特殊，或有畸形，或有先天生理缺陷。遗传性疾病有垂直遗传、先天性、家族性特征；胎传性疾病有母体影响胎儿个体生长发育及相关疾病特征。过敏体质者易患哮喘、荨麻疹、花粉症及药物过敏等；遗传疾病如血友病、先天愚型及中医所称"五迟""五软""解颅"等；胎传疾病如胎寒、胎热、胎惊、胎肥、胎弱等。对外界环境适应能力差，如过敏体质者对易致过敏季节适应能力差，易引发宿疾。

【发生原因】

1. 先天遗传。

2. 环境中存在易过敏的物质，如油漆、药物、染料和某些微生物、寄生虫、植物花粉等。

3. 部分特禀质者对某些食物、药物过敏。

【调理原则】

特禀质居室宜通风良好，保持室内清洁，被褥、床单要经常洗晒，以减少对尘螨过敏；室内装修后不宜立即搬进居住，应打开窗户，让油漆、甲醛等化学物质挥发干净时再搬进新居。春季室外花粉较多时，应减少室外活动时间，以防对花粉过敏。冬季运动时需特别注意防寒保暖防止感冒，避免汗出当风而激惹过敏状态，以微出汗为好。不宜养宠物，以免对动物皮毛过敏。起居应有规律，保持充足的睡眠。

饮食宜清淡、均衡，粗细搭配适当，荤素配伍合理。多食用具有益气固表作用的食物，粮食类如糯米、燕麦、糙米、玉米、小米等；蔬菜类如胡萝卜、山药等；水果宜选择乌梅、杨梅、柠檬、大枣、苹果、木瓜等；平素应少食荞麦、蚕豆、牛肉、鹅肉、鲤鱼、虾、蟹、茄子、酒、辣椒、浓茶、咖啡等辛辣之品、腥膻发物及含致敏物质的食物；避食肥甘油腻；避免接触如尘螨、花粉、油漆等各种致敏物质，以减少发病机会。

参枣米饭

【来源】《中国药膳大辞典》。

【组成】党参 5g，大枣 10g，糯米 125g，白糖 25g。

【制法用法】党参、大枣先用清水浸泡 20 分钟，再煎煮 30 分钟，去除党参和大枣，留取汤汁备用。将糯米洗净并浸泡 2 小时，放在锅中蒸 40 分钟，蒸熟后放在碗中，将党参大枣汤倒在糯米饭上，将白糖均匀铺撒在米饭之上，再蒸 5～10 分钟即可。

【功效】补气健脾。

补虚正气粥

【来源】《圣济总录》。

【组成】炙黄芪 30g，人参 3g，粳米 100g，白糖适量。

【制法用法】将炙黄芪、人参饮片用冷水浸泡半小时，入砂锅煮沸，改用小火煎成浓汁，再加冷水如上法煎取二汁；将一、二煎液混合，再加适量清水，放入粳米后煮成粥；粥成后，入白糖少许，稍煮即可，分早晚两次服用。

【功效】健脾益气，和胃补虚。

黄芪灵芝炖瘦肉

【来源】《现代养生》。

【组成】猪瘦肉 100g，黄芪 60g，灵芝 15g，生姜 1 块，食盐适量。

【制法用法】将黄芪和灵芝放入清水浸泡半小时，与瘦肉、生姜一起放入砂锅，加适量的清水和食盐盖上砂锅盖，等水开之后，再上火隔水蒸 3 小时即成。

【功效】补气固表。

葱白红枣鸡肉粥

【来源】《食品与健康》。

【组成】红枣 10 枚，葱白 50g，鸡肉 100g，生姜 10g，大米 100g。

【制法用法】将大米洗净，加适量水熬煮；粥煮至将成时，加入鸡肉、生姜、红枣继续熬煮至粥成，加入葱白稍煮即可。

【功效】补中益气、宣通鼻窍。

固表粥

【来源】《现代养生》。

【组成】乌梅 15g，黄芪 20g，当归 12g，粳米 100g，冰糖适量。

【制法用法】将上述中药放入砂锅中加水煮沸，改用小火，慢煎 20 ～ 30 分钟，取出药汁加粳米煮成药粥，加冰糖趁热食用。

【功效】益气养血固表。

人参炖乌鸡

【来源】《中华膳海》。

【组成】鲜人参 2 根，乌鸡 650g，猪瘦肉 200g，火腿 30g，姜 2 片，料酒 3g，食盐 5g。

【制法用法】将乌鸡处理干净，猪瘦肉洗净切小块，火腿切粒，鲜人参洗净；所有肉料焯去血污，加鲜人参、姜片、料酒装入炖盅内，入锅隔水炖 4 小时至熟烂，加入食盐调味即成。

【功效】补气养血、补虚固本。

第九章　常见亚健康状态的药膳应用

第一节　目干涩

目干涩是指因眼睛缺乏精血滋养而导致双目干燥、涩痛、视物模糊的一组常见亚健康症状，可伴有畏光、口干等表现，但并非指各种疾病引起的目干涩，临床以女性为多见。目干涩的主要中医病机为气血津液不足。

【判断依据】

1. 以双目干涩为主要表现，可伴有双目疼痛、视物模糊、畏光、瘙痒等，并持续 2 周以上。

2. 应排除引起双目干涩的各种疾病，如沙眼、结膜炎、干燥综合征、糖尿病、高血压、肾上腺皮质功能减退症等。

【发生原因】

1. 不良生活习惯，作息时间无规律，如熬夜等。

2. 身体营养不良，如久病虚损、失血过多等导致阴血不足。

3. 长期处于某一特定视物状态，如久视电脑、手机等。

4. 用眼疲劳，如长时间在较强或较弱的灯光下看书。

5. 工作环境光线损伤，如经常进行电焊、气焊等操作。

【调理原则】

主要是去除引起双目干涩的因素，如按时作息，避免熬夜；坚持规律的运动如瑜伽、气功、太极拳等；适时做眼保健操，避免眼疲劳状态；睡觉时尽量不要开灯，有睑闭不全者，应眼部盖上湿餐巾，以避免泪腺分泌的泪液水分蒸发；长期使用电脑者应注意适时调节用眼，避免长时间观看电子产品；改善学习环境，避免光线太强或太弱；电焊、气焊操作人员应注意戴好防护眼镜；可常做眼部湿敷、蒸汽浴，并注重对象个性化因素，审因调理。

均衡饮食，多吃各种新鲜的水果、蔬菜（如菠菜、油菜、莴笋叶、韭菜、胡萝卜）及动物肝脏、鱼类、乳类、鸡蛋等。多喝水对缓解眼睛干涩有益，尤其适于用眼较多，如长时间看电脑屏幕者。忌辛辣、油炸、油腻、烧烤等刺激性食物。

杞实粥

【来源】《眼科秘诀》。

【组成】枸杞子 20g，芡实 20g，粳米 100g。

【制法用法】枸杞子用滚开水泡透，去水，放置 1 夜；砂锅加水煮至沸腾，入芡实煮四五沸，再入枸杞子煮三四沸，最后下粳米共煮至米熟粥成。煮粥的水应一次加足，避免中途添加冷水。每日 1 剂，随餐用。

【功效】滋补肝肾，益肾固精。适用于肝肾精血不足导致双目干涩者。

芝麻粥

【来源】《锦囊秘录》。

【组成】黑芝麻 30g，粳米 60g。

【制法用法】黑芝麻、粳米洗净，加水适量，共煮成粥，早晚分食。

【功效】补血养肾，健脾益气。适用于脾肾亏虚，双目干涩，视物模糊者。

仙人羊肝羹

【来源】《养老奉亲书》。

【组成】枸杞根 50g，羊肝 1 具，羊肉 100g。

【制法用法】枸杞根洗净，放入砂锅，加水，煎煮 3 次，取汁约 2L 备用。羊肝、羊肉洗净，去筋膜，剁成细茸，倒入砂锅，加入备好的枸杞根水，煮至肝熟肉烂，下水淀粉调匀成羹，再下葱白、盐、味精等调味，即可食用，每日 1 剂，分 3 次空腹食用。

【功效】养血，补肝，明目。适宜于血虚双目干涩，视物昏花者。

参枣汤

【来源】《十药神书》。

【组成】人参 6g，大枣 10 枚。

【制法用法】将人参、枣洗净，放入锅内，加清水，以武火烧开后改用文火，继续煎煮 30 分钟即可。每日 3 次，10 天为一个疗程。

【功效】健脾益气，补血生津。适宜于气血不足，疲劳时眼干涩者。

第二节　身体疼痛

身体疼痛是一种身体的不适和情感经历，表现为全身或某一部位出现疼痛不适，持续两周以上不能缓解，可伴有乏力等。本症是亚健康状态常表现出的一类症状，但不包括相关疾病，如颈椎骨质增生、消化性溃疡、泌尿系结石、心血管系统疾病、盆腔附件炎症、外伤、鼻旁窦炎等所引起的全身或局部疼痛。身体疼痛的中医病机主要为肝肾不足，或夹湿、夹寒、夹痰、夹瘀等。

【判断依据】

1.以全身或身体某一部位疼痛为主要症状，可伴有头晕、乏力、失眠等表现，并可存在关节活动不利等症状，超过两周不能缓解。

2.引起明显的情绪问题，甚至影响正常休息、工作以及生活。

3.应排除引起身体疼痛的各种疾病，如颈椎病、血液病、感染性疾病、心肌梗死等。另外，还应排除"幻影疼痛"（指当病人的某只胳膊或腿受伤时，身体另一侧相对应的、没有受伤的胳膊或腿也会出现疼痛）。

【发生原因】

1. 不良生活方式 如长期睡懒觉，趴着或躺着看书，躺着看电视；长期受寒，或长期生活在不良环境（如潮湿环境）中。

2. 身体状况不良 如过度肥胖、过度消瘦。

3. 锻炼方法不佳 如缺乏锻炼或锻炼未持之以恒，或剧烈运动前准备不充分，或运动后很快静止下来，或运动前进食。

4. 长期不协调，过度用力 如经常猛力抬举重物，或长期身体姿势不良，长期处于某一特定姿势，如久坐、坐姿不正、长期穿高跟鞋、长时间伏案工作、长时间开车、长时间保持一定姿势做家务等。

5. 情志不舒，或兼劳逸失度 如精神压力大，过度疲劳等。

【调理原则】

主要是去除引起身体疼痛的因素，进行自我调节，以减轻身体疼痛，还应注重针对具体因素，辨证调理。培养良好的生活习惯，按时作息，避免睡懒觉，避免趴着或躺着看电视等；科学运动，运动量不宜过大，运动方式因人而异；长期保持正确的坐姿、站姿、行走姿势及定时适当活动，尽量避免长期穿高跟鞋；担抬重物等情况应注意保持身体左右两侧平衡，尽量避免突然用力；保持生活及工作环境干燥、采光和通风良好、温度适宜，避免身体某部位长期吹风受凉；调摄情志，将生活中遇到的压力想象成"生活中的一部分，应该完成的事情"，以达到将"压力"转化为动力的目的；劳逸结合，避免过度劳累；睡觉时枕头高度及软硬度应合适，原则上以睡在枕头上不会使颈部扭曲为原则。

平时饮食上应该多喝水，摄入充足蔬果、低升糖指数主食；多食用蛋类、奶类及奶制品以保证充足的蛋白质来源，大豆、坚果具有抗炎作用，酸奶可以改善肠道微环境，应尽量每日食用；少吃甜点和加工食品，因其会加重体内炎症因子的水平。

黑豆炖鲫鱼

【来源】《亚健康临床指南》。

【组成】黑豆 100g，杜仲 15g，鲫鱼 1 条（约重 300g），食盐、生姜适量。

【制法用法】先将黑豆、杜仲加水适量，炖至黑豆熟透，取出杜仲，再加入鲫鱼炖熟，加入食盐、生姜适量调味后服食。

【功效】补肝肾，强筋骨。适宜于肝肾亏虚引起的腰脊酸痛者。

骨碎补炖猪蹄

【来源】《中医治未病》。

【组成】骨碎补、川牛膝各 20g，菟丝子 30g，川续断 15g，猪蹄 2 只。

【制法用法】将骨碎补、川牛膝、菟丝子、川续断用纱布包好，和猪蹄共放锅内，加水及黄酒适量，炖 2 小时，吃猪蹄喝汤。

【功效】温补肾阳。适宜于肾阳虚引起的腰背疼痛者。

杜仲腰花

【来源】《本草纲目》。

【组成】猪腰 1 个，杜仲 10g。

【制法用法】猪腰去筋膜，切片，杜仲水煎成浓汁，猪腰片以常法烹炒，将熟时淋上杜仲汁；或杜仲干燥研粉，将猪腰片与杜仲粉、花椒、食盐等拌匀后烹炒。

【功效】滋补肝肾。适宜于肝肾亏虚引起的腰背疼痛者。

猪肾羹

【来源】《太平圣惠方》。

【组成】猪肾 1 只，枸杞叶 100g，豆豉 25g。

【制法用法】猪肾去筋膜，切片，枸杞叶切碎，二者与豆豉同煮作羹，酌加葱、椒、盐等调味。

【功效】滋补肾阴。适宜于肾阴虚引起的腰背疼痛者。

第三节　耳鸣

耳鸣是指无外界声源刺激，耳内或头部主观上有声音感觉，是一种症状，而非一种独立的疾病，亦非相关疾病如耳蜗微循环病变、听神经损害、脑动脉硬化、糖尿病等引起的耳鸣。本病多见于中老年人，年轻人发病则多见于女性。耳鸣常为听力损伤的先兆，可能进一步发展为耳聋。耳鸣的中医病机主要为肾虚髓海不足。

【判断依据】

1.以耳鸣为主要症状，可表现为蝉鸣、蚊叫、铃声等，亦可有轰鸣等情况，持续 2 周以上。

2.出现明显的烦躁、苦恼、睡眠障碍、精神紧张、缺乏生活乐趣、焦虑、抑郁等症状，对生活质量和心理均有不同程度影响。

3.应排除引起耳鸣的全身性疾病或局部病变，如高血压、低血压、动脉硬化、高血脂、糖尿病小血管并发症、微小血栓、颈椎病、神经脱髓鞘病变、听神经瘤、药物中毒、中耳炎等。环境干扰因素亦应排除如过饮咖啡、浓茶、红酒及一些酒精饮料，以及过量进食奶酪、巧克力等引起的耳鸣。

【发生原因】

1.长期不良生活习惯，如经常过量饮用咖啡、浓茶、奶酪、巧克力，或吸烟、饮酒。

2.身体状况不良，如经常劳倦，耗损肾气，渐则致肾阴亏虚。或年龄增长，肾阳渐衰。

3.处于不良生活环境，如较长期、持续的噪声环境，或兼环境空气不流通。

4.营养失衡，如饮食偏嗜致铁、锌等微量元素不足。

5.心理压力过大，或遭遇不良心理刺激。

【调理原则】

去除引起耳鸣的因素，调节心理平衡，改善居所、工作环境等，补肾充髓。应注重对象具体因素，辨证调理。按时作息，保证充分睡眠；规律、科学地进行运动，避免过度劳累；改善工作、生活环境，避免暴露于强声或噪声环境中，保持环境空气流通；心理调节，多向朋友、同事叙述自己的心理困扰，必要时寻求心理治疗，主动与心理治疗人员进行沟通，让其了解发生耳鸣的原因，扭转不良认知，以缓解负性心理暗示，减轻精神压力。

饮食上应该尽量避免摄入一些刺激性的物质如浓茶、烟酒等；营养均衡，多食含维生素及铁、锌等微量元素多的蔬菜、食物，如黑芝麻、植物油、紫菜、海带、黑木耳、韭菜、黑糯米、牡蛎、动物肝脏、坚果类、蛋、肉、鱼等。

磁石酒

【来源】《圣济总录》。

【组成】石菖蒲 250g，木通 250g，磁石 15g。

【制法用法】将石菖蒲用米泔水浸 1～2 日备用，磁石打碎，与石菖蒲、木通一起装袋浸入 10L 酒中，冬季 7 日，夏季 3 日即成，每日适量饮用。

【功效】化痰清热，散结通窍。适宜于情志不畅，痰火阻滞耳窍之耳鸣者。

扁豆小米粥

【来源】《粥谱》。

【组成】炒白扁豆 60g，小米 80g，粳米 100g。

【制法用法】三物洗净，同煮至烂熟即可。每日一剂，分早晚服。

【功效】益精气，健脾胃，聪耳目。适宜于脾胃不足，少气懒言，体倦无力，听力下降，耳内虚鸣者。

归参炖母鸡

【来源】《乾坤生意》。

【组成】当归 15g，党参 15g，母鸡 1 只。

【制法用法】将母鸡去毛及内脏，腹腔内置当归 15g、党参 15g 及葱、姜、黄酒、食盐各适量，将母鸡放入砂锅，加水以小火煨炖至烂熟即可，每日 1 次。

【功效】补气养血。对气虚血亏耳鸣者适用。

杞叶羊肾粥

【来源】《饮膳正要》。

【组成】羊肾 1 个，羊肉 60g，枸杞叶 200g，粳米 60g，葱白 2 茎。

【制法用法】羊肾去内筋膜，洗净后，切碎；羊肉与枸杞叶洗净切碎，并将上述食材与粳米、葱白同煮，熟后入盐调味即成。

【功效】补肾健脾益胃。适宜于脾肾亏虚，头晕眼花，耳鸣耳聋者。

第四节　头晕

头晕是一种对空间移动或空间迷失的感觉，这种感觉可能是头部的感觉，也可能是身体的感觉，或两者兼有，多数人描述为"整天昏昏沉沉，脑子不清，注意力不集中"，可伴有头痛、失眠、健忘、低热、肌肉关节疼痛及多种精神症状。其基本特征为休息后不能缓解，而理化检查没有器质性病变，给生活工作造成了一定的影响。头晕的中医病机主要是气血亏虚、肝阳上亢等。

【判断依据】

1. 以对空间移动或空间迷失的感觉为主要症状，可有头痛、失眠、健忘、耳鸣、呕吐、心慌等表现，且超过两周。

2. 出现明显的烦躁、焦虑等症状，影响生活质量。

3. 应排除引起头晕的全身性疾病或局部病变，如高血压、低血压、冠心病、动脉硬化、颈椎病、急性脑血管意外、药物过敏、贫血、甲亢、鼻窦炎、中耳炎、梅尼埃病、听神经瘤、嗜铬细胞瘤、感染、中毒、脑外伤后综合征及精神疾病等疾患。

【发生原因】

1. 不良生活方式　如长期睡懒觉，躺着看电视，长期熬夜。

2. 身体状况不良　如长期过度疲劳、经常失眠致气血两虚；长期情绪低落或心理压力大，如工作紧张、精神压力增高等引起肝气郁结、久郁化火出现肝火上炎。

3. 长期处于某些特定姿势　如长时间伏案工作、久视电脑屏幕等。

4. 退行性病变　年龄增大、颈椎退行性病变及颈椎周围组织发生功能性或器质性变化等。

5. 饮食结构不合理　常吃高脂肪、高胆固醇食物或过度节食，导致身体消瘦，长期低血糖或肥胖等。

【调理原则】

去除可能引起头晕的因素，纠正不良生活习惯，戒烟限酒，按时作息，避免劳累、熬夜，保证充分睡眠，生活有规律；改善神经系统功能，进行自我心理调节，将"头晕"想象成"生活中的一部分"，从而减少"时时想到头晕"的负性心理暗示；必要时寻求心理治疗，那些经临床相关检查无组织器官器质性病变而出现头晕者可咨询心理医生，了解其产生症状的原因，通过心理治疗技术帮助减轻头晕症状。

饮食上合理膳食，多吃蔬菜水果，忌生冷、油腻及过咸、过辣、过酸的食物；有动脉粥样硬化倾向者尤其忌食动物内脏；营养均衡，多食豆芽、瓜类、黑木耳、芹菜、荸荠、豆类、奶、鱼、虾等。

菊花粥

【来源】《老老恒言》。

【组成】菊花 15g，粳米 60g。

【制法用法】先将菊花研成细粉，取粳米，加水适量，煮粥，待粥将成时，调入菊花粉，稍煮一二沸，即成，每日 2 次。

【功效】平肝潜阳。适宜于肝阳上亢的头晕者。

龙眼莲子粥

【来源】《滋补保健药膳食谱》。

【组成】龙眼肉 15g，莲子肉 15g，红枣 20 枚，糯米 50g。

【制法用法】将莲子肉与红枣、糯米一同煮至粥成，加入龙眼肉，再稍煮片刻，加白糖适量搅匀服用。

【功效】滋阴补血，益气补虚。适宜于气阴两虚头晕者。

芪归鸡汤

【来源】《疾病的食疗与验方》。

【组成】黄芪 60g，当归 30g，党参 20g，白芍 15g，母鸡 1 只。

【制法用法】将母鸡宰杀后去毛、内脏，洗净，将黄芪、当归、党参、白芍纳入鸡腹，用线缝好，入锅中，再加入水、黄酒、葱、姜、盐，煮至烂熟，吃肉喝汤。

【功效】补气养血。适宜于气血亏虚头晕者。

参归山药猪腰

【来源】《百一选方》。

【组成】猪肾 1 个，人参、当归各 10g，山药 30g。

【制法用法】猪肾去除筋膜，冲洗干净，切片备用。人参、当归放入砂锅内加清水适量煮 10 分钟，再加入猪肾、山药，熟后即捞出猪肾。待冷后加入麻油、葱、姜等调味拌匀即成。每日 2 次，佐餐食用，15 天为 1 个疗程。

【功效】填精生髓。适宜于肾精亏虚头晕者。

第五节　头痛

头痛是指头部出现一种以疼痛为主要表现，令人不快的感觉和情绪上的感受，如头部疼痛、沉重、受压或闷胀感、空虚感等，可伴有恶心、呕吐、畏光、目胀及头晕、心烦、忧郁、焦虑、乏力、记忆力下降、睡眠障碍等其他精神和身体症状。常因劳累、焦虑、用脑过度、月经前期或经期发作，有反复发作、病程迁延不愈等特点。头痛的中医病机主要是痰瘀阻络、气滞血瘀等。

【判断依据】

1. 以头痛为主要症状，可为头闷、颈部僵硬不适感、压痛或紧缩感，可伴有耳胀、眼部憋胀、恶心、呕吐、畏光、倦怠乏力等表现。症状时轻时重，遇寒冷、劳累、情绪激动可加重，休息后可缓解，发作 12 ～ 180 天 / 年以上，且每次疼痛持续 30 分钟以上。

2. 症状呈反复发作性或持续性，严重影响头痛者的生活质量，并使工作和学习效率明显下降。

3. 应排除引起头痛的各种疾病，如严重感染、转移性肿瘤、严重的心、肝、肾等脏器疾病、脑血管意外、眼及鼻、耳科方面的疾病、颅内占位性病变、颅底重要发育畸形及脑外伤、精神病等疾患。

【发生原因】

1. 不良生活习惯（如吸烟、饮酒），特殊饮食习惯（如嗜食油腻饮食、高蛋白、奶酪制品和巧克力之类），长时间熬夜，长期低头工作。

2. 饮食中镁离子减少，部分头痛者脑组织中镁含量偏低，在其发作期与缓解期，大脑镁含量有显著的差别。

3. 不良身体状况，如长期饮食劳倦，或兼情志不畅等导致肝肾阴亏。

4. 季节性因素，如夏季出汗多、贪食冰冷饮料。

5. 遭遇不良心理刺激，如家庭生活事件、突然意外。

【调理原则】

主要是去除引起头痛的因素，进行自我情绪调节。并根据个体因素辨证调理。按时作息，避免熬夜，保证睡眠充足；戒烟限酒，养成良好的坐姿；劳逸结合，适时活动调节身体；认识自己的个性特征，树立乐观开朗的人生观，分析产生目前个性心理的原因，寻求解决问题的方法。进行自我心理调节；必要时寻求心理治疗。

均衡饮食，不宜过于肥甘厚味，多食含镁离子等矿物质丰富的饮食，如小米、荞麦面等谷类，黄豆、蚕豆、豌豆等豆类及豆制品，以及雪菜、冬菜、冬菇、紫菜、桃子、桂圆、核桃、花生等蔬菜和果类；在季节更替时注意不能过度贪冷恋凉；汗多时应适当补充加入电解质的水分。

甘草菊花饮

【来源】《中华药膳纲目》。

【组成】甘草 3g，菊花 6g。

【制法用法】将甘草、菊花放入砂锅中，加水，中火煮沸，改文火煮 15 分钟，取汁，亦可加白糖调味。每日 1 剂。

【功效】清肝火，散风热。适宜于肝火上炎头痛者。

决明子粥

【来源】《粥谱》。

【组成】炒决明子 15g，粳米 100g，白菊花 10g，冰糖少许。

【制法用法】将决明子与白菊花同煎取汁去滓，然后与粳米煮粥，粥将熟时，加入冰糖，稍煮即可食用。

【功效】平肝潜阳。适宜于肝阳上亢头痛者。

杞菊地黄粥

【来源】《亚健康临床指南》。

【组成】熟地黄 15g，枸杞子 20g，白菊花 8g，粳米 1000g，冰糖适量。

【制法用法】先将枸杞子、熟地黄煎取浓汁，分两份与粳米煮粥。另将白菊花用开水沏茶，在粥将熟时兑入粥中稍煮即可食用。

【功效】滋阴补血。适宜于阴虚血少头痛者。

山药杞枣鸽肉汤

【来源】《养生食疗方》。

【组成】山药、枸杞子、小枣各 20g，鸽子 1 只。

【制法用法】将鸽子去毛及内脏，将前三味用水浸泡 2 小时，放入鸽子腹内缝合，隔水蒸熟；饮汤、吃肉。每日分 3 次食用。

【功效】滋阴补气养血。适宜于气阴两虚头痛者。

第六节　腹胀

腹胀是指持续性或反复出现的脘腹胀满不舒，或伴有嗳气、呃逆、口臭、肠鸣、恶心、厌食等，此状况持续 1 周以上，不超过半个月；但不包括各种疾病（如胃炎、肝脏疾病、胰腺疾病、小肠吸收不良、甲状腺功能减退、胃肠道肿瘤或梗阻等）所导致的腹胀。在亚健康状态，气郁质、湿热质、气虚质和阳虚质易发生腹胀症状。

【判断依据】

1.以脘腹胀满为几乎唯一不适感，其他不适感均为继发，包括嗳气、呃逆、口臭、肠鸣、恶心、厌食等症状。

2.上述腹胀情况持续性或反复发作 1 周以上，但不超过半个月。

3.引起明显的苦恼，精神活动效率下降，或生活质量下降。

4.不为任何一种躯体疾病或消化系统疾病的一部分。

5.应排除消化道器质性病变，如胃炎、肝脏疾病、胰腺疾病、胃肠道肿瘤等导致腹胀者；或全身性疾病，如糖尿病、结缔组织病、肾病等导致腹胀者；合并有心血管、肺、肝、肾和造血系统等严重原发性疾病和严重器质性疾病及精神病患者。

【发生原因】

1. 不良的饮食习惯　如进食不易消化或不洁的食物而引起胃肠功能不正常，发生积气而导致腹胀；进食油腻、高蛋白的食物过多，可致消化不良，延迟胃排空，导致气体累积而发生腹胀。

2. 不良的生活习惯　如生活作息无规律，三餐不按时，时饱时饥，吃饭狼吞虎咽；长期久坐、久卧，工作缺乏运动。

3. 情志因素　如心理和社会因素的影响，精神紧张，工作压力大，学习负担重，导致腹部胀满。

4. 身体状况不良　如老年人唾液、胃液、肠液的分泌量减少，其中的消化酶含量较低，胃酸的分泌量也减少，因此消化食物的能力减低，导致腹胀。有的人饮用牛奶也会腹胀，这是因为缺乏足够的乳糖酶，不能消化牛奶中的糖类，因而发酵产生气体。

5. 脾胃虚弱可导致腹胀　如脾阳不振，胃气虚弱，健运无权，腑气通降不利而成腹胀。

【调理原则】

主要是去除影响腹胀的因素，进行心理行为调整，减少压力，调畅情志，均衡饮食，改变生活习惯，注意锻炼身体，改善胃肠功能。应注重干预对象个体体质类型等个性化因素，根据个体的脾胃功能状态，辨证调理。

合理安排饮食，避免或减少食用易产气的食物；多吃些顺气食物；减少食用不易消化的食物，宜多吃金橘、山楂、杨梅、紫苏叶、胡萝卜、橘子、刀豆、大白菜、芹菜、蕹菜、冬瓜、瓠子、番茄、苦瓜、茴香、薤白、橙子等；适度食用高纤维食物；吃饭时应细嚼慢咽，进食太快，或边走边吃，容易吞进空气；不嚼口香糖、槟榔；戒烟。

砂仁炖鲫鱼

【来源】《中医经典食疗大全》。

【组成】鲫鱼 400g，砂仁 6g，炙甘草 3g（研为末）。

【制法用法】将炙甘草、砂仁一并放入鱼腹内，用线缚好，放入锅内，加水适量，用武火煮沸，后用文火炖至鱼熟烂。每日 1 剂，连服数日。

【功效】行气利水，健脾燥湿。适宜于脾虚湿困所致之腹胀者。

枣肉鸡内金饼

【来源】《医学衷中参西录》。

【组成】大枣肉 250g，生姜 30g，鸡内金 50g，白术 100g，面粉 500g，白糖适量。

【制法用法】先将生姜、白术煎汤，枣肉捣烂，生鸡内金焙干研细末，共和入面，做成小饼，烘熟。每次吃 2～3 个，每日 2～3 次，连服 1 周。

【功效】健脾化食消胀。适宜于脾虚食滞所致之腹胀者。

白胡椒炖猪肚

【来源】《饮食疗法》。

【组成】白胡椒 10g，猪肚 1 具，调味品适量。

【制法用法】将猪肚反复用水冲洗净，白胡椒打碎，放入猪肚内，并留少许水分；把猪肚头尾用线扎紧，慢火煲 1 小时以上（至猪肚酥软），捞出猪肚，切条装盘，调味佐餐。

【功效】温中健脾，行气利水。适宜于脾阳不振，寒饮内停型腹胀者。

第七节　夜尿多

夜尿多是指夜间排尿次数和量均增多（夜间尿量＞24 小时尿量的 35%），或每夜排尿＞两次，或尿比重常低于 1.018，但 24 小时尿的总量并不增多，不包括各种疾病，如高血压、糖尿病、前列腺增生、慢性肾小球肾炎、肾盂肾炎等引起的夜尿增多。夜尿多的中医病机主要是肾阳不足，肾气亏虚。

【判断依据】

1. 以夜尿多为主要症状，夜间尿量＞24 小时尿量的 35%，或每晚排尿两次以上者，每年出现夜尿增多的时间超过 75 天。

2. 严重干扰睡眠，影响生活质量和身心健康，给生活带来不便。

3. 应排除引起夜尿增多的各种疾病，如泌尿系统疾病（下尿路手术史、膀胱炎症、结石、慢性肾炎等）、内分泌及代谢性疾病（尿崩症、前列腺疾病等）、心血管系统疾病（充血性心力衰竭等），还应排除药物（如利尿药）所致的尿频。

【发生原因】

1. 遭遇重大事件，或长期精神负担重，引起心理压力大，出现精神紧张、焦虑、恐惧、失眠等。

2. 躯体状况不良，如消瘦、过度限制脂质摄入等。

3. 特殊生活习惯，如睡前饮用了浓茶、咖啡或大量饮水等。

4. 妇女多胎多产等耗伤肾气，引起肾气亏虚；或年龄增长，肾气不足，肾阳亏虚等。

【调理原则】

改变特殊生活习惯，睡前排空残尿；按时作息，保证睡眠充足。将"夜尿多"这种不适认为是自我生活中的一部分，不要看成精神负担，通过散步、打太极拳、垂钓等方式缓解心理压力。也可进行心理辅导，寻求心理支持，缓解心理痛苦，帮助减轻精神紧张、焦虑、恐惧、失眠等。

均衡饮食，避免过度限制脂质摄入。日常饮食多吃富含维生素的食物，多吃新鲜蔬菜水果及坚果种子类食物，常吃健脾益肾的食材，宜吃菌菇类。临睡前不饮浓茶、咖啡等，并尽量少饮水。

枸杞羊肾粥

【来源】《饮膳正要》。

【组成】枸杞叶 250g（或枸杞子 30g），羊肉 60g，羊肾 1 个，粳米 60g，葱白两茎，食盐适量。

【制法用法】新鲜羊肾剖开，去内筋膜，洗净，细切；羊肉洗净切碎；煮枸杞叶取汁，去滓，也可用枸杞叶切碎，备用；同羊肾、羊肉、粳米、葱白一起煮粥，待粥成后，入盐少许，稍煮即可。每日早、晚服用。

【功效】温肾阳，益精血，补气血。适宜于肾阳亏虚之夜尿多者。

柏子仁芡实粥

【来源】《中国药膳大辞典》。

【组成】柏子仁 10g，芡实 30g，糯米 30g，白糖适量。

【制法用法】将柏子仁、芡实和糯米洗净后倒入小锅内，加水用武火煮成粥，食时加白糖。

【功效】补脾益肾，安眠养心，固精缩尿。适宜于心脾两虚，肾气不固之夜尿多者。

覆盆子烧牛肉

【来源】《中药养生图典》。

【组成】覆盆子 50g，牛肉 1000g，黄酒、酱油适量。

【制法用法】覆盆子洗净，加黄酒 1 匙湿润备用；牛肉洗净切块，上油锅炒，再加黄酒 2匙，酱油 4 匙，再焖烧 5 分钟后，盛入砂锅，放入覆盆子，加入凉水炖熟，佐膳食。

【功效】补肾缩尿。适宜于肾阳虚之夜尿多者。

金樱子炖猪小肚

【来源】《泉州本草》。

【组成】金樱子 30g，猪小肚 1 个，食盐、味精各适量。

【制法用法】先将猪小肚去净肥脂，切开，用盐、生粉拌擦，用水冲洗干净，放入锅内用开水煮 15 分钟，取出在冷水中冲洗。金樱子去净外刺和内瓤，一同放入砂锅内，加清水适量，武火煮沸后，文火炖 3 小时，再加适量食盐、味精调味即成。

【功效】缩尿涩肠，固精止带，益肾固脱。适宜于因肾气不足、失于固摄所致尿频、遗尿等。

第八节　便秘

便秘是指排便周期延长，每 2 ～ 3 天或更长时间排便 1 次，无规律，或大便干燥，常伴有排便困难感，或排便不尽感，但不包括各种疾病（如肠道炎症、肠道息肉、吻合口狭窄、肠道肿瘤等）导致大肠功能紊乱所引起的便秘。在亚健康状态，阴虚质、阳虚质和湿热质人群易发生便秘。

【判断依据】

1. 以排便不畅为几乎唯一不适感，其他不适感均为继发，包括腹痛、腹胀、消化不良、食欲不振、乏力、头晕等。

2. 上述排便不畅情况连续发生 2 次以上，但持续不超过半个月，严重者工作、学习效率降低，生活质量下降。

3. 不为任何一种躯体疾病或消化系统疾病的一部分。

4. 应排除已诊断为便秘症患者或其他肠道本身的病变，如肠道肿瘤、息肉、炎症、结核、巨结肠、憩室病、吻合口狭窄等；肠外的疾病，如垂体功能低下、中枢神经病变、脊神经病变、周围神经病变等；合并有心血管、肺、肝、肾和造血系统等严重原发性疾病者和器质性疾病及精神病患者。

【发生原因】

1. 不良的饮食习惯，如饮食过于精细，高脂肪、高蛋白摄入过多，膳食纤维摄入过少，摄入蔬菜单调，水果的摄入量少；进食量减少，每日进食量明显低于过去的水平，特别是肥胖者，为了减肥而过度节食等；经常饮用浓茶、咖啡，吸烟过多和酗酒者，使自主神经过度兴奋，肠道肌肉痉挛而导致肠蠕动过度引起便秘；平时不爱喝水，饮水量少等。

2. 不良的生活习惯，如生活作息无规律，晚上不睡，早上不起，错过最佳排便时间；长期久坐，工作缺乏运动；不良的排便习惯，如不按时排便，长期抑制便意等。

3. 精神因素，如精神因素可通过中枢神经产生中枢神经递质作用于自主神经系统，使肠神经异常或者影响消化道激素调节，导致排便障碍；精神紧张，工作压力大，尤其是女性绝经期前、绝经期的便秘症状较为突出。

4. 滥用导泻剂，如长期服用番泻叶之类的药物，维持排便，而且用量越来越大，结果导致便秘加重。

5. 年老体虚，随着年龄的增长，生理功能衰退，大肠蠕动缓慢。

6. 中医学认为，便秘常发生在阴虚质、阳虚质和湿热质的人群中。阴虚则肠道津液亏少，"无水则舟不行"，便结肠中不下；阳虚则肠道蠕动减弱，无力推动大便下行，故便秘；湿热蕴结肠中，则大便黏腻，排便不爽。

【调理原则】

排便不畅与个体身体状况、心理应激因素、社会应激因素等密切相关，干预原则主要是调畅情志，保持精神愉快，情绪稳定，避免烦闷、忧虑、恼怒；养成每日晨起定时排便的良好习惯，进行适当的体育锻炼；还应注重干预对象个体体质类型等个性化因素，辨证调理。

均衡饮食，要多饮水，每晚睡前喝蜂蜜水可以清洗肠胃；少喝酒，少饮用咖啡和浓茶以减少对肠道的刺激；多食用膳食纤维含量高的五谷杂粮、蔬菜、水果等；易有便秘症状的人还可补充油脂类食物，炒菜时可多放点植物油；经常饮用酸奶可以有效缓解便秘；适当选用一些中药代茶饮，如杜仲茶、决明子茶等。

姜汁菠菜

【来源】《中国药膳学》。

【组成】菠菜 250g，生姜 25g，调料适量。

【制法用法】菠菜去须根留红头，洗净切长段，锅内略焯后捞出，沥水，抖散晾凉；将生姜洗净，去皮捣成汁；菠菜中加入姜汁及食盐、酱油、麻油、味精、醋、花椒油各适量，调拌入味。

【功效】润肠通便。适宜于津伤便结之便秘者。

黄芪芝麻糊

【来源】《经验方》。

【组成】黑芝麻 60g，黄芪 18g，蜂蜜 60g。

【制法用法】黑芝麻研末成糊状，调入蜂蜜，用黄芪煎出液冲服。每日 1 剂，分 2 次服，连服数日。

【功效】补气润肠。适宜于肺脾气虚，传导失司之便秘者。

桑椹芝麻糕

【来源】《中国药膳大辞典》。

【组成】桑椹 30g，黑芝麻 60g，麻仁 10g，糯米粉 700g，粳米粉 300g，白糖 30g。

【制法用法】将桑椹、麻仁、黑芝麻放入锅内，加清水适量，用大火烧沸后，转用小火煮 5 分钟，去滓留汁；糯米粉、粳米粉、白糖放入盆内，加药汁、清水适量，揉成面团，做成糕，在每块糕上撒上黑芝麻，上笼蒸 15 ～ 20 分钟即成。

【功效】益气养血。适宜于血虚便秘者。

五仁粳米粥

【来源】《千家食疗妙方》。

【组成】芝麻、松子仁、柏子仁、胡桃仁、甜杏仁各 10g，粳米 100g，白糖少许。

【制法用法】将五仁碾碎，与粳米加水煮粥。服用时加少许白糖，每日早晚服用。

【功效】润肠通便。适宜于中老年人气血两虚之便秘者。

第九节　自汗

自汗是指不因劳累、炎热、衣着过暖、服用发汗药等因素而时时汗出，动辄益甚的汗出异常症状，又称自汗出。自汗多因身体虚弱、阴阳失调、腠理不固导致。

【判断依据】

1. 不因外界环境影响，在头面、颈部或四肢、全身出汗者，活动尤甚，可伴有气短、乏力、神疲等表现。

2. 清醒时汗出，睡眠中无汗出。

3. 排除已诊断为高热、甲状腺功能亢进者或全身性疾病，如心脏病、颈部肿块、手术和外界环境干扰因素引起汗出者。

【发生原因】

1. 多见于老人、小孩及产后等气虚体质状态，气虚不能摄津。

2. 思虑烦劳过度，纳差，消化不良，致气虚不能摄津。

3. 进食过于辛辣、肥甘厚味之物，痰热内生，迫津外泄。

4. 湿热体质，热盛迫津。

5. 情绪不稳定，肝郁化火，热盛迫津。

【调理原则】

自汗多属于气虚不固，治疗上宜补虚敛汗。具体而言，不同的人有不同的证候，更有虚实夹杂者，需调节好情绪，养成良好的处世心态；再以饮食调理，辨证治疗。例如平时要注意劳逸结合，不可劳累过度；勤洗澡，勤换衣被，保持身体清洁，节制房事；多饮水，保持体内的正常液体量；保持心情舒畅、平稳，避免经常激动；注意体育锻炼，增强体质，尤其注意预防感冒；每天打太极拳 1 ～ 2 次。

多食补益气血的食物，宜吃鸡、鸭、鱼、蛋、山药、红枣、扁豆、羊肉、桂圆、狗肉、豆制品等。不宜吃生冷，少吃凉拌菜肴。

党参五味炖猪心

【来源】《随息居饮食谱》。

【组成】党参 12g，黄芪 12g，五味子 9g，猪心 1 个。

【制法用法】将党参、黄芪、五味子、猪心放入锅中，水适量隔水炖 1 小时，吃肉饮汤，每 1 ～ 2 天食 1 次。

【功效】补气益血，固表止汗。适宜于思虑过度、气血亏虚之自汗者。

浮小麦饮

【来源】《卫生宝鉴》。

【组成】浮小麦 15 ～ 30g，红枣 10g。

【制法用法】将浮小麦、红枣洗净放入砂锅内，加水适量，煎汤频饮。亦可将浮小麦炒香，研为细末，枣汤或米饮送服，每次 2 ～ 3g，每日 2 ～ 3 次。

【功效】固表止汗，益气养阴。适宜于卫表不固、气阴两虚所致汗出、气短、心烦、心悸者。

黄芪鸡汁粥

【来源】《中国药膳大辞典》。

【组成】母鸡 1 只（重 1000 ～ 1500g），黄芪 15g，粳米 100g。

【制法用法】先将母鸡去毛及内脏剖洗干净，浓煎为鸡汁；将黄芪水煎 2 次取汁，加适量鸡汤及粳米共煮成粥。早、晚温热服食。

【功效】补气升阳，固表止汗。适宜于气虚，乏力，自汗者。

人参莲肉汤

【来源】《经验良方》。

【组成】白人参 10g，莲子 10 枚，冰糖 30 克。

【制法用法】将白人参、莲子（去心）放在碗内，加洁净水适量发泡，再加入冰糖，再将碗置蒸锅内，隔水蒸炖 1 小时，即可食用。人参可留待次日再加莲子，用同样方法蒸熟食用，可连用 3 次。

【功效】补气益脾。适宜于气虚消瘦，疲倦，自汗者。

第十节　疲劳

疲劳是指主观上感觉躯体倦怠、力量不足或精神疲惫、注意力不集中，行为上表现为体力或脑力活动的下降，包括躯体疲劳和精神疲劳。中医对疲劳常用倦怠、乏力、懈怠、困倦、神疲等术语进行描述。亚健康疲劳状态是指持续或反复出现 3 个月以上的疲劳感，但能维持正常工作生活并且经系统检查排除可能导致上述表现的疾病的亚健康状态。疲劳多因阴阳失衡、气血失调、脏腑功能失和所致。

【判断依据】

1. 临床不能解释的持续或者反复发作的慢性疲劳：①该疲劳是不明原因的、持续的或反复的慢性疲劳。②不是持续用力的结果。③经休息后不能明显缓解。④导致工作、教育、社会或个人日常活动水平较前有明显的下降。

2. 下述症状中同时出现 4 项或 4 项以上，且这些症状已经持续存在或反复发作 6 个月或更长的时间，但不应该早于疲劳：①短期记忆力或集中注意力的明显下降。②咽痛。③颈部或腋下淋巴结肿大、触痛。④肌肉痛。⑤没有红肿的多关节的疼痛。⑥一种类型新、程度重的头痛。⑦不能解乏的睡眠。⑧运动后的疲劳持续超过 24 小时。

【发生原因】

与个体身体状况、心理应激因素、社会应激因素等密切相关。

【调理原则】

去除影响因素，积极开展健康教育，调畅情志，均衡饮食。早发现、早诊断、早处理，综合干预，辨证调护。

保持适当户外活动，如每日晨跑 20 分钟或漫步 30 分钟，多参加团体活动；保持情绪平稳，少动怒、激动；可泡温泉浴 30 分钟或按摩 15 分钟，以消除躯体肌肉酸痛；按时作息，并注意睡眠姿势、环境，睡眠规律要与四季对应；保证充足的睡眠时间，老人宜保持 5 小时睡眠，年轻人可在 7 小时左右；运动疗法，因人、因时，循序渐进，以放松项目为主，如散步、瑜伽、气功、太极拳等；娱乐保健，如听音乐、对弈、垂钓、书法等。

睡前不宜吃得过饱，不要吃刺激性或兴奋性食物；戒烟限酒，每天酒精量少于 25g；饮食定时定量，全面均衡。

人参粥

【来源】《食鉴本草》。

【组成】人参 5 ～ 10g，粳米 50 ～ 100g。

【制法用法】将人参切成小块，用清水浸泡 40 分钟，放入砂锅内，用武火煮开后改用文火熬约 2 小时，再将米洗净放入参汤中煮成粥。

【功效】补中，益气，健脾。适宜于气虚者。

甘麦大枣汤

【来源】《金匮要略》。

【组成】甘草 20g，小麦 100g，大枣 10 枚。

【制法用法】将甘草放入砂锅内，加清水 500mL，大火烧开，小火煎至 200mL，过滤取汁留用；将大枣洗净去杂质，与小麦一同入锅加水慢火煮至麦熟，加入甘草汁，再煮沸后即可食用。空腹温热服。

【功效】养心安神，和中缓急。适宜于心阴不足，肝气失和者。

太子参烧羊肉

【来源】《中华食疗大全》。

【组成】熟羊肋条肉 350g，太子参 50g，水发香菇、玉兰片各 25g，鸡蛋 1 个，调料适量。

【制法用法】太子参水煎取浓缩汁 5mL 备用；羊肉切成薄片；鸡蛋、淀粉加糖少许搅成糊，放入肉调匀；香菇、玉兰片皆切成薄片，同葱丝、姜丝放在一起，将锅中油烧至五成热时下锅，炸成红黄色，出锅；锅内留底油 50g，入花椒 10 余个炸黄捞出，随即将葱、姜、香菇、玉兰下锅煸炒，加入清汤 400mL 及酱油、盐、味精、料酒各适量，再将羊肉及太子参浓缩汁放入，烧至汁浓菜烂时，出锅盛盘。

【功效】温中补虚，益气生津。适宜于气阴两虚者。

黄精蒸鸡

【来源】《随息居饮食谱》。

【组成】黄精、党参、山药各 30g，母鸡 1 只（重约 1000g），调料适量。

【制法用法】将母鸡宰杀去毛及内脏，洗净剁成 3cm 见方的块，放入沸水中烫 3 分钟捞出，洗净血沫，装入汽锅内，加入葱、姜、食盐、川椒、味精，再加入黄精、党参、山药，盖好汽锅盖，上笼蒸 3 小时即成。佐餐服食，15 天为 1 个疗程。

【功效】补养心气。适宜于心气亏虚者。

第十一节 高血压前期

高血压前期是指血压范围为正常偏高，介于120～139/80～89mmHg之间的人群。中医并无"高血压"之名，有症状者可归属于中医"眩晕""头痛""痰湿"等范畴。

【判断依据】

1.年满18周岁以上者，在未使用抗高血压药物的情况下，非同日3次静息血压（静坐5～15分钟）测量，血压介于120～139/80～89mmHg之间。

2.可无症状，也可有头晕，眼花，头痛，记忆力衰退，神疲乏力等一般症状。

3.除外既往患有高血压史，目前正在使用抗高血压药物，现血压虽达到上述水平者以及患有急、慢性肾炎、慢性肾盂肾炎、嗜铬细胞瘤、原发性醛固酮增多症和肾血管性病变等疾病者。

【发生原因】

遗传和环境因素为主要原因。高血压有明显的家族易感性。与饮食、精神应激和吸烟也有关系，高钠、低钾膳食是我国大多数高血压病人发病的主要危险因素之一，同时超重和肥胖也是危险因素。

【调理原则】

优化生活方式（即非药物干预）是预防高血压病的重要环节。很大部分高血压病是由于长期的不良生活方式造成的，特别是有高血压家族史者、体重超标者、年老而缺乏体育锻炼者、嗜重盐者。早期高血压病患者通过优化生活方式，大部分血压水平能够得到完全或部分恢复。要避免劳累，保证充足睡眠。保持每日大便通畅。调节情志，保持心情开朗乐观，避免长时间的精神紧张。

可根据个体情况选择以下适宜的膳食模式。

1. 得舒饮食（dietary approaches to stop hypertension，DASH） 富含新鲜蔬菜、水果、低脂（或脱脂）乳制品、禽肉、鱼、大豆和坚果及全谷物，限制含糖饮料和红肉的摄入，饱和脂肪酸和胆固醇水平低，富含钾、镁、钙等矿物质、优质蛋白质和膳食纤维。

2. 东方健康膳食模式 我国东南沿海地区居民高血压、脑卒中的风险较低，期望寿命也较高，东南沿海一带的代表性膳食统称为东方健康膳食模式。其主要特点是清淡少盐、食物多样、以谷物为主，蔬菜水果充足，鱼虾等水产品丰富，奶类、豆类丰富等，并且具有较高的身体活动量。

3. 中国心脏健康膳食（Chinese heart-healthy diet，CHH Diet） 与中国城市人群普通膳食相比，本膳食模式减少钠摄入，同时减少了脂肪摄入增加了蛋白质、碳水化合物、钾、镁、钙和膳食纤维摄入。

鲜藕芝麻冰糖条

【来源】《公务员医疗保健手册》。

【组成】新鲜莲藕1250g，芝麻500g，冰糖500g。

【制法用法】新鲜莲藕洗净去皮，切成条状或片状，再将生芝麻压碎均匀拌入藕中，再加入冰糖，上锅蒸熟，分成 5 份，待凉后食用。

【功效】滋阴降火。适宜于阴虚火旺之高血压前期者。

雪羹汤

【来源】《绛雪园古方选注》。

【组成】海蜇 30g，鲜荸荠 15g。

【制法用法】海蜇温水泡发洗净，切碎备用；新鲜荸荠洗净去皮切碎。将海蜇、荸荠一起纳入砂锅内，加水适量，武火煮沸改文火煮 1 小时即成。

【功效】清热化痰。适宜于痰湿内阻之高血压前期者。

桑椹枸杞猪肝粥

【来源】《中国药膳大典》。

【组成】桑椹 12g，枸杞子 12g，猪肝 100g，粳米 100g。

【制法用法】桑椹、枸杞子洗净备用，猪肝洗净切薄片备用。大米洗净后加水 1000mL，武火烧沸，加入桑椹、枸杞子、猪肝和盐，煮熟即可。每日 1 次，早餐食用。

【功效】滋阴补血、补肾益精。适宜于肝肾不足之高血压前期者。

巴戟天冬炖瘦肉

【来源】《中国药膳大典》。

【组成】巴戟天 10g，天冬 10g，山楂 10g，猪瘦肉 200g，生姜、葱、盐等适量。

【制法用法】巴戟天洗净切段，天冬、山楂切片，瘦肉切块。把猪瘦肉、天冬、巴戟天、山楂同放锅内，加水 1500mL，放入姜、葱、盐，武火烧沸，再用文火炖煮 50 分钟即可。每日 1 次，每次吃猪肉 30 ～ 50g。

【功效】滋阴补肾。适宜于阴阳两虚之高血压前期者。

莲子百合枣羹

【来源】《成人高血压食养指南》。

【组成】莲子 15g，百合 12g，大枣 5 枚，糯米 50g，冰糖适量。

【制法用法】莲子、百合（干品提前浸泡 2 小时）、大枣、糯米加水同煮，成粥后加入少量冰糖，佐餐食用。

【功效】气血双补。适宜于气血两虚之高血压前期者。

第十二节　糖尿病前期

糖尿病前期是指血糖调节正常发展为糖调节受损（impaired glucose regulation，IGR），但血糖升高尚未达到糖尿病诊断标准的一段时期。包括空腹血糖受损（IFG）、糖耐量受损（IGT），二者可单独或合并出现。中医并无"糖尿病前期"之名，此期往往没什么明显的症状，有症状者可归属于中医"脾瘅""消渴"等范畴。

【判断依据】

1. 有糖尿病前期病史或诊断糖尿病前期的证据。

2. 临床表现：①症状：一般临床症状不典型，可表现为口干欲饮、食欲亢盛、腹部增大、腹胀、倦怠乏力等，多数患者在健康体检或因其他疾病检查时发现。②体征：多形体肥胖或超重，可表现为腰臀围比和体重指数异常升高，其他体征不明显。

3. 理化检查：① IFG：空腹静脉血浆血糖（FPG）≥ 5.6mmol/L（100mg/dL）且 < 7.0mmol/L（126mg/dL）；口服葡萄糖耐量试验（OGTT）负荷后 2 小时静脉血浆血糖 < 7.8mmol/L（140mg/dL）。② IGT：OGTT 负荷后 2 小时静脉血浆血糖 ≥ 7.8mmol/L（140mg/dL），且 < 11.1mmol/L（200mg/dL），且 FPG < 7.0mmol/L（126mg/dL）。③ IFG+IGT：FPG ≥ 5.6mmol/L（100mg/dL）且 < 7.0mmol/L（126mg/dL）；OGTT 负荷后 2 小时静脉血浆血糖 ≥ 7.8mmol/L（140mg/dL）且 < 11.1mmol/L（200mg/dL）。

【发生原因】

禀赋不足、恣食肥甘、情志过极、劳欲过度、房事不节等原因均可导致。

【调理原则】

确定合理的总能量摄入，合理、均衡地分配各种营养物质，恢复并维持理想体重。合理地运动，定期进行血糖监控。通过改善生活方式，使血糖达到理想值，保持情绪乐观，情绪的变化常常是血糖波动的重要因素之一。要正确对待工作和生活，保持情志的正常，有利于血糖的控制和康复。保持充足的睡眠。

坚持定时定量定餐，宜高纤维饮食，多选择如粗粮、蔬菜等食物，饭到八成饱即可，有饥饿感时以水果、蔬菜、坚果类补充。清淡饮食，戒烟戒酒，忌辛辣、刺激性食物和肥甘厚味。

五汁饮

【来源】《温病条辨》。

【组成】麦门冬汁 10g，鲜芦根汁 25g，梨汁 30g，荸荠汁、藕汁各 20g。

【制法用法】将鲜芦根和麦门冬洗净后，压汁去滓，取麦门冬汁 10g，鲜芦根汁 25g；荸荠、梨、藕去皮后，榨汁，取梨汁 30g，荸荠汁、藕汁各 20g。将上述汁液混合均匀，温服、冷饮均可，不限量频饮。

【功效】清热润肺，生津止渴。适宜于肺脏燥热，津液失布者。

葛根粉粥

【来源】《太平圣惠方》。

【组成】葛根粉 30g，粳米 100g。

【制法用法】粳米加水适量，武火煮沸，改文火煮至米半熟，加葛根粉拌匀，至米烂成粥即可，每日早晚服用。

【功效】清胃泻火，养阴增液。适宜于胃火内炽，胃热消谷，耗伤津液者。

生脉饮

【来源】《备急千金要方》。

【组成】人参 10g，麦冬 15g，五味子 10g。

【制法用法】水煎，取汁。

【功效】益气生津，敛阴止汗。适宜于气阴两虚者。

滋膵饮

【来源】《医学衷中参西录》。

【组成】黄芪 30g，山药 30g，生地黄 15g，山茱萸 15g，猪胰（切碎）9g。

【制法用法】黄芪、山药、生地黄、山茱萸一同水煎，取汁，后入猪胰，煮熟后，加盐少许，分次饮汤食肉，每日两次。

【功效】滋阴温阳，补肾固摄。适宜于阴阳衰微，肾失固摄者。

第十三节 高脂血症前期

高脂血症前期是指血液中脂质（胆固醇、中性脂肪）含量过剩的状态，总胆固醇 5.2～5.7mmol/L 和／或甘油三酯 1.65～1.7mmol/L 和／或低密度脂蛋白 3.15～3.64mmol/L，高密度脂蛋白 0.9～1.04mmol/L。中医学并无"高脂血症前期"之名，此期往往没什么明显的症状，有症状者可归属于中医"膏脂""脂浊""血浊""痰浊""湿浊"等范畴。

【判断依据】

1. 在禁食 12 小时以上的情况下，血清胆固醇水平（比色法或酶法）为 5.2～5.7mmol/L；甘油三酯（荧光法或酶法）为 1.65～1.7mmol/L；低密度脂蛋白（沉淀法）在 3.15～3.64mmol/L 之间，高密度脂蛋白（沉淀法）为 0.9～1.04mmol/L；至少应有 2 次不同日的血脂化验记录。

2. 出现胸腹憋闷、肢体麻木，走路时步履沉重，头部昏眩晕痛，视力模糊，耳鸣心悸，失眠多梦，腰酸背痛，面色苍白，少动懒言，胃口不佳，乏力，心悸怔忡，心前区偶有憋闷感，舌苔厚腻，脉象细弱或者无力，或弦滑等不适感，或无明显症状。

3. 在眼睑、肌腱、肘等部位可能见到凸出皮肤的黄色瘤。

4. 除外继发性高脂血症，如肾病综合征、甲状腺功能减退、痛风、急性或慢性肝病、糖尿病等疾病所致的高脂血症和由药物（吩噻嗪类、β 受体阻滞剂、肾上腺皮质类固醇及某些避孕药等）引起的高脂血症，以及正在使用肝素、甲状腺素干预或其他影响血脂代谢药物者及近 1 周内曾服用其他降血脂药者。

【发生原因】

血脂异常的发病与过食肥甘厚味、运动量少、生活过于安逸有关。

【调理原则】

健康饮食是干预高脂血症前期的重要手段，应纠正不良的饮食习惯，控制饮食的总热量，增加蔬菜、水果等，限制高糖、高脂食物的摄入。

NOTE

荷叶茶

【来源】《随息居饮食谱》。

【组成】荷叶 9g，山楂 9g，陈皮 9g。

【制法用法】荷叶、山楂、陈皮三者洗净混合，沸水冲泡，每日代茶饮用不拘时，3 个月为 1 个疗程。

【功效】化痰利湿，理气消脂。适宜于痰湿内盛者。

党参鸡丝冬瓜汤

【来源】《中华养生药膳大典》。

【组成】鸡脯肉 200g，冬瓜 200g，党参 3g。

【制法用法】将鸡肉洗净切丝，冬瓜洗净切片。先将鸡丝与党参放入砂锅，加水适量，小火炖至八成熟，入冬瓜片，加适量盐、黄酒、味精调味，至冬瓜熟透即可，每日 2 次，喝汤吃鸡肉，15 天为 1 个疗程。

【功效】健脾利湿。适宜于肥胖病脾虚湿盛者。

玫瑰花汤

【来源】《饲鹤亭集方》。

【组成】玫瑰花初开者 30 朵。

【制法用法】玫瑰花去心蒂，洗净，放入砂锅内，加清水浓煮，后入冰糖适量，即成，每日 2 次。

【功效】理气解郁，和血散瘀。适宜于气郁不畅，血行不利者。

三七百合煨兔肉

【来源】《家常药膳保健食谱》。

【组成】三七 5g，百合 30g，兔肉 250g，料酒、葱花、姜末、精盐、味精、五香粉各适量。

【制法用法】三七洗净，切片，晒干或烘干，研成极细末，备用。百合拣洗干净，放入清水中浸泡，待用。再将兔肉洗净，切成小块，放入水中，大火煮沸，撇去浮沫，加入百合瓣、料酒、葱花、姜末，改用小火煨煮至兔肉、百合熟烂酥软，趁热加放三七粉、精盐、味精、五香粉适量，调匀即成。

【功效】滋阴清热，活血降脂。适宜血瘀痰阻，心神不宁者。

第十四节　肥胖症前期

肥胖症前期以体重超过标准体重的 10%～ 20% 为特征。当人体进食热量多于消耗量，多余的物质就转化为脂肪储存于体内，使体重增加，这是人体内脂肪积聚过多的一种表现。肥胖症前期的主要中医病机为胃强脾弱，酿生痰湿。

【判断依据】

1. 体重 / 体重指数　肥胖症前期即体重超过标准体重的 10%～ 20% 或体重指数（body

mass index，BMI）位于 24 ～ 27.9kg/m²。Broca 改良公式：标准体重（kg）＝身高（cm）–105。平田公式：标准体重（kg）＝［身高（cm）–100］×0.9。体重指数（kg/m²）＝体重 / 身高²。

2. 临床表现　无症状或见多食、腹胀、口干、便秘、神疲乏力等症状。

【发生原因】

遗传因素和环境因素为主要原因，同时也有内分泌调节异常、炎症、肠道菌群等相互作用导致。其发生机制是能量摄入超过能量消耗，热量摄入增多体力活动减少，以及饮食结构改变。中医学认为，素禀体丰、饮食不节、安逸少动、年老体弱等皆可致本病发生，其基本病机为胃强脾弱，酿生痰湿，并在痰湿基础上发生血瘀和气滞。

【调理原则】

应早期发现有肥胖趋势的个体，并对个别高危个体进行个体化指导。预防肥胖应从儿童时期开始，尤其是加强对青少年的健康教育。调整生活方式，培养良好的饮食习惯，控制总热量，保持体育锻炼，减少进食量。改变不合理的生活方式，形成科学的饮食疗法，预防和治疗肥胖症前期。

培养良好的饮食习惯。一日三餐要定时定量，晚餐要少，减少夜宵，咀嚼食物速度要慢。均衡饮食，控制高糖、高脂肪、高胆固醇、高淀粉食物及各种酒类、含糖高的水果、蛋糕、油炸食品等的摄入。

冬瓜瓤汤

【来源】《圣济总录》。

【组成】鲜冬瓜瓤 250g。

【制法用法】鲜冬瓜瓤入锅加清水适量，煮汤，每日代茶饮用。30 天为 1 个疗程。

【功效】清胃泻火，健脾化湿。适宜于胃强脾弱、脾虚湿阻者。

赤小豆鲤鱼汤

【来源】《外台秘要》。

【组成】鲤鱼 1 条（250g 左右），赤小豆 100g，生姜 1 片，盐、味精、料酒、食用油各适量。

【制法用法】将赤小豆洗净，加水浸泡 30 分钟；生姜洗净；鲤鱼留鳞去内脏，洗净。起油锅，煎鲤鱼，入清水适量，放入赤小豆、生姜、料酒各少许。先武火煮沸，改文火焖至赤小豆熟，调入盐、味精即可。随量食用或佐餐。每周可服食 3 次。

【功效】化痰利湿，理气消脂。适宜于痰湿内阻者。

茯苓赤豆粥

【来源】《中华养生药膳大典》。

【组成】茯苓 30g，赤小豆 100g，小米 50g。

【制法用法】将茯苓研为细末，赤小豆用水浸泡 10 小时以上，淘洗干净，三味加水适量，共煮成粥。每日早晨空腹温食 1 次，15 天为 1 个疗程。

【功效】健脾益气，渗利水湿。适宜于脾虚气弱，运化无力，水湿内停者。

杜仲猪腰

【来源】《本草权度》。

【组成】猪肾 1 个，杜仲末 10g，椒盐适量，荷叶 1 张。

【制法用法】猪肾冲洗干净，除去筋膜，切成薄片，椒盐水浸洗，入杜仲末，荷叶包裹，上笼蒸熟，加麻油、酱油、葱等调味。每日佐餐食用，15 天为一个疗程。

【功效】补益脾肾，温阳化气。适宜于脾肾阳虚，气化温煦失职者。

第十五节　痛风前期

痛风前期是指个体血尿酸波动在 360～420μmol/L 之间，但无血尿酸升高造成的特有临床症状，如痛风性关节炎、痛风结石及痛风性肾脏病变的一段时期。痛风前期多见于 40～60 岁成年男性，女性则常见于绝经期后。

【判断依据】

1. 血尿酸在 360～420μmol/L 之间，无出现急性关节炎等不适；X 线检查足、膝、踝关节无异常征象。

2. 无合并痛风结石、关节畸形及肾脏病变。

3. 临床上可无症状，或轻度头痛、发热、全身不适、轻微食欲不振等。

【发生原因】

多为尿酸排泄障碍引起，具有一定家族易感性。与生活方式不当相关，如嗜好烟酒、过食高嘌呤食物、肥胖、运动过少等因素。

中医学认为痛风病因主要有外感六淫，内伤七情；饮食不节，恣食肥甘厚味，脾失健运；先天禀赋不足，肾气亏虚等。病机是脾虚失运，湿浊内生，湿重蓄积日久化热；肾气不足则各脏腑生理功能失调，清阳不升，浊阴不降，久则瘀血痰浊内生，浊毒瘀滞。

【调理原则】

调整日常生活方式，戒烟限酒，改善饮食结构，控制总热量，适当体育锻炼，保持理想体重；保持心态健康，精神乐观，生活有规律，按时作息。通过饮食调理尿酸至正常范围，预防痛风的发生。

均衡饮食，控制食物总能量摄入。饮食以碳水化合物为主，限制含糖高食物；限制高蛋白、高脂肪饮食，可选择脱脂奶、蛋类等食物；限制盐的摄入；限制食物嘌呤摄取量，避免高嘌呤食物，如动物内脏、海产品（如沙丁鱼、鲭鱼、生蚝、蛤蜊，以及黄鳝、鱼卵、蟹等）、浓肉汤、食用菌类、豆类等。多进食蔬菜水果。饮水以白开水、苏打水等为宜，少量多次，每日饮水总量在 2000mL 左右，可稀释血中尿酸浓度、增加尿量，促进尿酸排泄及避免尿路结石形成。

鲜车前叶粥

【来源】《圣济总录》。

【组成】鲜车前叶 30g，葱白 15g，淡豆豉 12g，粳米 50g，盐、姜、香油、味精、陈醋各适量。

【制法用法】鲜车前叶洗净，与淡豆豉、葱白置锅中，加水适量，同煎。微沸 30 分钟后，滤取药液，备用；粳米煮粥五成熟后纳入药液文火继续熬煮，后调入食盐、味精、香油、姜末、陈醋等即成。温服，每日 2 次，3 ～ 5 日为 1 疗程。

【功效】清热利尿，通淋泄浊。适宜于痛风前期属湿热质者。

薏苡仁粥

【来源】《广济方》。

【组成】薏苡仁 30g，糯米 30g。

【制法用法】将薏苡仁与糯米分别洗净，放入锅中，加水，大火煮沸，再用小火煮 20 分钟，以米烂为度。

【功效】健脾利湿。适宜于痛风前期属脾虚湿困者。

薏苡桃仁粥

【来源】《圣济总录》。

【组成】桃仁、牡丹皮、冬瓜仁各 15g，薏苡仁 50g，粳米 100g，白糖适量。

【制法用法】先将牡丹皮、桃仁、冬瓜仁水煎，去渣取汁，再入薏苡仁、粳米煮粥，待粥熟时调入少量白糖即成。温热服。

【功效】化痰活血，通络止痛。适宜于痛风前期属痰瘀痹阻者。

麻条山药

【来源】《痛风中医特色疗法》。

【组成】鲜山药 250g，熟芝麻粉 30g，植物油、白糖各适量。

【制法用法】山药洗净去皮切条。炒锅中火放油烧至五成热，下山药条炸透沥油。炒锅留少许底油，将白糖下锅烧开，炒至糖汁能拔出丝时将山药下锅，颠翻挂匀糖汁，撒上芝麻粉即成。

【功效】滋肾养肝，强筋骨。适宜于痛风前期属肝肾阴虚者。

第十六节 颈腰椎功能减退

颈腰椎功能减退是由于椎间盘退行性变化导致的亚健康状态，表现为头晕，视物不清，记忆力下降，颈腰疼痛等症状。颈腰椎功能减退不包括腰椎间盘突出症等疾病，多见于中老年人。中医并无"颈腰椎功能减退"之名，有症状者可归属于中医"眩晕""头痛""腰痛"等范畴。

【判断依据】

1. 年龄多在 40 岁以上，常有慢性积累性损伤史。

2. 颈、腰部僵硬疼痛，易疲劳，劳累时症状加重，休息后得到缓解，症状轻微。

3. 检查无发现脊椎病变，但常有颈腰部酸痛、头晕等情况且超过 1 个月者。

4.除外既往有先天性畸形、发育性椎管狭窄、外伤、咽喉部炎症，或用药不当造成的关节损害。

【发生原因】

慢性疾病、生活习惯、饮食习惯、工作方式等都是引起颈腰椎功能减退的因素。外因多因风寒湿侵袭人体或外伤导致椎间盘退行性变化；内因多由气血虚、肝肾亏虚、情志不畅导致经脉失养或痹阻，进而引起颈腰椎功能减退。

【调理原则】

通过饮食调摄、改善工作生活习惯、适度锻炼等方法，加强颈腰背肌锻炼，达到舒筋活血，行气通络，改善颈腰椎功能的目的。建议睡硬板床。适度休息，定时改变姿势，注意保暖，避免阴冷潮湿环境。戒烟限酒，提倡不吸烟，避免饮烈性酒或大量饮酒。注意定时通风换气，保持室内空气流通。避免颈部外伤和过度劳损，注意腰部保护，避免弯腰搬运重物，工作时可用腰围或宽腰带，保护腰部肌肉。多晒太阳，有利于钙的吸收。可配合自我按摩治疗颈腰椎退行性改变。

饮食合理营养，低脂、低盐、高钙、多纤维素。不适宜高盐、高油、高蛋白饮食，如汉堡、炸鸡、薯片、虾味鲜、蚕豆酥等；高磷食品，如汽水等。前者增加钙排出，后者妨碍钙吸收。可选择下列食物，有助改善脊柱退行性改变。

秦艽桑枝煲老鸭

【来源】《中华养生药膳大全》。

【组成】秦艽30g，老桑枝50g，净老鸭1000g。

【制法用法】将老鸭洗净切块，与中药材一同入煲，加水适量，煲烂后，调味，吃鸭肉饮汤。

【功效】清热通络，祛风除湿。适宜于风湿热邪壅滞，气血闭阻不通之颈腰椎功能减退者。

菟丝子粥

【来源】《粥谱》。

【组成】菟丝子30g，粳米60g，白糖适量。

【制法用法】将菟丝子洗净后捣碎，加水煎煮去滓取汁。再用药汁煮粥，待粥将成时，加入白糖稍煮即成。每日2次。7～10天为一疗程，隔3～5天再继续服用。

【功效】补益肝肾。适宜于肝肾亏虚之颈腰椎功能减退者。

生地黄鸡

【来源】《肘后备急方》。

【组成】生地黄250g，乌鸡1只，饴糖200g。

【制法用法】先将鸡去毛剖开鸡腹，除去内脏，洗净备用。细切生地黄，放入饴糖调匀，再放入鸡腹中，缝合切口。将鸡装入盆中，切口朝上，放蒸锅内蒸熟。空腹食肉后饮汁。

【功效】益肾滋阴，填精补髓。适用于肾精亏虚而引起的颈腰椎功能减退者。

牛膝复方酒

【来源】《太平圣惠方》。

【组成】牛膝120g，丹参、生地黄、杜仲、石斛各60g，白酒1.5L。

【制法用法】将上述五味药材捣碎，装入纱布袋内。将药袋放入瓷罐中，加入白酒浸泡，密封，7天即成，去袋留酒备用。每次服30mL，每日1～2次。

【功效】活血通络，补肾壮骨。适宜于血脉瘀滞、肝肾不足之颈腰椎功能减退者。

第十七节　考试综合征

考试综合征指人们在考试期间或考试前后，出现较严重紧张恐惧心理、自卑、记忆力减退、失眠等症状，可伴面色潮红，全身汗出，两手发抖，失眠，食欲不振，心悸胸闷，恶心呕吐，腹痛腹泻，头晕头胀，尿频尿急，注意力涣散，记忆力下降，思想迟钝等，严重者也可见大汗淋漓，手指震颤，甚至虚脱、晕厥等，导致考试失利。

【判断依据】

1.考生在考前或考试期间出现紧张、自卑、恐惧等不良情绪，可伴随面色潮红，全身汗出，两手发抖，失眠，食欲不振，心悸胸闷，恶心呕吐，腹痛腹泻，头晕头胀，尿频尿急，注意力涣散，记忆力下降等不适感觉。

2.上述情况在考试结束后会逐步好转甚至消失。

3.排除可能会引起上述不适感的任何躯体疾病或精神疾患。

【发生原因】

由遗传因素、心理因素和环境因素共同导致，与饮食、运动、心理等多方面因素相关。

【调理原则】

从运动、心理、饮食等多方面进行调整，消除考前和考时的各种不良心理，纠正不正确的用脑与应考方法。

体育运动不仅能够健身，而且能够健心。经常参加体育运动，能强健体魄，振奋精神。体育运动促进血液循环，锻炼躯体功能，并能将由各种考试的压力所致的心理疲劳转化为体力上的疲劳。心理疲劳转化为体力疲劳后，会随体力疲劳的恢复而得到缓解。在体育运动中，考生的精神专注于运动中，可暂时抛开考试所带来的各种压力。可根据个人喜好选择不同的运动项目，如打球、跑步、瑜伽、游泳、登山、散步等。根据个人情况不拘时间进行锻炼，每次锻炼0.5～1小时。

正确认识和对待考试，以平常心应考，消除考前的心理压力。家长和老师不要给考生施以过多的压力，考生在心理上也要允许自己失败，不要过多顾虑考试的结果，顺其自然；在行动上则根据自己的学习情况和身体情况，制订复习计划，按部就班地进行复习，做好充分的考前准备。考生考前熟悉一下考场环境，以提前感受临考心理，适应考场环境造成的心理压力。考试当天不宜去得太早或太晚，以避免遭遇各种影响考试心情的可能事件。考试时沉着、冷静，充分发挥自己的水平。如心情仍紧张不安，考生可以选择采用松弛、想象、暗示等方法来调节考试紧张心理状态。两场考试之间，考生不要和同学讨论有关考试的问题，更不要急于对答案，家长和老师也不要过问考生上一场的考试情况，以免影响考生情绪，导致整场考试失利。考生如上一场没有考好，也不要过于担忧，争取下一场考好来弥补。

考试期间与考试前后，通过饮食调整促进考生身心健康，有利于缓解考试综合征，具体原则有：

1. 饮食宜清淡而富于营养，多样化搭配。

2. 饮食要干净卫生，预防胃肠道感染。

3. 选择色、香、味俱全或平时爱吃的食物，以增加食欲。

4. 进食不宜过饱，以八分饱为宜。

5. 培养良好的饮食习惯。如进餐定时定量；不挑食，不偏食；进餐时细嚼慢咽；餐后休息 0.5 ～ 1 小时后再开始学习或活动，体力活动后 10 ～ 20 分钟再进餐；晚餐离睡前至少1.5 ～ 2 小时等。

6. 考前不要突然大量进补，以避免胃肠不适，影响考试。

龙眼纸包鸡

【来源】《中国药膳》。

【组成】嫩鸡肉 400g，龙眼肉 20g，胡桃肉 100g，鸡蛋 2 个，火腿 20g，淀粉 25g，食盐6g，砂糖 6g，味精 2g，胡荽 100g，生姜 5g，葱 20g，胡椒粉 3g，麻油 5g，花生油 1500g（实耗 100g）。

【制法用法】胡桃肉去皮后入油锅炸熟，切成细粒；龙眼肉切成粒，待用。鸡肉切片，用盐、味精、胡椒粉调拌腌渍后，再入淀粉加清水调湿后与蛋清调成糊。取糯米纸摊平，鸡肉片上浆后摆于纸上，加少许胡桃肉、龙眼肉、胡荽、火腿、姜、葱片，然后折成长方形纸包。炒锅置火上，入花生油，加热至六成熟时，把包好的鸡肉下锅炸熟，捞出装盘即成。作菜肴食用。

【功效】健脾益气，养血安神。适宜于心脾两虚所致之心悸失眠、健忘多梦，或病后体虚、食少乏力、眩晕、面色无华等。

糖渍金橘

【来源】《随息居饮食谱》。

【组成】金橘 500g，白糖适量

【制法用法】金橘洗净，放在锅内，用勺将每个金橘压扁，去核，加白糖腌渍 1 日，待金橘浸透糖后，再用文火煨熬至汁干。停火待冷，拌入白糖，放入盘中风干数日，装瓶备用。作零食，适量食用。

【功效】疏肝理气，化痰解郁。适宜于肝郁气滞所致食积诸症如胸闷郁结，不思饮食，或食积胀满者。

佛手柑粥

【来源】《老老恒言》。

【组成】佛手柑 15g，粳米 100g，冰糖适量。

【制法用法】将佛手柑切碎，加水煎煮，去滓；再放入淘洗干净的粳米一同煮粥，快熟时加适量冰糖，再煮一二沸即可。空腹食用，每日 2 次。先把合欢花放入锅内加清水三碗，慢火煮沸十分钟，放入鸡肝、瘦肉片再滚片刻，调味即可，随量饮用。

【功效】疏肝健脾，理气化痰。适应于肝气不疏者，症见心烦易怒、失眠多梦、胸闷等。

第十八节　离退休综合征

离退休综合征是指当事者离退休后，由于工作和生活环境的突然变化，不能适应新的社会角色、生活环境和生活方式的变化而引起心理和生理上的不适应，表现为焦虑、抑郁、悲哀、恐惧、多怒、善疑等不良情绪；部分人会出现失眠、多梦、心悸且有阵发性全身燥热感等不适表现，或产生偏离常态行为的一种临床综合征。

【判断依据】

1.当事者一般多为事业心强，好胜而善争辩，偏激而固执者，且处于离休或退休后不久，在生活内容、生活节奏、社会地位、人际交往等各个方面发生了很大变化。

2.当事者不能适应环境的突然改变而引起心理和生理上的不适应，出现焦虑、抑郁、悲哀、恐惧、多怒、善疑等不良情绪；或出现失眠、多梦、心悸且有阵发性全身燥热感等不适表现，或产生偏离常态行为。

3.除外当事者既往患有抑郁症、精神分裂症等某些精神或心理疾患。

【发生原因】

由遗传因素、心理因素和环境因素共同导致，与饮食、运动、心理等多方面因素相关，尤其以心理因素为主。

【调理原则】

多种调理方法相结合，以心理调摄为主进行身心调治。

日常生活要有规律，尽量做些力所能及的事情让自己变得充实起来；增加体能锻炼和参加各种社会活动，从中寻找各种生活乐趣；合理膳食，饮食宜清淡而富有营养；戒烟限酒，消除各种不良生活习惯；避免劳累，保证充足睡眠，保持大便通畅；和家人相处和睦，尽享天伦之乐。心理调摄方面，要调整心态，顺应规律，要消除"树老根枯""人老珠黄"的悲观思想和消极情绪，重新安排自己的工作、学习和生活。培养爱好，寄托精神，退休后可利用闲暇时间充分培养各种兴趣和爱好，丰富和充实自我生活。扩大社交，排解寂寞，良好的人际关系可以开拓生活领域，排解孤独寂寞，增添生活情趣。

饮食调摄方面参考心悸、焦虑、失眠的调摄方法，注重安定心神，调达肝气。避免刺激性物质，如浓茶、咖啡、烟酒等。

丹参烤里脊

【来源】《中国药膳大全》。

【组成】猪里脊肉 300g，丹参（煎水）9g，番茄酱 25g，葱、姜各 3g（切末），水发兰片、熟胡萝卜（切粒）各 5g，精盐 1.5g，白糖 50g，绍酒 10mL，酱油 25mL，醋 25mL，花椒 10g，豆油 70g。

【制法用法】将猪里脊肉切块，顺切刀口 1cm 深，拌上酱油，入油锅炸成金黄色，置小盆内。加丹参水、酱油、花椒水、绍酒、姜、葱、清汤，拌匀，入烤炉，烤熟取出，顶刀切成木梳片，摆于盘内。锅内放油，入兰片、胡萝卜粒煸炒一下，加清汤、白糖、番茄酱、绍酒、精盐、花椒水，大火煮开，加明油，浇在里脊片上即成。日常佐餐随量食用，每周3～5次。

【功效】活血祛瘀，安神除烦。适宜于血瘀证。

石菖蒲拌猪心

【来源】《医学正传》。

【组成】猪心半个，石菖蒲10g，陈皮2g，黄酒、食盐、味精、姜片等适量。

【制法用法】猪心洗净，去内筋膜，挤净血水，切成小块。石菖蒲、陈皮洗净，同猪心一起放入炖盅内，加开水适量，调好料酒、食盐、味精、姜片等，炖盅加盖，置于大锅中，用文火炖4小时，即可食用。

【功效】涤痰开窍，养心安神。适用于痰浊扰心者，症见失眠心悸、头晕头重、胸脘满闷等。

豆豉酱猪心

【来源】《食医心鉴》。

【组成】猪心500g，豆豉、葱、姜、面酱、黄酒各适量。

【制法用法】猪心放入锅内，加入适量姜、豆豉、葱、酱、黄酒，加清水，用武火煮沸后，改文火煨炖至熟烂即可，切片装盘。佐餐食用。

【功效】补心血，安心神。适宜于血虚所致虚烦不眠、惊悸、怔忡、自汗等症。

第十九节　都市孤独综合征

现代人生活节奏快，人际交往越来越表面化、程式化、很少交心。城市中有不少人往往把自己和周围环境分隔开，在一个较小的范围内感受自己，只拥有属于自我的世界，缺少人与人之间的交往和沟通，倍感孤独，甚至经常出现一系列身心不良反应，如孤僻、消极、烦躁、自我封闭、情绪低落、焦虑、抑郁、刻板、人际交往出现障碍，沟通交流异常，兴趣和活动内容局限等，这就是都市孤独综合征。

【判断依据】

1.多为身处竞争激烈的环境和工作、生活压力过大的都市人群。

2.有一系列心理反应，如孤僻、消极、烦躁、自我封闭、情绪低落、焦虑、抑郁、刻板等。

3.可无身体上的不适，也可有失眠、胸闷、神疲乏力、理解能力下降、对外界反应迟钝、常自言自语、注意力不集中等一般症状。

4.排除孤独症、精神分裂症、抑郁症等精神和心理疾患。

【发生原因】

由遗传因素、心理因素和环境因素共同导致，与饮食、运动、心理等多方面因素相关，尤其以心理因素为主，孤独所伤，超过机体的调节能力，导致肝气郁结、心神失养而发，尤以悲忧恼怒最易导致。

【调理原则】

缓解心理压力，培养生活乐趣，消除孤独。以自我心理调整为主，必要时可通过心理医生的心理疏导和药物治疗。日常生活调理方面，生活要有规律，按时作息，不暴饮暴食；工作要劳逸结合，避免熬夜；平时多看看书或做些力所能及的家务事不断充实自我。建议根据个人情况选择合适的运动项目，通过运动摆脱忧烦产生的环境，消除疲惫心态，解除烦忧。心理调摄方面，要注意自我反省，一旦发现有孤独倾向，应自我提醒。平时多和家人、同事或朋友沟通和来往。烦恼之时，转移心思，适当工作可让自我充实，填补孤寂；或有意识地潜心于感兴趣的事情中；努力把精力投入事业、工作和学习中去。也可选择音乐疗法，优美的音乐可以让人心情开朗，填补孤寂。推拿按摩，主要按摩头部穴位和督脉穴位，有助于缓解症状。

饮食宜清淡低盐，食勿过饱。多吃水果及富含纤维素食物，保持大便通畅。忌烟酒等刺激之品。

柚皮醪糟

【来源】《重庆草药》。

【组成】柚子皮（去白）、青木香、川芎各等份，醪糟、红糖各适量。

【制法用法】将柚子皮、青木香、川芎制成细末。煮红糖醪糟 1 小碗，兑入药末 3 ～ 6g。趁热食用，每日 2 次。

【功效】疏肝理气。适宜肝胃气滞者，症见胸胁及脘腹胀满疼痛、嗳气呃逆、不思饮食等。

玫瑰五花糕

【来源】《赵炳南临床经验集》。

【组成】干玫瑰花 25g，红花、鸡冠花、凌霄花、野菊花各 15g，大米粉、糯米粉各 250g，白糖 100g。

【制法用法】将玫瑰花、红花、鸡冠花、凌霄花、野菊花诸干花揉碎备用。大米粉与糯米粉拌匀，糖用水溶开。再拌入诸花，迅速搅拌，徐徐加糖开水，使粉均匀受潮，并泛出半透明色，成糕粉。糕粉湿度以手捏一把成团，放开一揉则散开为度。糕粉筛后放入糕模内，用武火蒸 12 ～ 15 分钟。当点心吃，每次 30 ～ 50g，每日 1 次。

【功效】行气解郁。适用于肝气郁结所致的情志不舒、胸中郁闷、脉弦等。

茯苓山药莲米粥

【来源】《中医养生与药膳食疗》。

【组成】茯苓 25g，山药 50g，莲米 25g，猪瘦肉末 50g，粳米 200g。

【制法用法】将茯苓、山药、莲米、粳米洗净，加水 1500mL，文火煮成稀粥。佐餐食用。

【功效】健脾益气，宁心安神。适宜心脾两虚，心神不宁所致食少纳差、倦怠无力、心神不宁、心悸失眠、眩晕、面色无华等。

第二十节　假日综合征

在节假日前后感觉到精神萎靡，神疲乏力，工作效率降低，伴有焦虑、神经衰弱、食欲不佳等；少数人在节后 1 周左右才恢复。

【判断依据】

1. 可表现为免疫力下降、头晕、疲惫、精神萎靡、易激动、食欲下降、消化不良、难以入睡、注意力不集中等症状。

2. 应排除已诊断为胃肠功能疾病、失眠症者或酗酒、精神活性物质、药物滥用者和依赖者所致出现胃肠功能紊乱、失眠、抑郁、焦虑等。

3. 该情况常在假日前后发生且超过 3 次。

4. 常引起焦虑感，精神活动能力下降，或轻微妨碍生活和工作。

【发生原因】

由遗传因素、心理因素和环境因素共同导致，与饮食、运动、心理等多方面因素相关，尤其以心理因素为主。

【调理原则】

通过调节身心，均衡饮食，改善生活方式，综合干预，使其恢复为一个正常状态。

心理调适方面，用积极的心态正向思维面对新的工作、生活。对于假日后工作中的不适应不要着急和紧张害怕，保持内心的安宁。增加体育锻炼，聆听轻松舒缓的音乐，读书看报，调整身心。调整生物钟，给身体一个缓冲期，以达到尽快恢复体力的目的。

饮食调摄方面，需注意保证营养。假日旅行，身体消耗大，应合理饮食，补充体力消耗所需的大量营养物质，消除疲劳。在机体疲劳困倦、食欲显著减退的情况下，主食可改吃面条、麦片粥之类食品。适当喝些热茶、咖啡等含有咖啡因的饮料，进食巧克力等食物。适当进食健胃消食片、山楂片。

橘红茶

【来源】《百病饮食自疗》。

【组成】橘红 10g，白茯苓 15g，生姜 5 片。

【制法用法】橘红、白茯苓、生姜共煎，去滓取汁，代茶饮。

【功效】行气开郁，化痰散结。适宜于气郁痰凝者。

山楂麦芽茶

【来源】《中国药膳学》。

【组成】山楂 10g，生麦芽 10g。

【制法用法】山楂洗净，切片，与麦芽同置杯中，倒入开水，加盖泡 30 分钟，代茶饮用。

【功效】消食化滞。适宜于食积证。临床尤其适用于肉食、乳食积滞者。

NOTE

百合粥

【**来源**】《本草纲目》。

【**组成**】百合 30g（或干百合粉 20g），糯米 50g，冰糖适量。

【**制法用法**】将百合剥皮、去须、切碎（或干百合粉 20g），糯米洗净。上两味同入砂锅中，加水适量，煮至米烂汤稠，加入冰糖即成。温热服。

【**功效**】宁心安神。适宜于心肺阴虚证。

第十章　常见疾病的药膳应用

随着生活水平的提高，人们的饮食结构和生活方式发生了很大的变化，加上营养不均衡，多种疾病的发病率日渐增高。目前已知的疾病种类超过 55000 种。发生在呼吸系统、消化系统、循环系统、神经系统、泌尿系统等的许多常见疾病，都可在一定程度上通过药膳食疗的方式来预防和治疗。

本章主要介绍药膳在咳嗽、消化性溃疡、缺铁性贫血、冠心病、甲状腺功能亢进症、卵巢功能早衰、骨质疏松、围绝经期综合征、慢性肾小球肾炎、前列腺增生症十种常见疾病中的应用。内容包括常见疾病判断依据、发生原因、调理原则及药膳食疗等。

第一节　咳嗽

咳嗽是呼吸系统疾病的常见症状，受到咽、上下呼吸道和食管等部位刺激受体激活而产生，是一种反射性防御动作。生理状况下，咳嗽的发生有利于机体清洁气道，抵御微生物及异物的入侵。然而部分咳嗽是由于各种原因导致咳嗽反射异常活化而出现的病理性咳嗽，其持续存在可使呼吸道感染扩散；剧烈咳嗽可诱发咯血及自发性气胸，严重影响患者身心健康及生活质量。咳嗽通常按时间分为 3 类：急性咳嗽（＜3 周）、亚急性咳嗽（3～8 周）和慢性咳嗽（≥8 周）。普通感冒是急性咳嗽最常见的病因，其他病因包括急性支气管炎、过敏性鼻炎、慢性支气管炎急性发作等。亚急性咳嗽常见原因是感冒后咳嗽、细菌性鼻窦炎、哮喘等。慢性咳嗽原因较多，通常可分为两类：一类为初查 X 线胸片有明确病变者，如肺炎、肺结核、肺癌等；另一类为 X 线胸片无明显异常，即不明原因慢性咳嗽。

【判断依据】

1. 实验室检查

（1）血液和痰液检查　是常规检查手段。外周血白细胞计数增高，伴中性粒细胞计数增高，常提示细菌感染；嗜酸性粒细胞增高提示寄生虫感染、真菌感染或过敏。痰液检查可包括痰涂片、痰液病原菌培养等。此外，还可通过雾化方式使受试者吸入一定量的刺激物气雾溶胶颗粒（如辣椒素）诱发咳嗽，以咳嗽次数作为咳嗽敏感性的指标。

（2）咳嗽的影像学检查　包括胸部 X 线、胸部 CT 等，能发现呼吸系统病变部位、性质，明确有关气管、支气管通畅程度，诊断间质性肺疾病、纵隔疾病和肺栓塞。

（3）通气功能和支气管舒张试验　可帮助诊断和鉴别气道阻塞性疾病，如哮喘、慢性支气管炎和大气道肿瘤等。

2. 辅助检查

（1）动脉血气分析 可以监测是否存在低氧血症、呼吸衰竭、高碳酸血症或酸碱失衡。呼气峰流速测定可使病人自行监测有无气流受限。

（2）胸膜穿刺和活检 可明确渗出还是漏出性胸腔积液，对明确肿瘤或结核有诊断价值。

（3）肺活体组织检查 是确诊疾病的重要方法。可通过内镜、X线、CT或B超引导等方式获取活组织标本。

3. 临床表现

（1）干性咳嗽与湿性咳嗽 咳嗽无痰或痰量极少，称为干性咳嗽。干咳或刺激性咳嗽常见于急慢性咽喉炎、喉癌、急性支气管炎初期、气管受压、支气管异物、支气管肿瘤、胸膜疾病、原发性肺动脉高压及二尖瓣狭窄等。咳嗽有痰称为湿性咳嗽，常见于慢性支气管炎、支气管扩张、肺炎、肺脓肿和空洞型肺结核等。

（2）突发性、发作性、长期慢性及夜间咳嗽 突发性咳嗽常由于吸入刺激性气体或异物、淋巴结或肿瘤压迫气管或支气管分叉处引起。发作性咳嗽见于百日咳、咳嗽变异性哮喘等。长期慢性咳嗽多见于慢性支气管炎、支气管扩张、肺脓肿及肺结核等。夜间咳嗽常见于左心衰竭、咳嗽变异性哮喘。

（3）咳嗽的音色 咳嗽声音嘶哑多为声带的炎症或肿瘤压迫喉返神经所致。鸡鸣样咳嗽多见于百日咳、会厌、喉部疾病或气管受压。金属音咳嗽常因纵隔肿瘤、主动脉瘤或支气管肺癌压迫气管所致。咳嗽声音低微或无力见于严重肺气肿、声带麻痹及极度衰弱者。

（4）痰的性状和痰量 急性呼吸道炎症时痰量较少，痰量多常见于支气管扩张、肺脓肿和支气管胸膜瘘等。铁锈色痰为典型肺炎球菌肺炎的特征；黄绿色或翠绿色痰提示铜绿假单胞菌感染；金黄色痰提示金黄色葡萄球菌感染；痰白黏稠且呈拉丝状提示有真菌感染。

（5）伴随症状 伴发热常见于急性上、下呼吸道感染、肺结核、胸膜炎等。伴胸痛常见于肺炎、胸膜炎、支气管肺癌、肺栓塞等。伴呼吸困难见于喉水肿、支气管哮喘、重症肺炎等。伴咯血见于支气管扩张、肺结核等。

【发生原因】

1. 呼吸道疾病 鼻咽部至小支气管整个呼吸道黏膜受到刺激时，均可引起咳嗽。肺泡内有分泌物、渗出物或漏出物等进入小支气管即可引起咳嗽。化学刺激物刺激分布于肺C纤维末梢亦可引起咳嗽。如咽喉炎、喉结核、喉癌等可引起干咳。气管支气管炎、支气管扩张、支气管哮喘、支气管结核及各种物理（包括异物）、化学、过敏因素刺激气管、支气管可引起咳嗽。肺部细菌、结核菌、真菌、病毒、支原体或寄生虫感染及肺部肿瘤均可引起咳嗽。而呼吸道感染是引起咳嗽最常见的原因。

2. 胸膜疾病 各种原因所致的胸膜炎、胸膜间皮瘤、自发性气胸或胸腔穿刺等均可引起咳嗽。

3. 心血管疾病 二尖瓣狭窄或其他原因所致左心衰竭引起肺瘀血或肺水肿时，因肺泡及支气管内有浆液性或血性渗出物，可引起咳嗽。右心或体循环静脉栓子脱落造成肺栓塞时也可引起咳嗽。

4. 中枢神经因素 从大脑皮质发出冲动传至延髓咳嗽中枢后可发生咳嗽。如皮肤受冷刺激或三叉神经支配的鼻黏膜及舌咽神经支配的咽部黏膜受刺激时，可反射性引起咳嗽。脑炎、脑膜炎时也可出现咳嗽。

5.其他因素所致慢性咳嗽　如服用血管紧张素转化酶抑制剂后咳嗽、胃食管反流病所致咳嗽、习惯性及心理性咳嗽等。

【调理原则】

咳嗽病名最早出现于《素问·阴阳应象大论》："秋伤于湿，冬生咳嗽。"并设立专篇进行脏腑辨证。咳嗽从其临床表现看，类似于中医学"内伤咳嗽""五脏咳""六腑咳""久咳""顽咳"等范畴。肺主气，司呼吸，主宣发肃降。肺为五脏华盖，与外界相通，易感受外邪，尤其风寒之邪易侵犯于肺，影响其宣发与肃降功能，导致肺气上逆，发为咳嗽。然《素问·咳论》曰："五脏六腑皆令人咳，非独肺也。"强调咳嗽以肝、心、脾、肺、肾五脏阴阳失调为本，在此之上易受外邪侵犯导致发病，即"邪之所凑，其气必虚"。明代张仲景将咳嗽分为外感、内伤两大类，简单明了，符合临床实际。咳嗽防治时应考虑到肺脏清润特性，其病位不局限于肺，但亦不离于肺，应遵循辨证论治的原则，不要见咳止咳，导致收敛留邪，需重视整体调整。

药膳食疗对于咳嗽的防治有非常重要的意义。营养可为机体维持正常呼吸活动提供能量。营养不良会引起呼吸功能和结构的异常，如呼吸肌结构和功能下降，通气调节反射受损，肺结构改变等。因此，咳嗽时应特别注意饮食调理：①坚持清淡、低钠的饮食，不吃过甜、过咸的食物及冷饮、啤酒等。②少吃多餐，不宜过饱，否则可加重肺部负担，诱发咳嗽。③少吃味腥、肥腻、辛辣的食物，适当吃些生姜、葱和大蒜。④不吃容易引起过敏的食物，如鱼、虾、羊肉等。⑤多吃新鲜水果蔬菜，多喝温开水（每天不少于 2000mL）。⑥补充优质蛋白质如瘦肉、豆制品等，多食菌类食物。⑦适量选用蜂蜜、梨、萝卜、甜杏仁、紫苏、桑叶等。

苏杏汤

【来源】《中医食疗学》。

【组成】紫苏 10g，杏仁 10g，生姜 10g，红糖适量。

【制法用法】紫苏、杏仁捣成泥，生姜切片，共煎取汁去滓，调入红糖再稍煮片刻，令其溶化。日分 2 ～ 3 次饮用。

【功效】紫苏解表散寒，行气和中。配以杏仁宣肺降气、化痰止咳，生姜解表散寒、化痰止咳，红糖温经散寒和血。药食合用，有疏风、散寒、宣肺之功，适用于外感风寒证。

桑菊杏仁饮

【来源】《温病条辨》。

【组成】桑叶 10g，菊花 10g，杏仁 10g，白砂糖适量。

【制法用法】桑叶、菊花、杏仁共煎取汁，再调入白砂糖。酌量代茶饮。

【功效】桑叶疏散风热，清肺润燥。配以菊花疏散风热、平抑肝阳、解毒消肿，杏仁宣肺降气、化痰止咳。白砂糖既可调味，又能清热生津。药食合用，有疏风、清热、肃肺之功，适用于外感风热证。

红白萝卜蜜膏

【来源】《中医食疗学》。

【组成】白萝卜 200g，红萝卜 200g，蜂蜜 100mL。

【制法用法】白萝卜、红萝卜洗干净，切细丝，用纱布绞挤汁液，放入锅内用中火煎煮沸。加入蜂蜜，继续熬至稠即成。日服 2～3 次，每次 5g。

【功效】萝卜消食，下气，化痰，止血，解渴，利尿。配以蜂蜜调补脾胃，润肺止咳。合用有疏风、清肺、润燥之功，适用于外感风燥证。

柚子炖鸡

【来源】《本草纲目》。

【组成】柚子 1 个，雄鸡 1 只，生姜、葱、食盐、味精、料酒等各适量。

【制法用法】鸡去皮毛、内脏，洗净；柚子去皮，留肉，将柚肉装入鸡腹内，放入砂锅中，加入葱、姜、料酒、食盐、味精、水。将盛鸡的砂锅置于有水的锅内，隔水炖熟，即可食用。

【功效】柚子果肉味甘、酸，性寒，归肺、胃经，能健胃化食，下气消痰，润肺生津。鸡肉味甘，性温，归脾、胃经，能温中、益气、补精、填髓。生姜和胃止呕，止咳化痰，葱辛温通阳。合用有疏风、清肺、润燥之功，适用于痰湿蕴肺症。

第二节 消化性溃疡

消化性溃疡主要指发生于胃和十二指肠的慢性溃疡，包括胃溃疡和十二指肠溃疡，是全球性的多发病、常见病，约 10% 的人口一生中患过此病。十二指肠溃疡多见于青壮年，而胃溃疡多见于中老年。消化性溃疡可导致幽门梗阻、穿孔、出血甚至癌变，严重影响着人们的生活质量。

【判断依据】

1. 实验室检查

（1）幽门螺杆菌检测　此方法的敏感性和特异性高，已成为消化性溃疡的常规检查。

（2）胃液分析　胃溃疡患者胃酸分泌正常或低于正常，部分十二指肠溃疡患者则增多。主要用于胃泌素瘤的辅助诊断。

（3）血清促胃液素测定　消化性溃疡时血清促胃液素较正常人稍高，但诊断意义不大，不列为常规检查。

（4）大便隐血试验　持续性大便隐血阳性，对消化性溃疡的诊断有参考价值。

2. 辅助检查

（1）X 线钡餐检查　消化性溃疡的主要 X 线征象是壁龛或龛影。随着内镜检查的普及，这项检查现已较少使用。

（2）内镜检查　是确诊消化性溃疡的主要方法，可同时进行病理检查和幽门螺杆菌检测，确定溃疡的良恶性及幽门螺杆菌的感染情况。溃疡出血者还可内镜下进行再出血风险评估和止血治疗。

3. 临床表现

（1）上腹痛　是消化性溃疡的主要症状，多位于中上腹，一般为轻至中度持续性痛。十二指肠溃疡多为饥饿痛，胃溃疡多为餐后痛。

（2）其他　部分患者可出现穿孔、出血、幽门梗阻甚至癌变等并发症。

【发生原因】

幽门螺杆菌感染是消化性溃疡的最主要病因，在十二指肠溃疡患者中的检出率约为 90%，在胃溃疡患者中的检出率为 70%～80%。长期服用止痛药（如扶他林、尼美舒利）、抗凝血药物（如阿司匹林等），以及地塞米松或泼尼松等糖皮质激素药物均会导致消化性溃疡。饮食不规律、暴饮暴食或进食刺激性食物也可引发溃疡。季节也是影响消化性溃疡的重要因素之一，很多患者在秋冬或冬春交替时节发病。

【调理原则】

消化性溃疡从其临床表现看，属于中医学"胃脘痛"。脾胃同居中焦，互为表里。脾虚胃弱易被外邪侵犯，致气机郁滞，胃气不和而痛。脾胃与肝，相互为用，肝木疏土，助其运化之功，胃气养肝成其疏泄之用。肝郁气滞，常易乘袭胃腑；胃气不和，易致肝气乘虚犯胃。所以，胃痛的病位以胃为主，但与肝脾有关，肝脾之中，肝与胃痛的关系尤为密切。消化性溃疡的调理总以通降和胃为大法，实者祛邪为主，虚者补虚调养脏腑为主，佐以通降。急性疼痛时应"急则治其标"，重在祛邪止痛；慢性疼痛时应"缓则治其本"，寓补于通，标本兼治。

药膳食疗对于消化性溃疡的防治有着重要意义，药膳食疗原则如下：①宜进食软烂、易消化的食物，便于消化吸收。烹调方法宜选用蒸、煮、焖、炖、烩，不宜选用煎、炸、熏、烤等烹调方法。②饮食宜定时定量。正餐之间可少量加餐以避免饥饿时胃酸对胃黏膜的刺激。不宜过饱，以免胃窦部过度扩张。③忌饮食刺激性强的物质，如烈性酒（其他酒类也应少饮或不饮）、吸烟、浓茶、咖啡、辣椒、芥末等。④不宜吃过甜、过咸、过浓、过冷、过热、过酸的食物，不宜大量饮用碳酸饮料，以防伤害胃黏膜。⑤宜饮无糖牛奶和碱性食物，如苏打饼干、碱馒头可以中和胃酸；奶油和黄油可抑制胃酸；晚餐最好吃米粥，可保护胃黏膜；不要食果酱和甜食。⑥宜进食含优质蛋白质及铁丰富的食物。进食新鲜蔬菜，如番茄、油菜、菠菜、胡萝卜等；进食肉汁及浓肉汤有助于胃液分泌；宜饮酸奶，因酸奶中的磷脂类物质会紧紧地吸附在胃壁上，对胃黏膜起保护作用，使已受伤的胃黏膜得到修复。

三七炖鸡蛋

【来源】《临床食疗配方》。

【组成】三七末 5g，鸡蛋两个。

【制法用法】将三七研成粉末，鸡蛋打入碗中，加入三七末拌匀，隔水蒸熟服食。每日 1次，7 天为 1 个疗程。

【功效】活血化瘀，通络止痛。方中三七性温，味甘、微苦，能止血散瘀，消肿止痛；鸡蛋性平，味甘，可润燥养血。二味合用，共奏活血化瘀、和胃止痛之功。适用于血瘀阻络之胃脘刺痛、黑便。

沙参乌梅大枣粥

【来源】《中医食疗学》。

【组成】北沙参 10g，乌梅 15g，大枣 5 枚，粳米 100g，冰糖 50g。

【制法用法】将北沙参、乌梅共入锅中，加适量水煎取汁，再加入粳米、大枣同煮粥，至粥香熟时，加冰糖继续熬至汁黏稠为度。

【功效】北沙参性微寒，味甘、微苦，能益胃生津。乌梅性平，味酸，有敛肺、涩肠、生津、安蛔、止痛之效。大枣性温，味甘，能健脾、益气、和胃。粳米性平，味甘，主归脾、胃、肺经，具有补气生津、健脾止泻的功效。冰糖性平，味甘质润，有补中益气、润肺止咳、养阴生津、止渴润燥等功效，可以用于改善脾胃气虚。

玫瑰花茶

【来源】《本草纲目拾遗》。

【组成】玫瑰花1g，白糖适量。

【制法用法】干玫瑰花和白糖同入保温杯中，沸水冲泡，加盖焖15分钟，代茶频饮，7天为1个疗程。

【功效】疏肝和胃，理气止痛。玫瑰花疏肝解郁，兼以行气；白糖性平，味甘，补益脾胃，兼以调味。二者合用，共奏疏肝解郁、理气止痛之功。

第三节 缺铁性贫血

贫血是指人体外周血红细胞容量减少，低于正常范围下限，不能运输足够的氧至组织而产生的综合征。贫血按细胞形态可分为大细胞性贫血、正常细胞性贫血和小细胞低色素性贫血。缺铁性贫血属于小细胞低色素性贫血的范畴，是机体对铁的需求与供给失衡，导致体内贮存铁耗尽，继之红细胞内铁缺乏引起的贫血，亦可称为血红素合成异常性贫血。由于红细胞容量测定较复杂，临床上常以血红蛋白（Hb）浓度来代替。根据病因，缺铁性贫血分为铁摄入不足、需求量增加、吸收不良、转运障碍、丢失过多及利用障碍等类型。

【判断依据】

1. 实验室检查

（1）血液和骨髓检查　是常用手段，包括平均红细胞体积、平均红细胞血红蛋白等；血片中可见红细胞体积小、中央淡染区扩大。骨髓检查可见增生活跃或明显活跃；以红系增生为主，粒系、巨核系无明显异常。

（2）铁代谢测定　是重要的实验室检查指标，主要表现在血清铁低于8.95μmol/L，总铁结合力升高，大于64.44μmol/L；转铁蛋白饱和度降低，小于15%，可溶性转铁蛋白受体浓度超过8mg/L（ELISA法）。血清铁蛋白低于12μg/L。铁粒幼细胞少于15%。红细胞游离原卟啉（FEP）＞0.9μmol/L（全血），锌原卟啉（ZPP）＞0.96μmol/L（全血）。

（3）血清转铁蛋白受体测定　是目前判断缺铁性贫血的最佳指标，可溶性转铁蛋白受体浓度＞26.5nmol/L即可诊断为缺铁。

2. 辅助检查　缺铁性贫血仅是一种临床表现，其背后往往隐藏着其他疾病。有时缺铁的病因比贫血本身更为严重。例如胃肠道恶性肿瘤伴慢性失血或胃癌术后残胃癌所致的缺铁性贫血，应多次检查大便潜血，必要时做胃肠道X线或内镜检查；月经过多的妇女应检查有无妇科疾病。

3. 临床表现

（1）缺铁原发病表现　如消化性溃疡、肿瘤或痔疮导致的黑便或腹部不适，肠道寄生虫感染导致的腹痛或大便性状改变；肿瘤性疾病导致的消瘦；血管内溶血导致的血红蛋白尿等。

（2）贫血表现　常见症状为乏力、头晕、眼花、易倦、头痛、心悸、耳鸣、气短、食欲减少等；有苍白及心率增快。

（3）组织缺铁表现　精神行为异常，如注意力不集中、烦躁、易怒、异食癖，体力下降，易感染；口腔炎、舌炎、口角皲裂、吞咽困难；毛发干枯、脱落；儿童生长发育迟缓、智力低下。

【发生原因】

1. 需铁量增加而铁摄入不足　多见于婴幼儿、青少年、妊娠和哺乳期妇女。婴幼儿需铁量较大，若不补充蛋类、肉类等含铁量较高的辅食，易造成缺铁。青少年偏食易缺铁。女性月经过多、妊娠或哺乳，需铁量增加，易导致缺铁性贫血。

2. 铁吸收障碍　胃切除手术后，胃酸分泌不足，食物绕过铁的主要吸收部位（十二指肠）进入空肠，铁吸收减少。此外，胃肠道功能紊乱可导致铁吸收障碍，引起缺铁性贫血，如长期腹泻、慢性肠炎、克罗恩病等。

3. 铁丢失过多　长期慢性铁丢失造成缺铁性贫血，如慢性胃肠道失血、月经过多、咯血、血红蛋白尿等。

【调理原则】

缺铁性贫血从其临床表现看，类似于中医学"血虚""虚劳""虚损""萎黄""黄胖"等范畴。心主血、肝藏血、脾统血、肾藏精，故贫血的发生与心、脾、肝、肾的功能失调、脏腑虚损有着密切的联系。水谷精气吸收不足是血虚疾病的重要原因，故认为病位在中焦脾胃与肾，基本病机为脾胃虚弱，气血两虚。中医学认为，本病肾虚为根源，脾胃为关键。肾为先天之根，先天禀赋不足，后天失养，脾肾阳虚，温煦滋养无权，精血不生，血之与气，一阴一阳，互根互用，气为血之帅，血为气之母，血虚可致气虚，气虚可致血虚，日久气血亏虚，导致贫血。因此，缺铁性贫血防治的基本原则是健脾补气，补肾养血。

药膳食疗对于缺铁性贫血的防治有着非常重要的意义。从儿童时期开始，就要注意合理膳食营养。药膳食疗原则如下：①摄入富含铁的食物。含铁丰富的食物主要有动物血、肝脏、瘦肉、鸡胗、牛肾、猪肾、羊肾、大豆、黑木耳、芝麻酱、红糖、蛋黄等。②供给充足的蛋白质。6 个月内的婴儿提倡纯母乳喂养，乳汁中发现的蛋白质具有促进铁吸收的效果，其中乳铁蛋白是一种铁结合能力很强的糖蛋白，具有促进铁吸收等生理功能。③使用铁强化食品。近年来有不少国家在高危人群中采用铁强化食品来预防缺铁的发生。我国目前有铁强化酱油、铁强化面粉等可供选择。④提高食物铁的利用率。足量摄入参与红细胞生成的营养素，如维生素 A、维生素 B_2、叶酸、维生素 B_{12} 等以增加铁的生物利用率。膳食中丰富的维生素 C 可促进铁的吸收。此外，注意避免同时摄入能干扰铁吸收的食物（如菠菜等）。

归芪羊肉羹

【来源】《严氏济生方》。

【组成】当归 25g，黄芪 25g，党参 15g，羊肉 500g，葱、姜、料酒、味精、食盐各适量。

【制法用法】先将羊肉剔去筋膜，洗净后放入沸水锅内氽去血水，捞出后再用凉水漂洗干净，切成丁；将当归、黄芪、党参碎断并装入纱布袋内，扎好口，一同放入锅内，再加生姜、葱、食盐、料酒和适量的水；将锅置武火上烧沸，再用文火煨炖，直到羊肉烂熟；加入葱、味精等调料，即成。

【功效】羊肉补中益气、温胃助阳。配以当归养血生津、健脾，黄芪补气升脾阳，党参补血活血、补中益气，用于血虚萎黄、眩晕心悸等。药食合用，有补气养血，温阳补虚之功。

健脾补血粥

【来源】《中国药膳大辞典》。

【组成】党参 15g，茯苓 15g，大枣 15g，陈皮 10g，粳米 60g，生姜、食盐、香油适量。

【制法用法】将党参、茯苓、大枣、陈皮碎断同入煲中，加水 500mL，煎煮 60 分钟后倒出药液，用两层纱布滤过，药渣弃去。粳米洗净放入锅中，加入药液及适量水，武火烧沸后改文火慢慢熬煮。粥成后，调入姜末、食盐、香油，即可食用。

【功效】党参补血活血、补中益气。配以茯苓健脾，大枣补中益气，养血安神，陈皮理气健脾。粳米可调中和胃，渗湿止泻。药食合用，有补血益气，健脾和胃，消积之功。

阿胶三宝膏

【来源】《中国药典》。

【组成】阿胶 90g，黄芪 300g，大枣 300g，蜂蜜 300g。

【制法用法】将黄芪、大枣碎断，加 10 倍量的水煎煮两次，过滤，合并滤液，文火浓缩至稀流膏。阿胶、蜂蜜加适量水溶化，与上述稀流膏混合，浓缩，制成 1000g，即得。每服 10 ~ 15g，每日 2 次，温开水冲服。

【功效】阿胶补血养阴。配以黄芪补气升脾阳，大枣补中益气，养血安神，蜂蜜调补脾胃、润肤生肌。药食合用，有补血益气，健脾和胃之功。

枸杞里脊片

【来源】《滋补保健药膳食谱》。

【组成】猪里脊肉 250g，枸杞子 50g，水发木耳 25g，水发笋片 25g，鲜豌豆 25g，蛋清 1 个，淀粉、植物油、猪油、米醋、料酒、食盐适量。

【制法用法】枸杞子之一半用水煮提取法，取浓缩汁 25mL，另一半上屉蒸熟备用；将猪里脊肉切片，用蛋清、水淀粉、盐抓匀浆好；烧热锅，放植物油，待温后，放入里脊片划开，划透，捞出控油：烧热锅，放入猪油，放入木耳、笋片、豌豆、葱、蒜、姜煸炒，并放入食盐、米醋、料酒各少许，清汤 1 勺，枸杞子浓缩汁及蒸熟枸杞子，将里脊片下锅，搅匀即成。

【功效】猪里脊肉补肾滋阴，益气养血。配以枸杞子滋补肝肾，木耳补气养血，加上竹笋用于食积腹胀，豌豆用于气虚血亏、和中下气。药食合用，有滋阴补血，消食健身之功。

第四节　冠状动脉粥样硬化性心脏病

冠状动脉粥样硬化性心脏病简称冠心病，是中老年人常见的一种心血管疾病，根据《2022 中国卫生健康统计年鉴》报道，2021 年中国城市居民冠心病死亡率为 135.08/10 万，农村为 148.19/10 万，严重危害人们的健康。本病的基本病变是供应心肌营养物质的血管——冠状动脉发生了粥样硬化，使动脉管腔狭窄或阻塞，或动脉功能性痉挛，造成心肌供血不足，甚至可引起心肌缺血性坏死。

【判断依据】

1. 实验室检查　心肌酶（肌钙蛋白、肌酸激酶及同工酶）是急性心肌梗死的诊断和鉴别诊断的重要手段之一，在心肌梗死时会明显升高。

2. 辅助检查

（1）心电图　心电图是冠心病诊断中最早、最常用和最基本的诊断方法。冠心病静息时约半数患者心电图在正常范围，也可能出现陈旧性心肌梗死的改变或非特异性 ST 段和 T 波异常。心绞痛发作时绝大多数患者可出现暂时性心肌缺血引起的 ST 段移位。有时可出现 T 波倒置。

（2）冠状动脉造影　是目前冠心病诊断的"金标准"。可以明确冠状动脉有无狭窄和狭窄的部位、程度、范围等，并可据此指导进一步治疗所应采取的措施。同时可进行左心室造影，对心功能进行评价。

（3）其他辅助检查　心电图负荷试验、动态心电图、核素心肌显像、超声和血管内超声、心血池显像等。

3. 临床表现

（1）胸痛（心绞痛）　短暂的冠状动脉狭窄阻塞引起的胸痛，即心绞痛，患者可能会感到胸部有压迫感或紧绷，通常发生在胸部的中间或左侧。典型的临床表现是胸骨体之后，可波及心前区，手掌大小的范围出现压榨性疼痛，通常由劳累或情绪激动引发，在停止活动或平静休息几分钟后疼痛会消失。疼痛可能是短暂的或尖锐的，并且疼痛感可能同时放射到颈部、手臂或背部。

（2）胸部压迫感　冠状动脉被完全堵塞时会引起心肌梗死，典型症状包括胸部压迫性压力和肩膀或手臂疼痛，有时伴有呼吸短促和大汗。

（3）呼吸短促　如果心脏无法泵出足够的血液来满足身体需求，在用力时则可能出现呼吸短促，并感到极度疲劳。

（4）猝死　约有 1/3 的患者首次发作冠心病表现为猝死。

（5）其他　合并心力衰竭的患者可伴有全身症状。

【发生原因】

冠状动脉内的动脉粥样硬化斑块不断增加导致血管腔狭窄，阻塞血流，冠状动脉血流不能满足心肌代谢的需要，引发心肌急剧的、暂时的缺血缺氧，即可发生心绞痛。如果冠状动脉血供急剧减少或中断，使相应的心肌严重而持久的急性缺血会导致心肌坏死。影响动脉粥样硬化斑块进展的危险因素可以分为可控制的危险因素和不可控制的危险因素。不可控制的危险因素包括年龄、家族史等。可控制的危险因素中最常见的是高血压、高血脂、高血糖，其他危险因素包括吸烟、酗酒、高尿酸血症等。

【调理原则】

冠心病从其临床表现看，属于中医"胸痹"范围。《国家标准应用中医内科疾病诊疗常规》指出，胸痹（心痛）相当于西医学的缺血性心脏病，即冠心病。本病常伴有高血压、糖尿病、高脂血症等，多发生在40岁以上，脑力劳动者较多，是老年人主要死因之一。冠心病的病因与寒邪内侵、饮食不当、情志失调、年迈体虚等有关。因此，冠心病的防治在于注意劳逸结合，适度进行体育锻炼；戒烟、少饮酒、多食清淡食品；注重精神调摄，保持心情愉快，避免情绪激动；防治高血压、高血脂等有关疾病等。

药膳食疗对于冠心病的防治有着重要意义，药膳食疗原则如下：①控制总热量，控制体重。②控制脂肪与胆固醇的摄入量，忌用动物类油脂，忌食动物内脏、蛋黄等高胆固醇食物。③严格控制糖类的总摄入量，尤其是单糖的摄入量，忌暴饮暴食，晚餐不宜吃得过饱。④摄入适量的蛋白质，并注意动物性蛋白和植物性蛋白的合理搭配。大豆制品可降低血清胆固醇水平，提倡食用。⑤适当增加膳食纤维的摄入。⑥供给必需的矿物质及微量元素，多食含镁、锌、钙、硒元素的食物。⑦补充维生素，尤其是含维生素C、维生素B_6、维生素E等的食物，如苹果、樱桃、大豆、茄子、大蒜等。⑧多吃有降低胆固醇作用的食物，如洋葱、大蒜、木耳、海带、香菇、紫菜等。⑨饮食宜清淡、低盐。食盐的摄入量每天控制在3g以下。⑩适量饮茶可预防冠心病，但浓茶中的咖啡因含量高，会刺激神经系统和心脏，对冠心病患者不利。⑪忌烟、酒。

韭菜汁

【来源】《食疗本草》。

【组成】韭菜100g。

【制法用法】将韭菜洗净，切碎，捣成汁，即可。温开水调匀，趁热顿服。

【功效】韭菜性温，味辛，温则能通，辛则能散，具有宣痹止痛的作用。现代研究表明，韭菜对冠心病人有益处，除其中的纤维素发挥作用外，挥发性精油及含硫化物更具有降血脂的作用。

参麦茶

【来源】《中医食疗学》。

【组成】太子参20g，浮小麦30g。

【制法用法】将上述两味分别洗净，入锅中，加适量水煎取汁。

【功效】太子参性平，味甘、微苦，能补气养阴，用于神倦、心悸、自汗、津少口渴者。浮小麦性凉，味甘，可益气敛汗。二者合用有益气养阴、宁心安神之效。

人参二冬茶

【来源】《中医食疗学》。

【组成】人参9g，天冬、麦冬各6g。

【制法用法】将人参、天冬、麦冬研成末，置于保温杯中，用开水冲泡，焖15分钟即可。

【功效】人参性微温，味甘、微苦，能大补元气、补脾益肺、生津安神。天冬性寒，味甘、苦，可养阴润燥、清火生津。麦冬性微寒，味甘、微苦，能养阴润肺、益胃生津。现代研究表明，人参能增加心肌收缩力、减慢心率、增加心排出量与冠状动脉血流量，可抗心肌缺血与心律失常。

第五节 甲状腺功能亢进症

甲状腺功能亢进症（简称甲亢）是由多种原因导致的甲状腺功能增强，分泌甲状腺激素（TH）过多，造成机体的神经、循环及消化等系统兴奋性增高和代谢亢进为主要表现的临床综合征，是一种常见的内分泌疾病。一般女性发病率高于男性，且发病年龄多为 20～50 岁。

【判断依据】

1. 实验室检查

（1）血清甲状腺激素测定　血清甲状腺激素不同程度地存在异常，是判断甲状腺功能异常的重要依据。主要检测指标包括三碘甲状腺原氨酸（T3）、甲状腺素（T4）、游离三碘甲状腺原氨酸（FT3）、游离甲状腺素（FT4）、血清总甲状腺素（TT4）、血清总三碘甲状腺原氨酸（TT3）等。

（2）促甲状腺激素（TSH）测定　TSH 是反映甲状腺功能的敏感指标。

（3）甲状腺碘-131 摄取率　有助于鉴别不同病因的甲亢，但本法受到食物、含碘药物（包括中药）以及许多疾病的影响。

（4）甲状腺自身抗体测定　甲状腺自身抗体是常用于判断病情活动、是否复发、停药依据的重要指标，常用的包括甲状腺球蛋白抗体（TGAb）、甲状腺过氧化物酶抗体（TPOAb）等。

2. 辅助检查

（1）甲状腺超声　典型的甲亢通常会表现为甲状腺双侧叶体积增大，内部回声不均匀，多数会出现腺体小片状低回声。彩超典型的特征是血流信号会比正常腺体血流信号丰富。

（2）CT、MRI　有助于比病情的变化和评估治疗的有效性。

（3）放射性核素扫描　有助于本病的诊断与鉴别诊断。

3. 临床表现

主要临床表现为心悸，手抖，疲乏无力，多食善饥，体重显著下降，焦躁易怒，注意力不集中，记忆力下降，怕热多汗，皮肤潮湿，失眠不安，大便次数增多，女性月经减少或闭经，男性阳痿等。患者常伴有不同程度的甲状腺肿大，Graves 病（GD，又称毒性弥漫性甲状腺肿）还可见突眼、小腿胫前黏液性水肿等特征。甲亢患者在早期可无症状或症状不典型，如果不及时治疗或治疗不当，可诱发糖尿病、高血压、心脏病等多种并发症，甚至导致"甲亢危象"而危及生命。

【发生原因】

甲亢大部分是因感染、突发或持续性精神创伤、内分泌紊乱等因素诱发，导致甲状腺被病原体感染后，引发自身免疫反应，使甲状腺分泌功能亢进。甲亢的诱发与自身免疫、遗传和环境等因素有密切关系，其中以自身免疫因素最为重要。精神刺激、感染等应激状态是甲亢的常见诱因，家族遗传与甲亢也有一定的关系。另外，少数患者的发病与过度疲劳、外伤、妊娠、摄入过多的含碘食物或药物有关。

【调理原则】

甲亢即中医之瘿气症。患者素体阴亏，肾阴不足，水不涵木，肝阴失敛。在此基础上，出现情志失调、精神创伤而发本病。甲亢的防治目标是预防甲亢发生，降低发病率；对甲亢发病高危人群进行重点监测，早发现，早治疗；对已患甲亢者积极治疗，减少并发症发生，避免进一步发展为"甲亢危象"，将甲亢及其并发症对患者造成的危害降到最低限度。日常保养注意调畅情志，避免情志过激，尽量避免精神紧张和情绪波动。既往有甲状腺相关疾病，如单纯性甲状腺肿、结节性甲状腺肿、甲状腺肿瘤、甲状腺结节和甲状腺炎等的患者，均可能导致甲亢，需要积极治疗原发病，预防甲亢发生。日常保持科学作息，养成良好的生活习惯，戒除不良嗜好，避免强烈精神创伤，防止感染等应激状态，可有效预防及减少本病的发生。

饮食调养方面，因为甲亢患者代谢亢进，属于消耗性疾病，患者对于营养物质需求明显增加。患者日常生活和饮食应注意尽量减少和避免各种含碘丰富的药物及食物，如海产品中的海带、海藻、紫菜、海鱼、海虾等，中药里的昆布、黄药子等。患者要饮食多样化，饮食均衡，注意适当增加蛋白质和热量摄入，补充多种维生素特别是维生素 B 族和维生素 C。忌食辛辣刺激性食物，不吸烟，不饮酒，少喝浓茶、咖啡。注意饮食有节，不可盲目进补。患者要定期检查甲状腺功能、认真监控相关指标，以及保持情绪稳定是病后防止复发的重要措施。

山药桂圆炖甲鱼

【来源】《饮食疗法》。

【组成】鲜山药 100g，去核的干桂圆肉 20g，甲鱼 1 只（约 500g）。

【制法用法】将甲鱼宰杀，去除肠杂，洗净，焯水去血沫，捞出备用。鲜山药去皮，切片备用。桂圆肉洗净。将甲鱼、桂圆肉置于锅内，加水煮，武火煮开后文火继续煲，待甲鱼七成熟时，加入山药片继续煲。煮至甲鱼肉熟烂，调味即可食用。每周 2～3 次，吃甲鱼肉、山药、桂圆，喝汤。

【功效】甲鱼又名团鱼、元鱼、水鱼、鳖，含有丰富的蛋白质及多种维生素，可增强人体的抗病能力，并能改善内分泌功能，有助于增强免疫力。甲鱼入肾经，具有滋阴补肾，清退虚热的功效，鳖甲同时又能软坚散结。山药有健脾、补肺、固肾、益精等多种功效。桂圆，甘温，补益心脾，养血安神，可用于气血不足，心悸怔忡，健忘失眠等症。药食合用，有滋阴养血，清退虚热，软坚散结之功，适用于阴虚阳亢型甲亢患者。

茉莉花粥

【来源】《常见病食疗食补大全》。

【组成】干茉莉花 5g，粳米 60g，蜂蜜适量。

【制法用法】将粳米洗净，将茉莉花装入佐料袋封好，二者置于锅中，加水武火煮沸，文火煮至米软烂，将佐料袋取出，调入适量蜂蜜即可食用（伴有糖尿病及糖耐量异常者不放蜂蜜）。每日早晚温服，7 天 1 个疗程。

【功效】茉莉花具有疏肝理气，辟秽和中的功效，且气味芳香，可以使人心情愉悦。粳米入脾、胃经，可补中益气，健脾和胃，除烦渴。蜂蜜补中，润燥，止痛，解毒，可安五脏诸不足。药食合用，有疏肝理气健脾之功。适用于肝郁脾虚型甲亢患者。

益气牛乳方

【来源】《养老寿亲方》。

NOTE

【组成】鲜牛乳 250g，白糖适量。

【制法用法】将鲜牛乳置于锅内，加热煮沸，酌情调入白糖适量（糖尿病及糖耐量异常者免糖）。每日早晚温热服用佳，可长期食用。

【功效】牛乳，味甘，性平。具有补虚损，益肺胃，养血，生津润燥等功效。现代营养学证明，牛奶中含有大量的蛋白质、钙、维生素 D 等，具有安眠、补钙、美容养颜等功效。对于气阴两虚型甲亢患者出现的形体消瘦，神疲乏力，怕热多汗，心悸怔忡，失眠等均有一定的改善作用。白糖补益脾胃，又能为甲亢这种高代谢性疾病提供一定的热量。二者合用，补益脾胃，滋养阴血，能够改善气阴两虚型甲亢患者多种症状。

第六节　卵巢功能早衰

卵巢功能早衰是指因卵巢功能过早衰竭，导致女性在 40 岁之前出现月经量少、闭经，或出现不规则子宫出血，同时伴有低雌激素、高促性腺激素水平的一种疾病。近年来，患卵巢功能早衰的女性人数呈不断上升趋势，不少患者都在 30～40 岁，而且发病率逐渐增高。卵巢功能早衰已经成为严重影响妇女生殖健康及身心健康的疾病。

【判断依据】

1. 实验室检查

（1）生殖内分泌激素测定　间隔一个月持续两次以上，促卵泡生成激素（FSH）≥ 40IU/L，雌激素（主要是雌二醇）水平下降。

（2）根据临床表现有选择地进行其他相关疾病的指标检测　如抗卵巢抗体、抗米勒管激素、血沉、免疫球蛋白、类风湿因子测定、甲状腺功能、甲状腺抗体、甲状旁腺及血糖测定、肾上腺功能、染色体检查等。对于 25 岁以下闭经或第二性征发育不良者，可进行染色体核型分析。

2. 辅助检查

（1）超声检查　B 超检查显示子宫内膜变薄或子宫及卵巢萎缩，卵巢中极少卵泡或无卵泡。但染色体核型正常的患者有 1/3 以上超声检查可有卵泡存在。

（2）骨密度测定　患者可有低骨量和骨质疏松症表现，其原因是低峰值骨量和骨丢失率增加。年轻妇女如果在骨峰值形成以前出现卵巢功能早衰，其雌激素缺乏状态要比正常绝经妇女长得多，且雌激素过早缺乏引起骨吸收速度加快，骨丢失增加，因此更容易引起骨质疏松症。

3. 临床表现

一般情况下，妇女卵巢功能在 45～50 岁时开始衰退，如果在 40 岁以前出现卵巢衰退的迹象，医学上称之为功能早衰，具体包括初潮正常，40 岁以前出现闭经，高促性腺激素、低雌激素，卵巢活检无卵泡存在。临床症状以月经不规则为主，也是最早出现的症状。患者一般是先出现月经周期延后，经期缩短，不规则子宫出血，而后逐渐发展为闭经。少部分患者月经周期可正常，突然出现闭经。伴有不同程度的潮热汗出，情绪抑郁或心烦易怒，失眠，阴道干涩，性欲下降等绝经过渡期症状。如由自身免疫性疾病引起的卵巢功能早衰，可出现相关疾病的表现。

【发生原因】

卵巢功能早衰的病因尚不清楚，遗传因素（如无卵泡存在的卵巢功能早衰具有家族遗传性，一部分患者有染色体异常）、自身免疫因素、感染因素、代谢性因素、医源性因素（卵巢手术或放、化疗后，人工流产等）、环境及心理因素或激素受体调节障碍、特发性、药物（如服用免疫抑制剂）等，均可能导致卵巢功能早衰。此外，生活压力、吸烟、饮酒、有毒有害物质接触史或在发病前有突发的惊恐或持续不良的精神刺激史，也可能成为卵巢功能早衰的病因。

【调理原则】

卵巢功能早衰在中医古籍中无此病名记载，属中医学"闭经"范畴。中医学认为，闭经发病机理主要是冲任气血失调，有虚、实两个方面。虚者由于冲任亏败，源断其流；实者因邪气阻隔冲任，经血不通。卵巢功能早衰患者的卵巢功能恢复是极其困难的，这导致患者生育的机会大大降低，因此，预防卵巢功能早衰是极其重要的。日常要坚持科学的生活方式，生活规律，保证充足的睡眠，适当运动，戒除不良嗜好；尽量减少口服避孕药，预防妇科感染，保护生殖功能，预防卵巢功能早衰发生；积极治疗原发疾病或伴随疾病，减少对于生殖功能的影响；调畅情志，消除不良情绪，保持积极乐观心情；定期体检，重视早期症状，特别是年轻女性，密切关注月经情况，增强预防意识，坚持早期发现，早期防治，恢复卵巢功能；发病后遵医嘱正确补充性激素，预防远期慢性疾病。对于已经患有卵巢功能早衰的患者，日常保健还要注意房事养生保健。

饮食方面，合理膳食，规律饮食，按时进餐，不暴饮暴食。要保证摄入足够的营养成分，这可以帮助女性获得维持生殖系统功能的必要营养，可适当多吃一些优质蛋白，如鸡蛋、猪肝、牛奶、鱼、虾等食物，这类食物也含有较为丰富的叶酸、铁、钙等营养物质，有利于卵巢功能；可多进食一些有助于改善卵巢功能早衰症状的食物，如海带、紫菜、芹菜等。另外，可适当补充植物雌激素含量丰富的豆类及其制品，如黄豆类制品豆浆、豆腐等，也可在饮食中增加胡萝卜和番茄。饮食要注意保持清淡，减少辛辣刺激性食物，不要过腻、过咸、过甜。

黑木耳红枣茶

【来源】《中医治未病》。

【组成】干黑木耳 20g，红枣 20 枚。

【制法用法】将黑木耳泡发、摘洗干净，备用。红枣洗净备用。将二者置于锅内，共煮汤。吃木耳、红枣，喝汤。每日 1 次，常服有效。

【功效】木耳甘平，可和血养荣，凉血止血，宽肠胃。大枣甘温，可补脾和胃，益气生津，调和营卫。二者合用，可健脾益气，养血补中。适宜于气血亏虚卵巢功能早衰者。

冰糖蛤蟆油

【来源】《中国药膳大辞典》。

【组成】雪蛤 3g，冰糖适量。

【制法用法】将雪蛤清水洗净，加入清水（凉水）浸泡，发泡超过 12 小时，当成为晶莹雪白的球形糕状，即泡开后，再放入冰糖及适量的水（糖尿病及糖耐量异常患者免糖），上锅蒸 10 分钟或微波炉热 2 分钟即可。温服，每日 1 次。

【功效】雪蛤又叫蛤蟆油，是雌性东北林蛙的输卵管，现代药理研究证明其含有孕酮、雌二醇等性激素及多种微量元素，可促进性腺发育，其脂溶性成分能使动物性成熟加快，增强机体免疫力及应激力，可以起到抗疲劳及抗衰老的作用。蛤蟆油具有补肾益精、养阴润肺之功。《中药志》记载蛤蟆油能"补虚、退热，治体虚精力不足"。适当补充蛤蟆油，从食物角度讲，对于改善卵巢功能早衰具有一定的辅助作用。冰糖可补中益气。需要注意，健康的青年女性不必频繁补充蛤蟆油，以防过犹不及。

参胶鸽蛎煲山杞

【来源】《新中医杂志》。

【组成】海参1条，花胶3个，生蚝（即牡蛎）5个，鸽子1只，鲜山药100g，干枸杞子15g，当归3g，其他佐料若干。

【制法用法】将海参、花胶洗净，泡发。生蚝取肉，备用。鸽子宰杀后常规去毛、内脏，清洗，备用。山药去皮，切厚片，备用。枸杞子洗净，备用。葱切段，姜切片，备用。将鸽子、枸杞子、当归、葱姜放入锅内，加水，武火开锅后，文火煲约40分钟，然后投入花胶、海参、生蚝肉、鲜山药，继续煲约20分钟，调入食盐即可。温服，每周3次。

【功效】海参，咸，微温，入心、肾经，功能补肾益精，养血润燥，《本草求原》谓其"润五脏，滋精利水"。花胶又名鱼鳔，性味甘平，入肾经，功能补肾益精，滋养筋脉，止血。牡蛎肉，性甘温，无毒，煮食治虚损，调中。鸽子肉指白鸽子肉，具有补肝壮肾、益气补血、清热解毒、生津止渴等功效。综上，海参、花胶、牡蛎肉、鸽子肉均具有补肾益精养阴功效，为血肉有情之品，补益作用较强。山药补气，枸杞子滋补肝肾，当归养血。食药合用，共凑滋阴养血，补肾填精之效。

第七节　骨质疏松

骨质疏松是因各种原因引起的骨代谢性障碍，主要表现为单位体积内骨量降低，骨质有机成分及钙盐沉着均减少，但基本结构保持不变，也就是原本密实坚固的骨骼出现了孔隙，变得稀疏。它是以骨量减少，骨的微观结构退化为特征的，致使骨的脆性增加，而易于发生骨折的一种全身性骨骼疾病，也是骨伤科最常见的疾病之一。

【判断依据】

1. 实验室检查

（1）血钙、磷和碱性磷酸酶　在原发性骨质疏松症中，血清钙、磷及碱性磷酸酶水平通常是正常的，骨折后数月碱性磷酸酶水平可增高。

（2）血甲状旁腺激素　应检查甲状旁腺功能除外继发性骨质疏松症。原发性骨质疏松症者血甲状旁腺激素水平可正常或升高。

（3）晨尿钙/肌酐比值　正常比值为0.13 ± 0.01，尿钙排量过多则比值增高，提示有骨吸收率增加可能。

2. 辅助检查

（1）骨影像学检查　摄取病变部位的X线片可以发现骨折及其他病变，如骨关节炎、椎间盘疾病及脊椎前移。骨质减少（低骨密度）摄片时可见骨透亮度增加，骨小梁减少及其间隙增宽，横行骨小梁消失，骨结构模糊。

（2）骨密度检测 骨密度检测是骨折的预测指标。测量任何部位的骨密度，可以用来评估总体的骨折发生危险度；测量特定部位的骨密度可以预测局部骨折发生的危险性。

3. 临床表现

骨质疏松早期症状不明显，发展到一定程度则出现腰背酸痛、四肢抽筋、身材缩短、驼背等症状，最严重的甚至会发生骨折。骨质疏松造成骨折的常发部位为脊椎骨、髋骨及前臂。

【发生原因】

一般来说，骨质疏松可因钙缺乏、膳食钙磷比例不平衡、维生素 D 缺乏、脂肪摄入过多、长期蛋白质摄入不足、微量元素摄入不足、内分泌失调、卵巢功能减退、雌激素分泌下降、运动不足等因素而引起。另外，年龄和性别对骨质疏松也有一定影响，如老年人、女性患者发生骨质疏松的概率更大。老年性骨质疏松可能与性激素水平低下、蛋白质合成性代谢刺激减弱，以及成骨细胞功能减退、骨质形成减少等有关。雌激素有抑制破骨细胞活性、减少骨吸收、促进成骨细胞活性及骨质形成作用，并有拮抗皮质醇和甲状腺激素的作用。绝经期后雌激素减低，故骨吸收加速而逐渐发生骨质疏松。

【调理原则】

骨质疏松从其临床表现看，类似于中医学"骨痿""骨痹""骨痛"等。中医学认为，肾藏精，精生髓，髓能养骨，故有"肾主骨"之论。肾气盛，肾精足，则髓充骨养可使筋骨强劲有力；肾气虚，肾精亏，则骨失髓养而痿软无力。说明肾之精亏髓减是导致骨痿的主要原因。因此，骨质疏松防治的基本治则是补肾壮骨，健脾强筋。日常加强户外运动、改善饮食营养、戒烟限酒、预防摔跤是调理的重要原则。

药膳食疗对于骨质疏松的防治有着非常重要的意义。从儿童、青少年时期开始，就要注意合理膳食营养。药膳食疗原则如下：①供应充足的钙质，要常吃含钙量丰富的食物，如排骨、脆骨、虾皮、海带、发菜、木耳、桶柑、核桃仁等，还可以吃一些含胶原蛋白的食物，如蹄筋、猪蹄等。②宜供给足够的蛋白质，可选用牛奶、鸡蛋、鱼、鸡、瘦肉、豆类及豆制品等。③宜供给充足的维生素 D 及维生素 C，因其在骨骼代谢上起着重要的调节作用，应多吃新鲜蔬菜，苋菜、雪里蕻、香菜、芹菜、小白菜，还要多吃水果。④忌辛辣、过咸、过甜等刺激性食品，退行性骨质疏松症患者和妇女绝经后，骨丢失量加速进行，更应该多食含钙高的食品，如鱼、虾、虾皮、海带、牛奶、乳制品、骨头汤、鸡蛋、豆类、精杂粮、芝麻、瓜子、绿叶蔬菜等。

双蹄汤

【来源】《东方药膳》。

【组成】马蹄 250g，羊蹄筋 1 对，山药 20g，枸杞子 15g，龙眼肉 10g。

【制法用法】先将羊蹄筋洗净，去皮毛后斩成块，用水煮约 1 小时捞起待用。马蹄洗净切细，用油、盐和姜片起锅，炒约 10 分钟，然后转入煲内。将羊蹄筋、山药、枸杞子、龙眼肉一起放入，加适量清水，煮约 4 小时，至羊蹄筋软熟，调味即成。饮汤，食羊蹄筋。

【功效】马蹄别名荸荠、地栗等，营养丰富，汁多味甜，自古有"地下雪梨"之美誉，北方人则视之为"江南人参"。蹄筋中含有丰富的胶原蛋白质，能增强细胞生理代谢，使皮肤更富有弹性和韧性，并有强筋壮骨之功效。山药具有健脾补肺、固肾益精等多种功效。枸杞子补益肝肾，龙眼肉滋补气血。药食合用，有补肾壮骨、健脾强筋之功。

乌豆核桃炖猪腰

【来源】《东方药膳》。

【组成】猪腰 1 对，乌豆 100g，核桃 100g，红枣 10 枚，姜汁、酒适量。

【制法用法】将猪腰洗净后以姜汁、酒拌过，然后同乌豆、核桃、红枣（去核）放于瓦盅内，加上水和酒各半，量以刚盖过上述食物为宜。封好盖，隔水炖 1 小时，即可喝汤、食猪腰，随量服食。

【功效】猪腰有健肾补腰、和肾理气之功效；乌豆又叫黑豆，含有丰富的维生素等，可滋阴补肾、滋养筋骨；核桃补肾养血，抗骨质疏松；红枣乃滋补良药，有强筋壮骨、补血行气之功效。全方药食配伍，补肾壮骨，适于骨质疏松患者的康复食用。

黄豆猪骨汤

【来源】《饮食科学》。

【组成】鲜猪骨 250g，黄豆 100g。

【制法用法】黄豆提前用水泡 6～8 小时；将鲜猪骨洗净、切断，置水中烧开，去除血污；然后将猪骨放入砂锅内，加生姜 20g、黄酒 200g，食盐适量，加水 1000mL，经煮沸后，用文火煮至骨烂，放入黄豆继续煮至豆烂，即可食用。每日 1 次，每次 200mL。

【功效】鲜猪骨含天然钙质、骨胶原等，对骨骼生长有补充作用。黄豆含黄酮苷、钙、铁、磷等，有促进骨骼生长和补充骨中所需的营养。此汤有预防骨骼老化、骨质疏松的作用。

第八节　围绝经期综合征

围绝经期综合征是指妇女在绝经前后由于卵巢功能衰退引起的一系列以自主神经系统功能紊乱为主，伴有神经心理症状的一组症候群，又称"更年期综合征""绝经期综合征"。男性也面临随着年龄增长睾丸功能退化所引起的男性围绝经期，发病年龄一般在 55～65 岁。本节仅围绕女性围绝经期综合征进行表述。

【判断依据】

1. 实验室检查

生殖内分泌激素测定　绝经过渡期血清 FSH > 10U/L，提示卵巢储备功能下降。闭经、FSH > 40U/L 且雌二醇（E_2）< 10～20pg/mL，提示卵巢功能衰竭。

2. 辅助检查

阴道细胞学涂片　阴道脱落细胞以底、中层细胞为主。

3. 临床表现

月经改变是围绝经期妇女最普遍、最突出的表现。可见月经紊乱，如月经先期、经量过多或过少、经期延长、崩漏，或月经后期、闭经。自主神经功能障碍可以引起烘热汗出、面色潮红、心悸等。心血管及脂代谢障碍导致高血压、高脂血症等疾病。神经、精神系统障碍导致头痛、头晕，烦躁易怒，情绪抑郁，失眠多梦，健忘多疑等。绝经后期可出现尿频、尿急或尿失禁，阴道干涩、灼热，阴痒，性交疼痛，易反复发作的膀胱炎；还可出现肌肉、关节疼痛，腰背、足跟酸痛，易骨折等。

【发生原因】

女性围绝经期综合征出现的根本原因是生理性或病理性或手术而引起的卵巢功能衰竭，导致卵巢分泌的雌激素显著减少。但并非所有女性都会出现明显的围绝经期综合征症状。这与其所患慢病、社会应激事件、家庭生活环境、经济情况、文化修养、精神状态、个人性格等也相关。

【调理原则】

本病相当于中医学"绝经前后诸证""脏躁"等范畴。女性49岁前后，肾气由盛渐衰，天癸逐渐衰竭，冲任二脉气血逐渐衰少，在此生理转折时期，受内外环境的影响，易导致肾阴阳失调而发病。肾虚是围绝经期综合征发生发展的主要原因，因此在调理时以补肾气、调整阴阳为主，同时兼顾他脏。日常应正确面对围绝经期问题，正视心理变化，自我克制和调节，保持精神乐观，坚持适当的体育锻炼，避免过劳。生活规律，合理饮食，定期体检，遵医嘱用药。同时注意加强围绝经期女性的性保健。家人应更多地关注围绝经期女性，给予理解和家庭温暖，帮助其顺利度过围绝经期。

饮食方面应注意日常合理膳食，营养平衡，控制热量，热量摄入必要而不过剩，预防肥胖；饮食低脂低盐，增加钙铁；避免大量饮用酒、咖啡等刺激性食物；少吃辛辣、油炸等食物，少吃肥腻食物，减少动物脂肪的摄入，避免过多热量和糖的摄入。饮食有节制，避免暴饮暴食；注意膳食平衡，补充丰富的蔬菜、水果、粗粮。由于围绝经期综合征肝肾阴虚者居多，应适当进食滋阴养血的食物，如鸭肉、百合、糯米、蜂蜜、牛奶、银耳、花生等。适当增加一些能改善性腺功能的食物，如虾、羊肉、羊肾、韭菜、核桃等。

鲜百合汤

【来源】《河北中医杂志》。

【组成】鲜百合50g（或干品15g），酸枣仁15g。

【制法用法】鲜百合洗净（或干品洗净，清水浸泡12小时），备用。酸枣仁水煎取汁200mL，去滓后，加入浸好的鲜百合或干百合，煮熟即可。每晚睡前连汤服用。

【功效】百合甘，寒，入心、肺经，具有养阴润肺、清心安神的功效，可安五脏。酸枣仁味酸、甘、平，归于心、肝、胆经，具有补肝肾、养心安神的功效。二者合用，可养阴安神，可用于肝肾阴虚造成的心悸，虚烦不眠等。

山楂核桃茶

【来源】《中国药膳学》。

【组成】胡桃仁150g，白砂糖50～100g，干山楂150g。

【制法用法】将去皮胡桃仁浸泡洗净，加适量清水，用石磨磨成核桃浆，加入适量清水稀释，备用。将山楂洗净，放入锅内，加水煎煮，中火煎熬3次，每次20分钟，将煎煮的液体混合，过滤，去滓，取汁共约1000mL。把锅洗净后，倒入山楂汁，加入白糖搅拌至溶化，加入核桃浆，搅拌均匀，烧至沸腾后出锅。温服，每日 2～3 次，总量每日 100～120mL，代茶饮。可酌情降低白糖用量，也可冰糖代替。

【功效】胡桃仁，甘，温，入肾、肺经。具有补肾固精，温肺定喘，润肠的功效，可益命门。山楂酸、甘，微温，归脾、胃、肝经。具有消食健胃，行气散瘀的功效。白砂糖甘，平，归脾、肺经。可和中缓急、生津润燥，与山楂配伍，不仅调味，且起到酸甘化阴的作用。食药共用，可用于肾阴阳俱虚型围绝经期综合征。

玫瑰龙眼肉

【来源】《疾病的食疗与验方》。

【组成】鲜玫瑰花 100g，干龙眼肉 100g。

【制法用法】将龙眼肉洗净，上锅蒸 20 分钟，待其软化。将鲜玫瑰花洗净，与龙眼肉一起入容器，共捣成膏状，冷藏保存。每服 1 勺约 20g，每日 2 次，早晚分服。

【功效】玫瑰花甘、微苦，温，归肝、脾经，具有行气解郁，和血，止痛的功效。龙眼肉甘，温，归心、脾经，具有益心脾，补气血，安神的功效。二者合用，可疏肝解郁，养血安神，可用于肝气郁结兼具血虚的围绝经期综合征患者。

第九节 慢性肾小球肾炎

慢性肾小球肾炎（简称慢性肾炎）是指以水肿、高血压、蛋白尿、血尿及肾功能损害为基本临床表现的一组肾小球疾病。其起病方式各有不同、病情迁延，可有一段时间的无症状期。临床上以水肿（或高血压）为首发症状，尿常规检查可见不同程度的蛋白尿、血尿及管型尿，后期出现肾功能损害及贫血。本病随病情进行性发展，从疾病早期演变至终末期肾衰竭阶段，可长达数十年。慢性肾炎为引起终末期肾病的主要疾病之一，延缓或阻止慢性肾炎肾功能减退为其重要治疗方略。

【判断依据】

本病病因多样，病理形态各异，其临床表现与发展过程有较大差异。如患者尿实验室检查异常（蛋白尿、血尿、管型尿）、水肿及高血压病史达 1 年以上，无论有无肾功能损害均应考虑此病。在排除继发性肾小球肾炎及遗传性肾小球肾炎后，临床上可诊断为慢性肾炎。

1. 实验室检查

（1）尿常规 尿异常改变为其高发表现，尿蛋白最为常见，一般为 1～3g/d，亦可出现大量尿蛋白（＞3.5g/d）。尿沉渣中常有程度不等的红、白细胞和颗粒、透明管型，偶有肉眼血尿。

（2）血常规 早期患者可有轻度贫血。如患者有中度以上贫血，多与肾内促红细胞生成素减少相关，提示肾单位损坏及肾功能障碍已较严重。

（3）肾功能检查 早期部分患者正常或轻度受损（Ccr 下降或轻度氮质血症）。部分患者可见血清尿素氮、肌酐升高，二氧化碳结合力下降。

2. 辅助检查

（1）肾脏超声检查 患者可表现为正常，部分患者出现回声增强、双肾缩小等变化。

（2）穿刺检查　可确定慢性肾小球肾炎病理改变类型，对其诊断和指导治疗有积极意义，如患者有条件且无禁忌证，或治疗效果欠佳、病情持续进展者，可进行肾穿刺病理检查。

3. 临床表现

慢性肾炎可发生于任何年龄，以中青年男性为多见，起病缓慢、隐匿。临床表现多样、轻重不一，以蛋白尿、血尿、高血压、水肿为基本症状，可伴随不同程度的肾功能减退。后期可出现贫血、电解质紊乱及血尿素氮、血肌酐升高等情况。慢性肾炎的共性表现如下。

（1）水肿　多数患者均有不同程度的水肿，多见于组织疏松部位。轻者以眼睑、颜面部或下肢踝部常见，晨起尤甚，重者水肿可涉及全身。少数患者始终无水肿表现。

（2）尿异常改变　常见蛋白尿，也可出现肾小球源性血尿。患者尿量变化与水肿及肾功能情况相关。

（3）高血压　多数患者伴发高血压，其发生率与肾小球功能状态关系密切，肾小球功能减退时，血压趋向升高。部分患者以高血压为首发症状。

（4）肾功能异常　以肾小球滤过率下降，肌酐清除率减低，继而出现肾小管功能不全、尿浓缩功能降低为常见表现。早期往往缺乏特异性表现，易被忽视。肾功能严重异常时表现为血肌酐、尿素氮等水平升高，为病情恶化、预后不佳的临床指征。

【发生原因】

绝大多数慢性肾炎病因尚不明确，仅有少数患者由急性链球菌感染后迁延不愈1年以上所致。目前多认为慢性肾炎病因较为复杂，如各种细菌、病毒、原虫等感染通过免疫机制、炎症介质因子及非免疫机制等均可引发本病。一般认为其发病机制为变态反应所致的肾小球免疫性炎症损伤（大部为免疫复合物型），由循环内可溶性免疫复合物沉积于肾小球，或由于肾小球原位的抗原与抗体形成而激活补体，引起肾组织损伤。

【调理原则】

慢性肾炎归属于中医学的"水肿""淋证""尿浊""癃闭""关格"等疾病范畴。中医学认为，其病变以虚为主，常见虚实夹杂之症，病程冗长，缠绵不愈，主要责之于肾脏虚衰，涉及脾、肺等脏。肾为先天之本，禀受五脏六腑精微之气而封藏之，若肾元虚惫，肾虚无以固本，疏于固摄，脾虚不能升清，统摄无权，精微直趋下行而出现蛋白尿等慢性肾炎的临床表现。肾虚为主，兼有脾、肺等脏腑不足为慢性肾炎的发病根本，部分患者兼有外感、水湿、湿热、血瘀等本虚标实之象。因此，慢性肾炎防治的基本治则为补肾固肾，若出现虚实夹杂之证，则应标本并治。在整体调理上应采取综合性防治措施，对于出现水肿、高血压患者应强调休息、避免剧烈运动和限制盐类，肾功能不全患者应根据肾功能减退程度控制蛋白质摄入量。

肾脏系统疾病与机体营养密切相关，药膳食疗对慢性肾炎的治疗具有重要作用，也是临床防治慢性肾炎的基本方法之一，可有效减轻患者肾脏负担，降低蛋白尿以改善症状。作为病程绵长的慢性肾炎患者，选择合适的药膳食疗对改善病情大有裨益。

对于慢性肾炎患者，应结合患者的肾功能水平来确定膳食营养，通过合理的饮食方式，纠正患者的代谢紊乱，减轻氮质代谢产物对机体造成的负担，增强机体抵抗力，防止病情恶化，促进肾功能恢复。药膳食疗原则：①控制蛋白质摄入。膳食蛋白质的摄入量应根据患者肾功能状况确定。对于病程较长，肾功能损害不严重者，蛋白质供给量可为 $0.8\sim1g/(kg \cdot d)$，优质蛋白质应占50%以上，如鸡蛋、牛奶、瘦肉和鱼类等可适当摄入。豆类或豆制品等植物蛋白，因其代谢产物嘌呤会加重肾脏负担，所以应减少摄入。如患者出现氮质血症，蛋白质摄入量应小于 0.5g/（kg·d），以保护残存的肾单位。②限制钠盐摄入。食盐用量应根据水肿情况、尿量多少、血压水平来确定用量。有水肿和高血压者，每日食盐用量应减少为 2 ~ 3g，水肿严重者可采用无盐饮食。如患者出现持续少尿或发生高血钾，应避免摄入马铃薯、海带、山药、苋菜、花生、香蕉等含钾量高的食物。同时应定期检测患者血钾、血钠水平，避免由于长期限制钠盐的摄入造成机体钠的缺乏。③保证能量摄入。能量的来源以碳水化合物和脂肪为主，可适当增加饮食中糖类及植物油的供给量，具体数值可依病情和活动状况而定，以满足机体活动所需。④控制饮水。水肿情况严重者需严格记录出入液量，少尿患者每天饮水量限于500 ~ 700mL。⑤保证维生素与矿物质的充足。充分食用新鲜蔬菜和水果等富含维生素、矿物质的食物。部分患者因血尿等出现贫血，应注重补充叶酸和含铁丰富的食物。但当患者血钾高时，应慎重选择蔬菜和水果，避免含钾量高的食物。⑥忌辛辣、刺激性食物。应避免摄入辣椒、姜、蒜等辛辣调味品，限用油煎、油炸和过于油腻的食品，戒酒、戒烟。

鲤鱼冬瓜汤

【来源】《中国民间疗法》。

【组成】冬瓜 250g，鲤鱼 250g。

【制法用法】鲤鱼去鳞片、内脏理净，冬瓜洗净切块，锅内烧油，先投入鲤鱼，小火煮透，注入适量清水，煮至汤质发白，再加入冬瓜块，小火续煮 10 分钟即可，佐餐食用。

【功效】鲤鱼有健脾和胃、利水下气之作用，含丰富的谷氨酸、甘氨酸、组氨酸及维生素 A、维生素 B_1、维生素 B_2、烟酸等营养成分。其属于高蛋白、低脂肪食物，且含有多不饱和脂肪酸，所含的钾可促进下肢水肿的消退，对于肾阳虚衰，水湿泛溢，出现水肿情况的慢性肾炎患者具有良好疗效。冬瓜味甘性微寒，可利尿消肿、清热解毒，含粗纤维、钙、磷、锌、铁、胡萝卜素等，维生素 C 的含量高达 14.4mg/100g，且钠的含量较低。食用冬瓜有助于新陈代谢，可加快人体消耗热量的速度，同时能除去人体内多余的水分及脂肪，有助于水肿症状的改善。二者合用，可补肾健脾、利水消肿，同时满足慢性肾炎患者对优质蛋白质及维生素的需求。如存在肾功能不全者尽量减少鱼肉的摄入，可适当增加鱼汤的饮用，同时鱼汤的摄入量需严格计算。

当归炖母鸡

【来源】《乾坤生意》。

【组成】当归、党参各 15g，母鸡 1 只，葱、生姜、料酒、食盐少量。

【制法用法】母鸡宰杀后除净毛和内脏，洗净放入砂锅中。当归、党参清洗后同加入砂锅，续加配料和清水适量，先以武火烧沸，改用小火煨炖，直至鸡肉炖烂为止，随量服食。

【功效】当归可补血活血、润肠止痛，含挥发油、当归多糖、维生素 A 等多种人体必需的营养物质，可有效增强造血功能、抗心肌缺血、缺氧缺糖，增强免疫功能。党参为补气健脾之要药，可补中益气、养血生津，所含的皂苷、菊糖、微量生物碱、淀粉等对人体脏器有不同程度的强壮作用。鸡肉可温中益气、补精填髓，每100g 鸡肉含蛋白质 23.3g、钙 11mg、铁 1.5mg，具有良好的滋补效果。全方可在限制钠盐的同时为慢性肾炎患者补充优质蛋白，尤为适合脾肾两虚、气血不足者。需注意为防止脂肪的过多摄入，饮汤时应事先去除汤中漂浮的油脂。

黄芪粥

【来源】《太平圣惠方》。

【组成】黄芪 65g、粳米 100g。

【制法用法】黄芪切为薄片放入锅中，加适量清水，中火煮沸取药汁。粳米加药汁及清水适量，武火烧沸后转文火煮至软烂成粥，粥尽量浓稠，控制水分摄入。

【功效】黄芪有补气固表、利水消肿之效，可补肾脏元气、补益中土，并可有效缓解因脾肾亏虚、气失固摄而引起的精微物质丢失。粳米调中和胃、渗湿止泻，能补充机体能量及 B 族维生素，可为慢性肾炎患者提供充足的能量，每 100g 粳米粥约可提供 80kcal 热量。全方共奏补虚益中、消肿利湿之功效，在为慢性肾炎患者有效补充能量的同时注意限制水分的摄入。

第十节　前列腺增生症

良性前列腺增生简称前列腺增生（前列腺肥大），常引发中老年男性排尿障碍，为我国中老年男性的常见疾病之一。前列腺增生以排尿困难为主要特征，患者前列腺上皮及间质细胞增生，增生本身为良性病变。前列腺体积可在正常范围内，常伴有前列腺增生相关症状，部分患者无临床症状。临床特征主要表现为组织学上的前列腺间质和腺体成分增生、解剖学上的前列腺增大、尿动力学上的膀胱出口梗阻和以下尿路症状为主的临床症状。

【判断依据】

如患者为 50 岁以上男性患者，同时以下尿路症状为主诉就诊，首先应考虑前列腺增生的可能性。注意应排除前列腺癌、糖尿病和糖尿病性神经病变、神经系统疾病、外伤史等情况。排除后再通过病史询问、体格检查和血、尿实验室检查等基本检查，根据病情做进一步检查以确诊。

1. 实验室检查

（1）尿常规　尿常规检查简便易行，通过尿常规这一筛选性检查虽不能直接判断病情，但可以了解患者是否合并糖尿病、血尿及尿路感染等情况，有利于排除尿路感染和肿瘤。如尿常规检查发现血尿，应进一步明确出血部位，了解膀胱及尿道情况，排除肿瘤、结石等疾病；如尿常规检查提示感染存在，则应进一步进行尿细菌培养和药敏试验检查，以明确尿路感染，并给予相应抗生素治疗。

（2）肾功能检查　血清肌酐、尿素氮等肾功能检查项目有助于了解肾功能状态。如存在肾功能异常，可利用 B 超等检查方式初步了解肾功能受损是否为梗阻积水导致，根据检查结果进一步进行静脉尿路造影等检查。

（3）血清前列腺特异抗原　血清前列腺特异性抗原是由前列腺分泌的对前列腺组织有特异性的酶，在前列腺炎症、前列腺增生和前列腺癌患者中，血清前列腺特异抗原值会明显上升。其主要用于前列腺增生和前列腺癌的鉴别诊断。泌尿系统感染、前列腺穿刺、急性尿潴留、留置导尿、直肠指诊及前列腺按摩也可以影响其指标，判读时需考虑相关因素的影响。

（4）尿流率　尿流率测定可较直观地了解排尿情况，已成为泌尿外科临床工作中常规的检查项目，可为前列腺增生患者的诊断、鉴别、治疗方法的选择提供较客观的依据。通常建议在初诊时和治疗中、治疗后了解疗效时测定尿流率。测定时用尿流计测定单位时间内自尿道外口排出的尿量，可较客观地评估膀胱及尿道疾病患者的排尿过程。如已排除神经性膀胱功能障碍等情况，多用尿流率测定作为下尿路排尿梗阻程度的客观指标。

2. 辅助检查

（1）前列腺超声检查　包括经腹超声和经直肠超声两类，前者更为常用，但准确性不如后者。此检查可显示前列腺的形态、大小、有无异常回声与腺体突入膀胱的程度，是诊断前列腺增生最重要的间接依据。通常认为经直肠超声估计前列腺体积大于 20mL 时才能诊断为前列腺增生。

（2）静脉肾盂造影、尿道造影检查　静脉肾盂造影、尿道造影可用于判断患者是否存在上尿路梗阻、积水及尿道狭窄等情况，多在筛查或需进一步检查时进行。CT、MRI 等检查虽可显示前列腺大小、形状及凸入膀胱情况，但不优于超声，且增加了经济负担，性价比不高，一般不作为前列腺增生的常规检查。

3. 临床表现

前列腺增生的临床表现主要包括膀胱刺激症状和排尿梗阻症状。前者表现为尿频、尿急、夜尿增加；后者表现为排尿等待、排尿费力、尿线变细、排尿时间延长、尿末余沥不尽，严重者表现为尿失禁。前列腺增生的具体表现如下。

（1）尿频　即排尿次数增多，每次尿量减少，排尿间隔时间缩短（<2 小时）。一般在疾病早期即出现尿频症状，夜间尿频常见，随病情的加重白天亦可出现，严重影响患者的睡眠和生活质量。

（2）尿急　50% ~ 80% 的前列腺增生患者存在尿急症状，患者往往骤然有强烈尿意，合并感染时尿急加重。

（3）排尿困难　前列腺增生时向尿道、膀胱内突出，可挤压尿道和膀胱，使排尿阻力增加，表现为排尿费力。排尿困难程度与前列腺的大小和增生部位两方面相关。

（4）尿潴留　随前列腺增生的进展，排尿困难逐渐加重，最终可发生尿潴留。尿潴留指患者尿液不能排出而膀胱胀满，可分为急性和慢性。憋尿、饮酒、受凉等行为是急性尿潴留的常见诱因，前列腺增生患者需注意生活方式的调护以减少急性尿潴留的发生。

（5）尿失禁　前列腺增生的尿失禁表现为即使无自主排尿，尿液也会因膀胱内压高而溢出。患者夜间入睡后膀胱顺应性降低，潴留的尿液更易自行溢出，表现为遗尿。

（6）血尿　前列腺增生时因前列腺表面及膀胱黏膜充血，血管破裂可引发出血，表现为无痛性血尿。前列腺增生致血尿是老年男性血尿常见原因之一，如合并炎症和膀胱结石时，血尿症状更加明显。

【发生原因】

前列腺增生的确切病因尚不明确。国内外学者提出了多种学说，如上皮－间质细胞相互作用学说、内分泌激素作用学说、细胞凋亡学说、生长因子学说等。目前公认的观点是年龄增大和有功能的睾丸是发生前列腺增生的两个重要因素。男性在 45 岁以后前列腺可有不同程度的增生，多在 50 岁以后出现临床症状。

【调理原则】

中医学并无前列腺增生病名，但在《内经》中即有"癃闭"病名，《灵枢·本输》云："实则癃闭，虚则遗溺。"对此类疾病的病因病机有较详细的论述。因前列腺增生排尿不畅、点滴不通的症状与中医学的"癃闭"类似，故一般将其纳入中医学"癃闭"范畴辨证施治。癃者，小便淋漓不畅；闭者，小便点滴不通。从中医方面讲，受外邪侵袭、饮食不节、情志内伤、尿路阻塞、体虚久病等病因影响，患者膀胱气化功能失调而成本病。前列腺增生防治的基本治则以"通利"为要，根据其证候虚实不同而采取不同的调治方式。实证者宜清湿热、散瘀结、利气机、通水道；虚证者宜补脾肾、助气化。同时患者需保持心情舒畅，切勿忍尿、纵欲，避免久坐少动。

膳食调养对前列腺增生的临床症状有显著改善作用。新鲜水果、蔬菜、粗粮及大豆制品可适当增加摄入，同时多食蜂蜜、种子类食物。对于轻度前列腺增生患者，应忌食辣椒、芥末、胡椒等辛辣之物，以免加重湿热，使前列腺充血肿胀，影响排尿。戒酒、少饮咖啡，冰激凌、冷饮、棒冰等生冷寒凉之物亦应减少摄入。

补肾利尿小肚

【来源】《食物疗法》。

【组成】猪小肚 1 个，肉苁蓉 30g，淫羊藿 15g，葱白 15g，精盐、味精各适量。

【制法用法】猪小肚洗净切块，肉苁蓉、淫羊藿纱布包好，葱白与上三味共纳入砂锅内加清水适量，小火炖煮，待猪小肚熟烂，加精盐、味精调味即成，佐餐食用。

【功效】猪小肚归属于膀胱经，具有清热利湿、益脾补肾之功效，常用于防治虚劳羸弱、泄泻、小便频数等病症，是经典的补虚损、健脾胃之品。肉苁蓉其性味甘温，可补肾阳、益精血，具有调整内分泌、促进代谢及强健体魄作用。淫羊藿功可补肾壮阳、强筋健骨，为常用的助阳之物。再加入葱白通阳开利，其含有的葱、蒜辣素等成分经泌尿道排出时，可轻微刺激管道而呈现利尿作用。全方共奏温肾补虚利尿之作用，可用于肾气亏虚为主要病机，表现为小便频数、排尿困难为主要症状的前列腺增生。

丹桃荠菜炖牛肚

【来源】《绿色营养食谱》。

【组成】牛肚 500g，丹参 20g，核桃仁 12g，荠菜 100g，姜丝、黄酒、精盐、味精、麻油各适量。

【制法用法】清水入锅烧开，将牛肚放于沸水锅中煮至将熟，趁热用刀刮去黑色衣膜及污物，洗净切成小块。丹参、核桃仁、荠菜分别洗净，装于纱布袋中，扎紧袋口，同置于锅中。注入清水，烧开后撇去浮沫，小火炖至牛肚酥烂，将药纱袋拣出后加入姜丝、黄酒和精盐，再炖 10 分钟，下味精，淋麻油，调匀，分 2～3 次趁热吃肚饮汤。

【功效】牛肚性味甘温，可补虚羸、健脾胃，含有丰富的蛋白质、钙、磷、铁、维生素 B_1、核黄素等营养成分，为补益常用原料。丹参活血化瘀、消痈安神，具有降血脂、抗菌作用。核桃仁含粗蛋白高达 22.18%，其可溶性蛋白以谷氨酸、精氨酸和天冬氨酸为主，具有良好的补肾益精、润肠通便作用。荠菜含多种具挥发性的异硫氰酸酯，功可消肿散结，为膀胱系统疾病所致小便不通的常用食物。全方补肾温阳、消痈导利，适用于前列腺肥大引起的小便癃闭不通。

利尿蛤蜊肉

【来源】《中华养生药膳大典》。

【组成】蛤蜊肉 250g，牛膝 30g，车前子 20g，王不留行 20g，精盐、味精各适量。

【制法用法】蛤蜊肉洗净，牛膝、车前子、王不留行置于纱布袋内，与蛤蜊肉共入砂锅内，加清水适量，文火煎煮 30 分钟，拣出药袋，加适量精盐、味精调味。吃蛤蜊肉，喝汤。

【功效】蛤蜊肉可润燥止渴、软坚消肿，含有丰富的蛋白质、脂肪、维生素 A、维生素 B_1、维生素 B_2 和烟酸等营养物质。牛膝既可利尿通淋，又能活血祛瘀，为治疗下焦水湿潴留常用药。车前子清热祛湿、利尿通淋。王不留行性善下行，功可活血利尿通淋。数味原料合用，共同发挥滋阴清热、软坚利水之功效。本药膳尤为适用于肾阴不足、湿热内蕴导致的以小便淋沥涩痛为主要表现的前列腺增生。

主要参考书目

［1］王琦.中医体质学［M］.北京：中国中医药出版社，2021.

［2］王济，郑燕飞.中医体质营养学［M］.北京：中国中医药出版社，2020.

［3］孙理军.中医体质理论研究进展［M］.北京：中国中医药出版社，2021.

［4］王琦，田原.解密中国人的九种体质［M］.北京：中国中医药出版社，2009.

［5］邱晓堂，屈凯，程亚伟.中医体质辨识与调治［M］.上海：上海科学技术出版社，2019.

［6］中华中医药学会.中医体质分类与判定［M］.北京：中国中医药出版社，2009.

［7］杨扬.新编中国药膳学［M］.北京：科学出版社，2021.

［8］谢梦洲，朱天民.中医药膳学［M］.4版.北京：中国中医药出版社，2021.

［9］易蔚，邓沂.中医药膳学［M］.西安：西安交通大学出版社，2022.

［10］史丽萍，应森林.实用中医药膳学［M］.北京：中国医药科技出版社，2019.

［11］王建.中医药学概论［M］.8版.北京：中国人民卫生出版社，2016.

［12］何清湖.亚健康临床指南［M］.北京：中国中医药出版社，2009.

［13］何清湖，潘远根.中医药膳学［M］.2版.北京：中国中医药出版社，2015.